2024 がんのしおり・目次

ミニ知識

JN115741

がんの知識

日本人の2人に1人が罹患するがんについて詳しく知る

●がんとは何か

　私たちのからだは約60兆個の細胞からなっています。これらの細胞はそれぞれの役割を果たし、ある一定の調和を保っています。がん細胞はこのような正常細胞が変化して生まれるもので、からだ全体の調和を無視して無秩序に増え続けるのが第一の特徴です。さらにがん細胞はまわりの正常な組織に侵入する（浸潤）性質や、血管やリンパ管を通ってからだの至るところに定着し、そこで増殖する（転移）性質があります。がんが他の病気と大きく異なるのはこれらの性質によります。このように浸潤や転移をする性質のため、がんは悪性の病気であるといわれてきました。しかし、治療法や薬がよくなり、初期のうちであれば治る病気になってきています。

●がんと遺伝子の関係

　正常細胞ががん細胞になる仕組みのおおもとは、遺伝子につく傷だと考えられています。人間の場合、1個の細胞の核のDNA（デオキシリボ核酸）には約3万～4万個の遺伝子があるといわれます。そのうちがんに関係する遺伝子は、200～300個と考えられています。簡単にいうと、そのいくつかに傷がつくことで細胞ががん化するのです。

　がんに関係する遺伝子は、「がん遺伝子」と「がん抑制遺伝子」の2通りに大別されます。「がん遺伝子」は細胞のがん化を促す遺伝子で、その活性化は当然がん化の方向に作用します。一方の「がん抑制遺伝子」は、細胞のがん化を抑制する作用を持つ遺伝子です。それが何らかの障害により遺伝子としての働きを失った場合、細胞をがん化させる方向に作用することになります。しかし、たった一つの「がん遺伝子」や「がん抑制遺伝子」に傷がついて、すぐにがんができるわけではありません。ある遺伝子の異常に別の遺伝子の異常が重なり、そこに別の遺伝子の異常も重なる。このように、複数の「がん遺伝子」や「がん抑制遺伝子」に異常が起こり、それが細胞の中で積み重なって最終的にがん細胞になると考えられています。正常細胞は何年もかかってより異常な、より悪性の細胞に変わるのです。

　また、この過程の中で変化する遺伝子の組み合わせと順番は、がんの種類によって決まっているらしいこともわかってきました。すなわち胃がんと肺がんとではその原因となる遺伝子異常の組み合わせが異なり、同じ胃がんでも胃がんの種類により異なるというわけです。

●生活習慣とがん

　「がん遺伝子」や「がん抑制遺伝子」の傷ががん発生のおおもとですから、傷をつける因子を減らさなければなりません。喫煙や食生活などの生活習慣の中に、細胞のがん化につながる因子があることはよく知られています。

　たばこの煙の中には200種類もの発がん物質が含まれているといわれています。喫煙継続者に比べて禁煙した人の肺がんのリスクが減少することなどは、たばこがんを誘発することを示す典型的な例です。

　また、地域や民族、時代などによってがんの発生のしかたには違いがあります。欧米では大腸・乳房・前立腺のがんが多く、アジアではこれらの部位のがんが少なく、食道・胃・肝臓などのがんが多い傾向が見られます。これには食生活の違いが関係すると考えられ、食生活の変化はがんの発生動向の変化ももたらすと考えられています。

ミニ知識　がんの病期分類

　UICC（国際対がん連合）は、各がんの病変の進行度によって、各がんをいくつかのグループに分類している。病期は、Ⅰ期、Ⅱ期、Ⅲ期、Ⅳ期……と分類されるが、数字が少ないほど早期のがんであり、進行度の低いがんであるといえる。この病期分類は、①がんの原発病巣の拡がり、②所属リンパ節転移の有無と拡がり、③遠隔転移の有無、の3つの構成要素によって、各がんごとに決められている。このほか、ステージ分類やWHO組織分類、学会による分類など、さまざまな分類法が用いられている。

●感染症とがん

　このほか、ある種の微生物の感染と、がんの関係も明らかになりつつあります。肝臓がんとB型およびC型肝炎ウイルス（HBV、HCV）や、子宮頸がんとヒトパピローマウイルス（HPV）、成人T細胞白血病（ATL）とヒトT細胞白血病ウイルス１型（HTLV-1）などです。生活習慣の改善とともにこれらの感染を減らすことも、長期的には肝臓がんや子宮頸がんなどの減少につながると期待できます。

●日本人のがん

　日本人のがんを考える際に重要な点の第一に、がんの「欧米化」があげられます。従来多かった胃がんや子宮がんが減少している一方、肺がんや乳がん、大腸がん、前立腺がんなど欧米で多く見られるがんが増加しています。戦後の大きな生活習慣の変化が背景にあると考えられ、特に膵臓がんなど治療成績のあまり良くない「がん」の増加は気になるところです。

　第二に、高齢社会の進行に伴って高齢者のがん患者が増加しており、診断や治療の進め方に特別の配慮が必要になってきていることがあげられます。

　第三に、最初のがんが完全に治療された人に二番目、三番目の、まったく別のがんが新たに発生する「多重がん」の症例が増えている点も見逃せません。がんの原因となった喫煙などの生活習慣が、別の部位のがん発生にも影響すること。放射線治療や化学療法などに起因して、別のがんが発生すること。これらが理由として考えられ、今後のがん対策を考える際の重要なポイントの一つといえるでしょう。

ミニ知識　　「癌」の語源

　『癌』は、漢字の成り立ちを説明する六書（りくしょ）によると、会意・形声に相当する。つまり「疒」と「嵒」の二字を組み合わせてそれぞれの意味をもたせた『癌』であると同時に、音を表す字と意味を表す字を組み合わせた『癌』ということになる。「疒」は人が寝台に臥せてねている様子を表し、「嵒」は岩の意で、これ自体が山に口（大石）の重なる様、すなわちいわおの固さを意味する。したがって『癌』は、からだの中に固いしこりのできる病気を意味するし、岩のように強固な治りにくい病気と解釈される。

　『carcinoma』は、ギリシャ語のkarkinosに由来し、蟹（かに）の意味である。転じてがんをkarkinoma、carcinomaとギリシャ語、ラテン語でいい表したが、乳がんの外見が蟹の甲羅に似ることに由来するとの説もある。ギリシャ語に付されたkarは、固い貝殻の意味をもち、古い英・独・仏語ではいずれもhard・hart・hardir、つまり〈固い〉性質を表すコトバの語源とされている。karをkar・kroと繰り返すことを通してcarcinoma、cancer、chancreへと転化したものらしい。洋の東西を問わず、固い意味合いの文字で表された癌の共通性がおもしろい。

　学問が進むに及んで、発生学上〈癌〉と表現される固い悪性腫瘍は上皮由来のものを意味し、非上皮性の（間葉系）結合織・平滑筋・血液などに発生する肉腫・白血病などと区別された。両者を一括した分類用語に悪性新生物（malignant neoplasm）が用いられるが、癌というコトバになじんだ分かりやすさから、悪性新生物を〈がん〉と平仮名で表す習慣が続いている。

がんの動向

●死因の第1位はがん ― がんによる死亡者は約38万5,800人

●日本人の死因

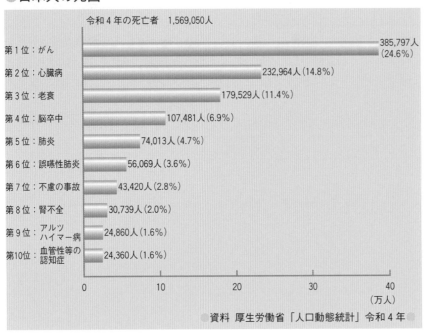

令和4年の死亡者　1,569,050人

順位	死因	死亡者数
第1位	がん	385,797人（24.6%）
第2位	心臓病	232,964人（14.8%）
第3位	老衰	179,529人（11.4%）
第4位	脳卒中	107,481人（6.9%）
第5位	肺炎	74,013人（4.7%）
第6位	誤嚥性肺炎	56,069人（3.6%）
第7位	不慮の事故	43,420人（2.8%）
第8位	腎不全	30,739人（2.0%）
第9位	アルツハイマー病	24,860人（1.6%）
第10位	血管性等の認知症	24,360人（1.6%）

資料　厚生労働省「人口動態統計」令和4年

わが国のがんの動向をみると、死亡率の年次推移では、昭和25年には第3位でしたが、昭和28年には第2位に、昭和56年には第1位と着実に増え、他の疾病を大きく引き離しています。年齢調整死亡率でみると、男性は昭和54年から、女性は昭和57年から、第1位になっています。死亡数・粗死亡率は男女とも増加傾向、年齢調整死亡率は男性は減少傾向、女性は横ばいから微増となっています。がんの増加には人口の高齢化が大きく関係していることを意味しています。

●主要死因別にみた死亡率の年次推移

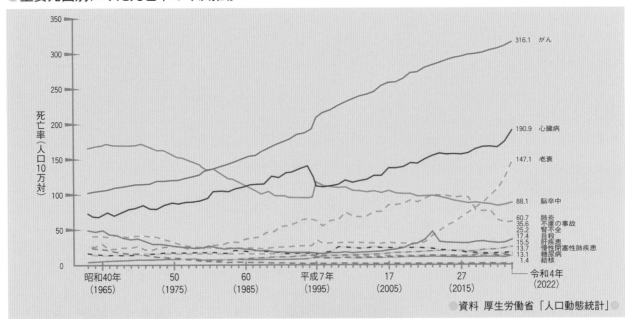

資料　厚生労働省「人口動態統計」

	男性	女性
生涯でがんにかかる割合	65.5%	51.2%
生涯でがんで死亡する割合	死亡した人の26.2%	死亡した人の17.7%

資料　国立研究開発法人国立がん研究センターがん情報サービス「がん統計」

●各がんの年齢調整罹患率と年齢調整死亡率（令和元年）

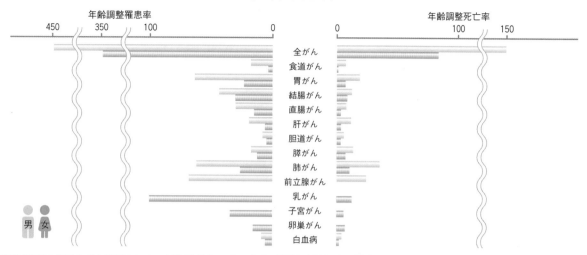

がんの動向

●資料 罹患率は国立がん研究センターがん情報サービス「がん統計」（全国がん登録）、死亡率は厚生労働省「人口動態統計」令和元年●

●各がんの年齢調整死亡率の年次推移

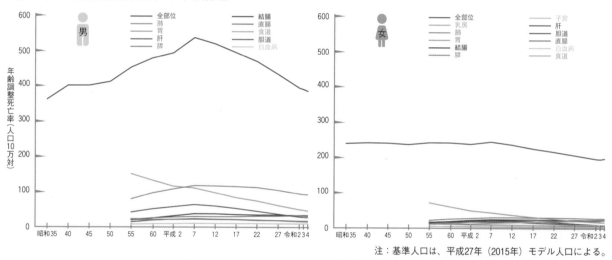

注：基準人口は、平成27年（2015年）モデル人口による。
●資料 国立がん研究センターがん情報サービス「がん統計」

●死亡総数に占める死亡原因の割合

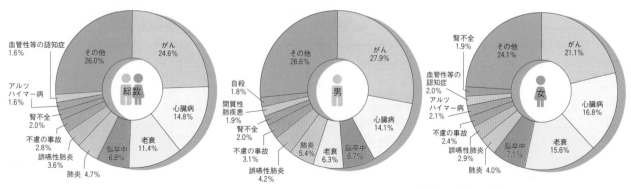

●資料 厚生労働省「人口動態統計」令和4年●

●30代から死因のトップ

●年齢階級別主要疾患受療率（人口10万対）

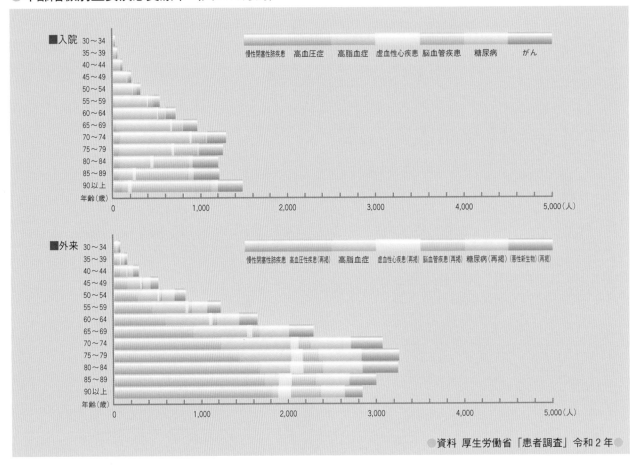

■入院
慢性閉塞性肺疾患　高血圧症　高脂血症　虚血性心疾患　脳血管疾患　糖尿病　がん

■外来
慢性閉塞性肺疾患　高血圧性疾患(再掲)　高脂血症　虚血性心疾患(再掲)　脳血管疾患(再掲)　糖尿病(再掲)　(悪性新生物)(再掲)

●資料 厚生労働省「患者調査」令和2年●

●年齢階級別主要死因構成割合

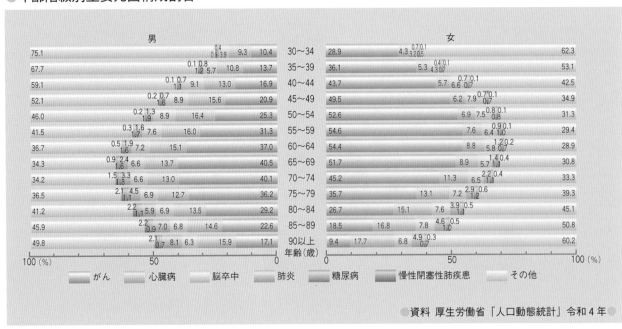

	男	年齢(歳)	女	
75.1	0.4 0.9 3.9 9.3 10.4	30〜34	28.9 4.3 3.2 0.5 0.7 0.1	62.3
67.7	0.1 0.8 1.2 5.7 10.8 13.7	35〜39	36.1 5.3 4.3 0.7 0.4 0.1	53.1
59.1	0.1 0.7 1.1 9.1 13.0 16.9	40〜44	43.7 5.7 6.6 0.7 0.7 0.1	42.5
52.1	0.2 0.7 1.6 8.9 15.6 20.9	45〜49	49.5 6.2 7.9 0.8 0.7 0.1	34.9
46.0	0.2 1.3 1.9 8.9 16.4 25.3	50〜54	52.6 6.9 7.5 0.8 0.8 0.1	31.3
41.5	0.3 1.6 1.7 7.6 16.0 31.3	55〜59	54.6 7.6 6.4 0.9 1.0 0.1	29.4
36.7	0.5 1.9 1.6 7.2 15.1 37.0	60〜64	54.4 8.8 5.8 1.2 0.7 0.2	28.9
34.3	0.9 2.4 1.6 6.6 13.7 40.5	65〜69	51.7 8.9 5.7 1.4 1.1 0.4	30.8
34.2	1.5 3.3 1.8 6.6 13.0 40.1	70〜74	45.2 11.3 6.5 2.2 1.1 0.4	33.3
36.5	2.1 4.5 1.1 6.9 12.7 36.2	75〜79	35.7 13.1 7.2 2.9 1.2 0.6	39.3
41.2	2.2 1.1 5.9 6.9 13.5 29.2	80〜84	26.7 15.1 7.6 3.9 1.1 0.5	45.1
45.9	2.2 0.9 7.0 6.8 14.6 22.6	85〜89	18.5 16.8 7.8 4.6 0.5	50.8
49.8	2.1 0.7 8.1 6.3 15.9 17.1	90以上	9.4 17.7 6.8 4.9 0.3 0.7	60.2

100(%)　50　50　100(%)

がん　心臓病　脳卒中　肺炎　糖尿病　慢性閉塞性肺疾患　その他

●資料 厚生労働省「人口動態統計」令和4年●

●男性の死亡率は女性より高い

●死因別死亡確率

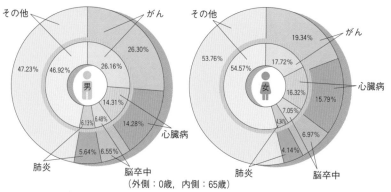

その他 47.23% 46.92%
がん 26.30% 26.16%
男
心臓病 14.31% 14.28%
6.13% 6.48%
肺炎 5.64% 6.55%
脳卒中

その他 53.76% 54.57%
がん 19.34% 17.72%
女
16.32%
心臓病 15.79%
7.05%
4.43%
肺炎 4.14% 6.97%
脳卒中

（外側：0歳，内側：65歳）

●資料 厚生労働省「簡易生命表」令和4年●

人はいずれかの時期に、何らかの傷病（死因）で死亡しますが、生命表上のある年齢の人が将来特定の死因で死亡すると思われる確率を計算したものが死因別死亡確率です。

令和4年に0歳である人が、3大死因で死亡する確率は、男47.13%、女42.10%です。

●がんの受療率と医療費

●主な傷病の受療率の年次推移

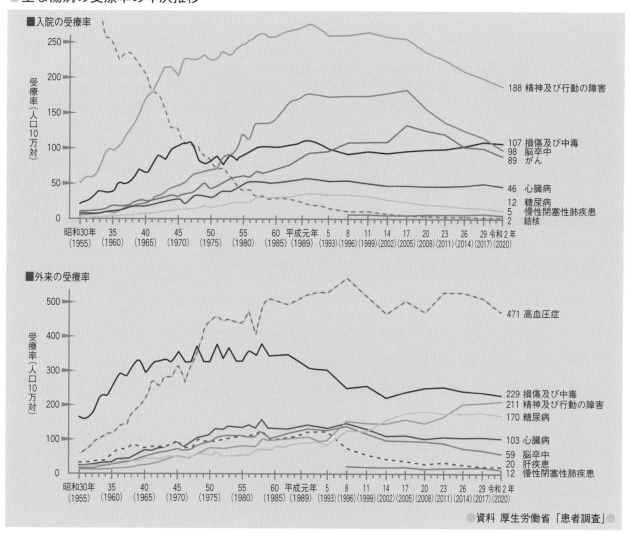

■入院の受療率

受療率（人口10万対）

188 精神及び行動の障害
107 損傷及び中毒
98 脳卒中
89 がん
46 心臓病
12 糖尿病
5 慢性閉塞性肺疾患
2 結核

昭和30年(1955) 35(1960) 40(1965) 45(1970) 50(1975) 55(1980) 60(1985) 平成元年(1989) 5(1993) 8(1996) 11(1999) 14(2002) 17(2005) 20(2008) 23(2011) 26(2014) 29(2017) 令和2年(2020)

■外来の受療率

受療率（人口10万対）

471 高血圧症
229 損傷及び中毒
211 精神及び行動の障害
170 糖尿病
103 心臓病
59 脳卒中
20 肝疾患
12 慢性閉塞性肺疾患

昭和30年(1955) 35(1960) 40(1965) 45(1970) 50(1975) 55(1980) 60(1985) 平成元年(1989) 5(1993) 8(1996) 11(1999) 14(2002) 17(2005) 20(2008) 23(2011) 26(2014) 29(2017) 令和2年(2020)

●資料 厚生労働省「患者調査」●

●主要疾患の総患者数

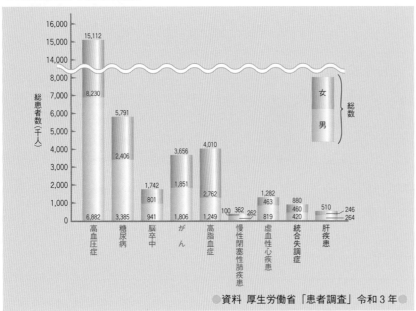

●資料 厚生労働省「患者調査」令和3年●

がんの総患者数は、男性約181万人、女性約185万人で、総数では約366万人となっています。

●一般診療医療費の構成割合

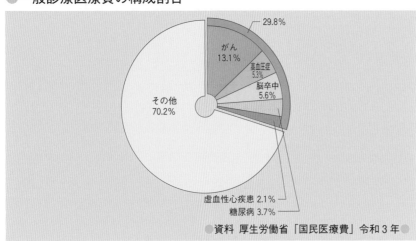

●資料 厚生労働省「国民医療費」令和3年●

医療費の面からみても、全体ではがんが第1位であり、高血圧症、脳卒中といった循環器疾患ががんに次いでいます。70歳以上においては、平成18年までは脳卒中と高血圧症はがんよりも多く、2つを合わせると、全体の22.4%を占めていました。しかし19年以降にはがんの医療費が高くなり、1位が続いています。

●一般診療医療費（70歳以上）の構成割合

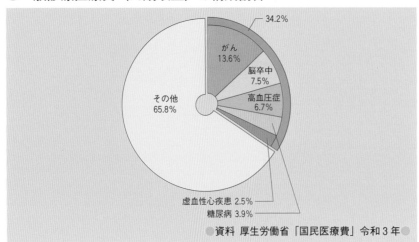

●資料 厚生労働省「国民医療費」令和3年●

●一般診療医療費の年次推移

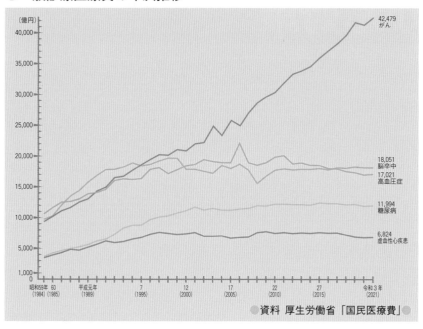

●資料 厚生労働省「国民医療費」●

●一般診療医療費（70歳以上）の年次推移

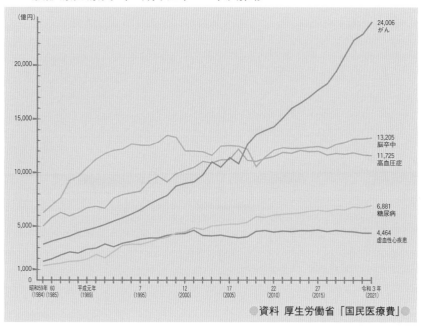

●資料 厚生労働省「国民医療費」●

ミニ知識 　**新型コロナウイルスによる検診控え**

　がんの治療には、早期発見が重要といわれる中、新型コロナウイルス（COVID-19）の感染拡大に伴い、がん検診の受診を控える動きがみられた。

　日本対がん協会による調査では、例年に比べがん検診を受診者が3割以上減少すると見込まれている。同協会では、この状況が続くと、令和3年以降、がんの発見が遅れたり、進行がんとして発見されたりするケースが増える恐れがあるとしている。

がんの動向

わが国のがん対策

●誰一人取り残さないがん対策を推進し、がんの克服を目指す「がん対策推進基本計画」

　令和5年3月、新しい「がん対策推進基本計画」が閣議決定されました。これは、患者・家族、がん医療の専門家、有識者の代表を含む委員から構成される「がん対策推進協議会」における議論を踏まえて策定されています。

　ここでは、令和5年度から令和10年度までの6年程度の期間の全体目標として、「誰一人取り残さないがん対策を推進し、全ての国民とがんの克服を目指す。」を設定しています。また、がん患者を含めた全ての国民が、がんに関する正しい知識を持ち、さけられるがんを防ぐことや、さまざまながんの病態に応じて、いつでもどこにいても、安心かつ納得できるがん医療や支援を受け、尊厳を持って暮らしていくことができるよう、「がん予防」「がん医療の充実」そして「がんとの共生」を3つの柱としています。

第4期がん対策推進基本計画（概要）

第1．全体目標と分野別目標　／　第2．分野別施策と個別目標

全体目標：「誰一人取り残さないがん対策を推進し、全ての国民とがんの克服を目指す。」

「がん予防」分野の分野別目標	「がん医療」分野の分野別目標	「がんとの共生」分野の分野別目標
がんを知り、がんを予防すること、がん検診による早期発見・早期治療を促すことで、がん罹患率・がん死亡率の減少を目指す	適切な医療を受けられる体制を充実させることで、がん生存率の向上・がん死亡率の減少・全てのがん患者及びその家族等の療養生活の質の向上を目指す	がんになっても安心して生活し、尊厳を持って生きることのできる地域共生社会を実現することで、全てのがん患者及びその家族等の療養生活の質の向上を目指す

1．がん予防

(1) がんの1次予防
　① 生活習慣について
　② 感染症対策について
(2) がんの2次予防（がん検診）
　① 受診率向上対策について
　② がん検診の精度管理等について
　③ 科学的根拠に基づくがん検診の実施について

2．がん医療

(1) がん医療提供体制等
　① 医療提供体制の均てん化・集約化について
　② がんゲノム医療について
　③ 手術療法・放射線療法・薬物療法について
　④ チーム医療の推進について
　⑤ がんのリハビリテーションについて
　⑥ 支持療法の推進について
　⑦ がんと診断された時からの緩和ケアの推進について
　⑧ 妊孕性温存療法について
(2) 希少がん及び難治性がん対策
(3) 小児がん及びAYA世代のがん対策
(4) 高齢者のがん対策
(5) 新規医薬品、医療機器及び医療技術の速やかな医療実装

3．がんとの共生

(1) 相談支援及び情報提供
　① 相談支援について
　② 情報提供について
(2) 社会連携に基づく緩和ケア等のがん対策・患者支援
(3) がん患者等の社会的な問題への対策（サバイバーシップ支援）
　① 就労支援について
　② アピアランスケアについて
　③ がん診断後の自殺対策について
　④ その他の社会的な問題について
(4) ライフステージに応じた療養環境への支援
　① 小児・AYA世代について
　② 高齢者について

4．これらを支える基盤

(1) 全ゲノム解析等の新たな技術を含む更なるがん研究の推進
(2) 人材育成の強化
(3) がん教育及びがんに関する知識の普及啓発
(4) がん登録の利活用の推進
(5) 患者・市民参画の推進
(6) デジタル化の推進

第3．がん対策を総合的かつ計画的に推進するために必要な事項

1．関係者等の連携協力の更なる強化
2．感染症発生・まん延時や災害時等を見据えた対策
3．都道府県による計画の策定
4．国民の努力
5．必要な財政措置の実施と予算の効率化・重点化
6．目標の達成状況の把握
7．基本計画の見直し

① 「がん予防」について
　生活習慣の改善や感染症への対策といったがんにならないための予防を「1次予防」としています。がん検診でがんを早期発見し、早期に治療を始めることでがんによる死亡を減らすことを「2次予防」として実施し、がんの罹患者や死亡者の減少を実現していくこととしています。
　「1次予防」として、「喫煙の健康影響に関する普及啓発活動」や「HPVワクチンに係る正しい理解の促進と接種勧奨の実施」、また、「2次予防」としては、「科学的かつ効果的な受診勧奨策の推進」「全ての国民が受診しやすい検診体制の整備」を推進することとしています。

1．がん予防

一次予防

●現状・課題
- 喫煙、飲酒、身体活動、食生活等の生活習慣について更なる改善が必要である。
- ウイルス（ヒトパピローマウイルス（HPV）、肝炎ウイルス、ヒトT細胞白血病ウイルス1型（HTLV-1））や細菌感染（ヘリコバクター・ピロリ）は発がんに大きく寄与する因子であり、感染症対策が引き続き重要である。
- 子宮頸がんの年齢調整罹患率は増加傾向にあり、HPVへの感染対策が必要である。

●取り組むべき施策
- 「二十一世紀における第三次国民健康づくり運動（健康日本21（第三次））」に沿った取組の推進
- 拠点病院等から地域へのがん予防に関する普及啓発
- HPVワクチンに係る正しい理解の促進と接種勧奨及びキャッチアップ接種の実施と適切な情報提供、科学的根拠に基づく子宮頸がん対策の推進

ハイリスク飲酒者の割合（2019年度）	男性	14.9%
	女性	9.1%

望まない受動喫煙の機会を有する者の割合 2019年（2008年）	
行政機関	4.1%（16.9%）
医療機関	2.9%（13.3%）
家庭	6.9%（13.9%）
飲食店	29.6%（62.3%）

出典：国民健康栄養調査

未成年喫煙率

中1男子　1.6%／0.5%
中1女子　0.9%／0.5%
高3男子　8.6%／3.1%
高3女子　3.8%／1.3%

平成22年　平成29年

出典：厚生労働科学研究費補助金による研究班の調査

二次予防（がん検診）

●現状・課題
- がん検診の受診率は増加傾向だが、男性の肺がん検診を除いて50%に達していない。また、新型コロナウイルス感染症の影響により受診者が1〜2割程度減少したとの報告もある。
- がん検診受診者のうち30〜70%程度が受診している職域におけるがん検診は、任意で実施されており、実態を継続的に把握する仕組みがない。
- 精密検査受診率は都道府県及びがん種による差が大きく、改善が必要である。
- 十分な検証なしに指針に基づかないがん検診を実施している市町村（特別区含む）は約80%と高い状況が続いている。
- より正確、低侵襲、簡便、安価な方法が提案されているが、対策型検診への導入までのプロセスが不透明かつ煩雑であることが指摘されている。

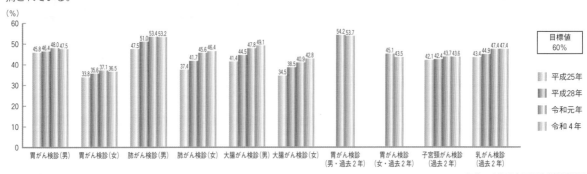

	平成25年 平成28年 令和元年 令和4年

目標値 60%

胃がん検診（男）45.8 46.4 48.0 47.5
胃がん検診（女）33.8 35.6 37.1 36.5
肺がん検診（男）47.5 51.0 53.4 53.2
肺がん検診（女）37.4 41.7 45.6 46.4
大腸がん検診（男）41.4 44.5 47.8 49.1
大腸がん検診（女）34.5 38.5 40.9 42.8
胃がん検診（男・過去2年）54.2 53.7
胃がん検診（女・過去2年）45.1 43.5
子宮頸がん検診（過去2年）42.1 42.4 43.7 43.6
乳がん検診（過去2年）43.4 44.9 47.4 47.4

出典：令和4年国民生活基礎調査

●取り組むべき施策
- より正確かつ精緻に個人単位で受診率を把握する仕組みの検討
- 科学的かつ効果的な受診勧奨策の推進
- 全ての国民が受診しやすい環境の整備
- がん検診の意義及び必要性の普及啓発
- 職域におけるがん検診の実施状況の把握、がん検診全体の制度設計について検討
- 精密検査受診率の低い市町村の実態把握、都道府県による指導・助言等の取組推進
- 指針に基づかないがん検診の効果検証の方法、関係学会や企業等とのマッチングを促進する仕組みの検討、組織型検診（※）の構築
　（※）「組織型検診」は、統一されたプログラムのもと、適格な対象集団を特定し、対象者を個別に勧奨する検診

精密検査受診率（2020年度）（第4期の目標値：90%）	
胃がん	84.4%
肺がん	82.7%
大腸がん	70.2%
子宮頸がん	76.6%
乳がん	89.8%

出典：地域保健健康増進事業報告

② 「がん医療」について

　がんゲノム医療をはじめとした高度ながん医療の提供を推進し、患者本位のがん医療に取り組んでいくこととされています。また、「がん医療提供体制、希少がん、難治性がん、小児がん、AYA世代及び高齢者のがん対策」等の取組や「新規医薬品、医療機器及び医療技術の速やかな医療実装」を進めることとしています。

２．がん医療

がん医療提供体制等

●現状・課題
- 拠点病院等を中心に、放射線療法などの各治療法の提供体制の整備、チーム医療、支持療法、緩和ケア、がんのリハビリテーション等の取組を推進し、がん医療の質の向上と均てん化を進めてきた。また、がんゲノム医療中核拠点病院等を中心としたがんゲノム医療の提供体制を整備してきた。
- がん医療の高度化や人口減少等を踏まえ、拠点病院等の役割分担と連携が求められている。

●取り組むべき施策
- 均てん化に加え、拠点病院等の役割分担と連携による地域の実情に応じた集約化を推進
- 感染症発生・まん延時や災害時等においても必要ながん医療が提供できる連携体制の整備
- がんゲノム医療の一層の推進に向けた科学的根拠の収集と、より適切なタイミングでのがん遺伝子パネル検査の実施に向けた検討
- 科学的根拠に基づく支持療法、効果的・継続的ながんのリハビリテーションの推進
- 緩和ケアが、診断時から全ての医療従事者により提供される体制整備や普及啓発の強化
- がん・生殖医療に係る人材育成と研究促進事業を通じた妊孕性温存に関するエビデンス創出

希少がん・難治性がん対策

●現状・課題
- 希少がん中央機関を設置し、診断支援や専門施設の整備等を進めてきた。
- 希少がん及び難治性がんの薬剤アクセスの改善が課題である。

●取り組むべき施策
- 高度かつ専門的な医療へのアクセス向上のための拠点病院等の役割分担と連携体制の整備の推進
- 薬剤アクセス改善に向けた研究開発や治験の推進等

希少がん中央機関
（国立がん研究センター）

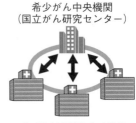

がん診療連携拠点病院等

小児がん・AYA世代※のがん対策

※AYA世代：Adolescent and Young Adult：主に15〜39歳の世代を指す

●現状・課題
- 全国15か所の小児がん拠点病院と２か所の小児がん中央機関を中心とした、診療の一部集約化と連携体制の構築を進めてきた。
- 小児がんの薬剤アクセスの改善が課題である。

●取り組むべき施策
- 地域の実情に応じた拠点病院等の役割分担と連携体制の整備
- 薬剤アクセス改善に向けた研究開発や治験の推進等

小児がん中央機関 ・国立成育医療研究センター ・国立がん研究センター	⟷	小児がん拠点病院 小児がん連携病院

高齢者のがん対策

●現状・課題
- 高齢化に伴い、高齢のがん患者が増加している。
- 拠点病院等における意思決定支援や、地域の医療機関や介護事業所等との連携に取り組んでいる。

●取り組むべき施策
- 地域の関係機関等との連携による、個々の状況に応じた、適切ながん医療の提供体制の整備
- 高齢のがん患者に対する医療の実態把握
- 意思決定支援の取組推進

新規医薬品、医療機器及び医療技術の速やかな医療実装

●現状・課題
- がん研究による成果の速やかな医療実装が必要である。
- 国内で未承認の医薬品の増加や医薬品の安定供給等が課題である。

●取り組むべき施策
- 拠点病院等における臨床研究等の推進と適切な医療機関への紹介
- 治療薬等へのアクセス改善に向けた研究開発や治験の推進、実用化に向けた対応策の検討等

③ 「がんとの共生」について

　「相談支援・情報提供、社会連携に基づく緩和ケア等のがん対策・患者支援、がん患者等の社会的な問題への対策（サバイバーシップ支援）、ライフステージに応じた療養環境への支援」に取り組み、がん患者やその家族等が住み慣れた地域社会で生活していく中で、必要な支援を受けることができる環境を整備することとしています。

　具体的には、多様化する相談支援のニーズに対応できる質の高い相談支援体制の整備や、施設間の連携・調整を担う者の育成に取り組みます。

3．がんとの共生

相談支援及び情報提供

●現状・課題
- 多様なニーズに対応するため、がん相談支援センターの機能や対応範囲を検討し、地域の実情に応じた集約化や役割分担を行うことが必要である。
- 全ての患者や家族等、医療従事者等が、正しい情報にアクセスできる環境の整備が重要である。

●取り組むべき施策
- 多様化・複雑化する相談支援のニーズに対応できる質の高い相談支援体制の整備、オンラインの活用等による持続可能な相談支援体制の整備
- 拠点病院等と民間団体やピア・サポーター等との連携、ICTや患者団体、社会的人材リソース等を活用した相談支援の充実
- 要配慮者を含む患者や家族等のニーズや課題等の把握、「情報の均てん化」に向けた情報提供の在り方の検討

がん患者等の社会的な問題への対策（サバイバーシップ支援）

●現状・課題
- 働く世代のがん患者の離職防止や再就職への就労支援の充実が必要である。
- 治療に伴う外見変化に対する医療現場のサポートの重要性が認識されている。
- 医療従事者等による自殺リスクの高い患者への適切な支援が必要である。
- その他の社会的な問題として経済的課題など様々ながん医療への障壁が指摘されている。

●取り組むべき施策
- 現在の両立支援制度の効果及び課題の明確化、それを踏まえた施策の強化や医療機関等と産業保健との連携、普及啓発等に係る検討
- 様々な就労形態のがん患者の就労・離職の実態把握、それを踏まえた就労支援の提供体制の検討
- 拠点病院等を中心としたアピアランスケアに係る相談支援・情報提供体制の構築
- がん患者の診断後の自殺リスクや経済的課題等の把握、課題解決に向けた施策の検討

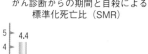

がん診断からの期間と自殺による
標準化死亡比（SMR）

- 0-1: 4.4
- 2-3: 2.61
- 4-6: 2.17
- 7-12: 1.76
- 13-24: 1.31

診断からの期間（か月）

出典：Kurisu K, Fujimori M et al., Cancer Med 2022

社会連携に基づく緩和ケア等のがん対策・患者支援

●現状・課題
- 拠点病院等と地域の医療機関が連携して、相談支援、緩和ケア、セカンドオピニオン等を推進し、患者や家族等を支援することが必要である。

●取り組むべき施策
- 都道府県がん診療連携協議会において、セカンドオピニオンや、緩和ケア及び在宅医療等に関する情報提供の在り方等の検討
- 地域包括ケアシステムの仕組みも踏まえ、拠点病院等を中心とした施設間の連携・調整を担う者の育成

ライフステージに応じた療養環境への支援

●現状・課題
- 成人でがんを発症した患者とニーズや課題が異なる小児・AYA世代のがん患者・経験者に対し、切れ目ない支援が必要である。
- 小児・AYA世代のがん患者の在宅での療養環境の整備が必要である。
- 高齢のがん患者に対し、身体的状況や社会的背景に合わせた配慮や、家族等に対する早期の情報提供・相談支援体制等が必要である。

●取り組むべき施策
- 療養中の教育支援体制の整備、遠隔教育の実態把握
- 長期フォローアップや晩期合併症等の支援体制等の構築、小児・AYA世代の療養環境の実態把握と体制整備に向けた関係省庁を連携した検討
- 高齢のがん患者の課題の把握、地域における療養の在り方や再発・二次がん・併存疾患のフォローアップ体制の構築、意思決定支援等の取組の検討

全ゲノム解析等の新たな技術を含む更なるがん研究の推進

●現状・課題
- がん患者・経験者の参画を一層推進し、患者・経験者目線で必要とされている領域や臨床現場でニーズの高い領域の研究を推進していくことが必要である。
- がん医療の人材育成や研究基盤の整備を加速させていくことが必要である。

●取り組むべき施策
- 「がん研究10か年戦略」の見直し、関係省庁が協力した多様な分野を融合させた先端的な研究の推進
- 「全ゲノム解析等実行計画2022」の着実な推進、新たな予防・早期発見法等の開発を含めた患者還元や、がんや難病に係る研究・創薬への利活用等の推進
- 各分野の政策課題の解決に資する研究や評価指標にかかる研究の推進

がん登録の利活用の推進

●現状・課題
- 全国がん登録の届出件数が増加し、登録内容が充実してきている。
- がん登録情報の効果的な利活用について、現行制度の見直し等に向けた議論を行っている。

●取り組むべき施策
- 質の高い情報収集に資する精度管理の継続
- 法規定の整備を含め現行制度の見直しに向けた検討
- 医療のデジタル化などの取組とも連携した、より有用な分析が可能な方策の検討

人材育成の強化

●現状・課題
- がん医療に関する基本的な知識や技能を有し、がん医療を支えることのできる医療従事者を養成していくことが必要である。
- 急速に高度化するがん医療において、ビッグデータ解析など新たに必要とされるスペシャリストの育成が重要な課題である。

●取り組むべき施策
- 高齢化や人口減少等の背景を踏まえた、専門的な人材育成の在り方や人材の効率的な活用等の検討
- がん医療の高度化に対応できる専門的な人材の育成・配置

患者・市民参画の推進

●現状・課題
- 国民本位のがん対策の推進のため、多様な患者・市民が参画できる仕組みの整備や患者・市民参画に係る啓発・育成が必要である。

●取り組むべき施策
- 諸外国の事例も踏まえた、患者・市民参画の更なる推進のための仕組みの検討
- 参画する患者・市民の啓発・育成、医療従事者や関係学会に対する啓発等の実施

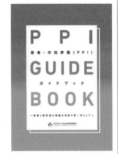

出典：国立研究開発法人
日本医療研究開発機構

がん教育及びがんに関する知識の普及啓発

●現状・課題
- 外部講師を活用し、こどもにがんの正しい知識やがん患者・経験者の声を伝えることが重要である。
- 科学的根拠に乏しい情報が多く存在し、必要な情報への適切なアクセスが難しいなどの課題がある。

●取り組むべき施策
- 学習指導要領に基づくがん教育の推進、各地域の取組の成果の普及
- 外部講師を活用したがん教育に向けた必要な支援の実施
- より効果的な手法による、国民に対するがんに関する正しい知識の普及啓発
- 事業主等による雇用者等への正しい知識の啓発の取組推進

デジタル化の推進

●現状・課題
- 患者や家族等のアクセス向上と効果的かつ効率的な取組に向け、がん対策のデジタル化を推進する必要がある。

●取り組むべき施策
- 「がん予防」「がん医療」「がんとの共生」の各分野における、ICTやAIを含むデジタル技術の活用や医療のデータ化・利活用の推進
- eコンセントの活用等の治験のオンライン化等

●対がん10ヵ年総合戦略 （1984〜1993年）

　がんの死亡数は年々増え続け、昭和56年には脳卒中を抜いて日本人の死因の第１位となりました。がん克服が国民的な悲願となり、特にがんの本態を解明するための基礎研究を推進することが重要であるという考えに基づき、昭和59年度から、文部科学省、厚生労働省の共同事業として、「対がん10ヵ年総合戦略」に基づく事業を10年間にわたり実施してきました。その結果、これまで不明であった数々の発がん機構の解明がなされ、がんの本態解明に迫る成果をあげました。

対がん10ヵ年総合戦略事業の成果

1	ヒトのがんはがん遺伝子・がん抑制遺伝子などの複数の遺伝子変化の結果発生する慢性疾患であることが明らかになりました。	➡ その結果がんの診断、治療および予防に関する考え方が根本的に変わりました。
2	ヒトのがん発生に関与するウイルスについての研究が進みました。	➡ ウイルス感染予防によるがん予防が現実的になりました。
3	遺伝子研究などの基礎研究の成果で悪性度がわかるようになりました。	➡ がんの生物学的個性に基づいた治療法への道がひらけました。
4	がんになり易さを遺伝子診断できるようになりました。	➡ がん予防、集団検診などの効率的運用に道をひらきました。
5	先端技術の活用により詳細ながんの診断が可能となりました。	➡ 手術の安全な縮小化、治療の適切な評価が可能となりました。
6	新しい診断法の導入により検査での負担が軽減され、診断が容易となりました。	➡ 早期診断が増え、治療成績が向上しました。
7	新しい抗がん剤療法へ道をひらきました。	➡ 今まで治療困難であったがんが治療できるようになり、一部は治癒するようになりました。
8	抗がん剤抵抗性の仕組みの一部を明らかにし、また新しい放射線療法の確立へ向け道をひらきました。	➡ 治療の困難ながんの治癒をめざし新しい挑戦を開始しました。
9	がんの部位による治療の難しさがはっきりしました。	➡ 難治がんの診断、治療、予防をめざした戦略の必要性が明らかになりました。
10	がん予防の重要性が明らかになりました。	➡ 高齢者のがん、多重がんの発生が急速に増えていることに対処する必要が明らかになりました。

●がん克服新10か年戦略 （1994〜2003年）

　平成６年度から「がんの克服」を目標に、「がん克服新10か年戦略」に基づく事業を実施し、平成15年度が最終年となりました。この間、がんの本態解明が進展するとともに、各種がんの早期発見法の確立、標準的な治療法の確立等、診断・治療技術も目覚ましい進歩をとげました。

●がん克服新10か年戦略による成果

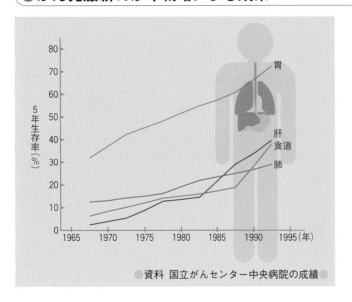

資料 国立がんセンター中央病院の成績

■ がんの治癒率の向上

　がんの治療を受けてから5年後の生存者の割合を5年生存率といいます。一例として国立がんセンター中央病院での治療成績をみると、1965年のセンター開設当時、男性30%、女性50%であった5年生存率が、1990年代には男性では55%、女性では65%になり、がん患者の半数以上が治る時代が訪れました。早期診断の普及や、治療法の進歩が寄与したと考えられます。

● 早期胃がんに対する治療法の推移

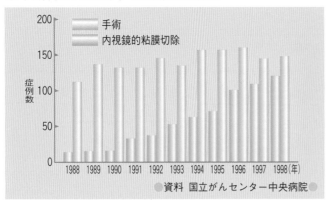

資料 国立がんセンター中央病院

■ 「からだに優しい」がん手術

　がんの手術による治療成績が向上してきています。そこで新たな研究の課題になっているのは、からだに負担のかからない、すなわち「からだに優しい」手術法を開発し、手術後の回復を早め、できるだけ早く社会に復帰できるようにすること、そして臓器の機能をできるだけ温存して、手術後の患者さんの生活の質（クオリティ・オブ・ライフ＝QOL）を保つということです。

　ごく早期の胃がんは胃の中に病変が限局しているので、胃を切り取らずに、内視鏡から特殊な器具を挿入して胃の中のがんのみを切除する内視鏡的粘膜切除という方法が研究されています。早期発見例の増加によりこのような方法で治る患者さんの数も毎年増加しています。

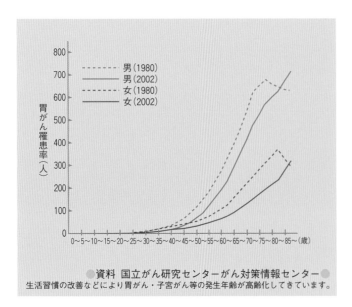

資料 国立がん研究センターがん対策情報センター
生活習慣の改善などにより胃がん・子宮がん等の発生年齢が高齢化してきています。

■ がん情報ネットワーク

　がん研究・がん診療の成果は、特定の施設のみに限らず、日本全国、ひいては世界に広める必要があります。そのための鍵は「情報化」です。全国の医療スタッフ・研究者がネットワークを介して連携することにより、日本全国どこにいても、最先端のがん診療が受けられるようになります。

●第3次対がん10か年総合戦略（2004〜2013年）

　平成15年3月に「今後のがん研究のあり方に関する有識者会議」報告書がまとめられました。これを受けて、平成15年7月に文部科学省と厚生労働省が協力して「第3次対がん10か年総合戦略」を策定し、平成16年度から開始されました。この戦略では「がん研究の推進」、「がん予防の推進」、「がん医療の向上とそれを支える社会環境の整備」を3本柱として、今後10年でがんの罹患率と死亡率の激減を目指すこととしています。

戦略目標
●進展が目覚しい生命科学の分野との連携を一層強力に進め、がんのより深い本態解明に迫る。
●基礎研究の成果を幅広く予防、診断、治療に応用する。
●革新的ながんの予防、診断、治療法を開発する。
●がん予防の推進により、国民の生涯がん罹患率を低減させる。
●全国どこでも、質の高いがん医療を受けることができるよう「均てん化」を図る。

がん研究の推進
1．学横断的な発想と先端科学技術の導入に基づくがんの本態解明の飛躍的推進
2．基礎研究の成果を積極的に予防・診断・治療等へ応用するトランスレーショナル・リサーチの推進
3．革新的な予防法の開発
4．革新的な診断・治療法の開発
5．がんの実態把握とがん情報・診療技術の発信・普及

がんの罹患率・死亡率の激減

がん予防の推進
がん医療の向上とそれを支える社会環境の整備

1．がんの有効な予防法の確立
2．がん予防に関する知識の普及の促進
3．感染症に起因するがん予防対策の充実
4．がんの早期発見・早期治療

1．がん研究・治療の中核的拠点機能の強化等
2．がん医療の「均てん化」
3．がん患者等の生活の質（QOL）の向上
4．国際協力・国際交流の促進並びに産官学協力の推進

ミニ知識　がん検診の保険者インセンティブ化

　平成27年に行われた国民健康保険法等の改正において、保険者種別の特性を踏まえた保険者機能をより発揮しやすくするといった観点から、
①市町村国保について保険者努力支援制度を創設し、糖尿病重症化予防などの取組を客観的な指標で評価し、支援金を交付する
②健保組合・共済の後期高齢者支援金の加算・減算制度についても、特定健診・保健指導の実施状況だけでなく、がん検診や事業主との連携などの取組を評価する仕組みに見直す
こととされた。
　②のとおり、がん検診が保険者の評価項目のひとつとされた。保険者機能の総合評価の指標は、以下の7項目に分類される。

1．特定健診・保健指導の実施（糖尿病等の生活習慣病予防、個別の保健指導）（法定の義務）
2．要医療の者への受診勧奨・糖尿病等の重症化予防
3．加入者への分かりやすい情報提供、特定健診のデータの保険者間の連携・分析
4．後発医薬品の使用促進
5．がん検診・歯科健診等（人間ドックによる実施を含む）
6．加入者に向けた健康づくりの働きかけ（健康教室による実施を含む）、個人へのインセンティブの提供
7．事業主との連携、被扶養者への健診・保健指導の働きかけ

●がん研究10か年戦略

　がん研究10か年戦略は、1984年から10年単位で策定される戦略に続くものとして、がん対策の基礎となる研究を一層加速させるために、「第2期がん対策推進基本計画」に基づいて立案されています。「根治・予防・共生〜患者・社会と協働するがん研究〜」をキャッチフレーズとして掲げ、内閣府特命担当大臣（科学技術政策）、文部科学大臣、厚生労働大臣、経済産業大臣は、第4期がん対策推進基本計画（令和5年3月閣議決定）に基づき、わが国全体で進めるがん研究の今後のあるべき方向性と具体的な研究事項等について、令和6年度からの「がん研究10か年戦略（第5次）」が定められ、がん研究の総合的かつ計画的な推進に全力で取り組んでいくことが確認されました。

　今後、この戦略を踏まえ、内閣府、文部科学省、厚生労働省、経済産業省が一体となって、がん研究を推進していくとしています。

がん研究10か年戦略（第5次）の概要

令和5年12月25日大臣確認（内閣府、文部科学省、厚生労働省、経済産業省）

戦略目標

　がん患者を含む全ての国民と協働した研究を総合的かつ計画的に推進することにより、「がん予防」、「がん医療」及び「がんとの共生」の各分野のより一層の充実を実現し、がん対策推進基本計画の全体目標（「誰一人取り残さないがん対策を推進し、全ての国民とがんの克服を目指す」）を達成することを目指す。

今後のあるべき方向性

　今後のがん対策の方向性を踏まえ、社会実装を意識したがん研究の取組を進めていく。がん研究全体として、長期的視点を持って研究成果を産み出すために、省庁連携のみならず、産官学が連携し、がん患者を含む全ての国民とともに、基礎研究、臨床研究、政策研究のそれぞれを戦略的かつ一体的に推進していく。

今後推進すべきがん研究・開発（具体的研究事項）

(1) 「がんの予防」に関する研究
　（1-1） 新たなリスク要因の同定やリスク層別化に基づく1次予防の推進
　（1-2） 高リスク層の同定や新たな早期発見手法の活用による2次予防の推進

(2) 「がんの診断・治療」に関する研究
　（2-1） 個別化医療を更に推進する診断技術の開発
　（2-2） 新規薬剤・治療法の開発
　（2-3） 多様な患者ニーズに応じた新たな標準治療の確立

(3) 「がんとの共生」に資する研究
　（3-1） 誰もがアクセス可能な相談支援・情報提供
　（3-2） 充実したサバイバーシップの実現

(4) ライフステージやがんの特性に着目した研究
　（4-1） 希少がん及び難治性がん
　（4-2） 小児がん及びAYA世代のがん
　（4-3） 高齢者のがん

(5) がんの予防、がんの診断・治療の開発、がんとの共生を促進するための分野横断的な研究
　（5-1） がんの本態解明
　（5-2） シーズ探索・育成
　（5-3） バイオバンク・データベースの整備、連携強化及び利活用促進
　（5-4） 先端的な科学技術の活用や異分野融合
　（5-5） 政策的な課題の把握と解決

研究の効果的な推進のための環境整備

✓ **国際連携**　　国際共同臨床試験の環境整備、海外データベースとの連携とその活用等

✓ **人材育成**　　幅広い分野の知識を身に付けたがん研究に関わる人材の育成、若手・女性研究者や博士号取得者の活躍の場の拡大等

✓ **患者・市民参画**　他疾患や他領域の視点も広く交えた主体的な参画の推進等

たばことがん

●たばこががんに与える影響 ── 肺がんの原因はほぼたばこ

たばこ（喫煙）は、予防可能な単一のがんの要因としては最大のもので、日本の研究では、がんになった人のうち、男性で約24%、女性で約4%はたばこが原因だと考えられています。また、がんで亡くなった人のうち、男性で約30%、女性で約5%はたばこが原因だと考えられています。（参考：国立がん研究センター　がん対策情報センター「がん情報サービス」ホームページ「喫煙とがん」）。

●各死因別死亡における毎日喫煙の寄与危険割合

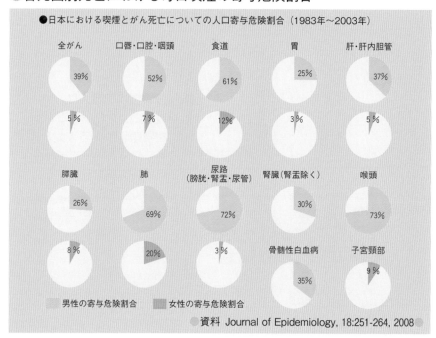

●日本における喫煙とがん死亡についての人口寄与危険割合（1983年～2003年）

資料 Journal of Epidemiology, 18:251-264, 2008

寄与危険度は、全体の死亡率と、非喫煙者の死亡率との差を全体の死亡率で割り百分率にすることで得られます。たばこがなくなれば、どれだけその死亡が減るかという目安になります。

男性の場合、毎日喫煙の寄与危険度の高い部位のがんの危険度は、左に示すとおりです。

男性の喉頭がんの73%・尿路がんの72%・肺がんの69%・食道がんの61%に毎日喫煙が寄与しています。

女性の場合、肺がんの5分の1に毎日の喫煙が寄与しています。

ニコチンには麻薬と同じような依存性があるといわれます。続けているうちに、ニコチンがないと心が落ちつかなくなり、からだも禁断症状を起こすことがあります。

このため、酒に対するアルコール依存症と同様に、たばこにもニコチン依存症があると考えられ、WHOや米国精神医学会により、診断基準が示されています。

●非喫煙者と比較した喫煙者のがんによる死亡の相対リスク

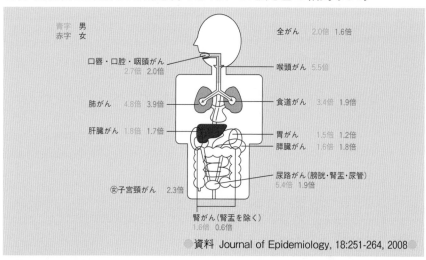

資料 Journal of Epidemiology, 18:251-264, 2008

ミニ知識　　**受動喫煙とがん**

受動喫煙とは、「室内またはこれに準ずる環境で、他人のたばこの煙を吸わされること」である。

たばこの煙には吸っている人が吸い込む「主流煙」、たばこの先から周囲へ流れる「副流煙」と、主流煙をはき出した「呼出煙」があり、また、副流煙と呼出煙をまとめて「環境たばこ煙」と呼んでいる。特に副流煙は発がん物質を多く含んでおり、またアルカリ性でニコチンが粘膜を通過しやすくなるため、刺激性が一段と高いことが知られている。

こうした性質から受動喫煙は周囲にいる人への健康への影響が大きいことがわかっており、平成30年には健康増進法が改正され（令和2年4月施行）、様々な施設で原則屋内禁煙となるなど望まない受動喫煙の防止のための取組が進められている。

●喫煙開始年齢別にみた肺がんの標準化死亡率比（男）

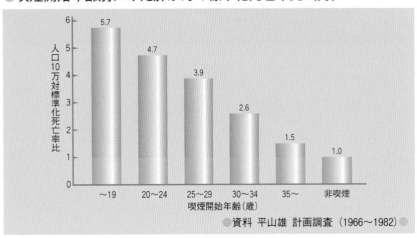

● 資料 平山雄 計画調査（1966〜1982）●

喫煙開始年齢が低いほど、がん
の標準化死亡率比は上がります。

19歳までに喫煙を始めた人で
は、標準化死亡率比は非喫煙の人
の5.7倍にのぼります。

●年齢階級別喫煙習慣者の割合（20歳以上）

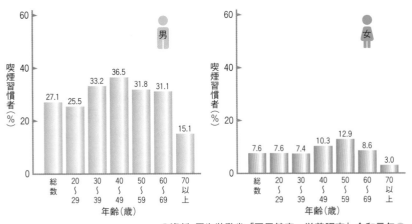

● 資料 厚生労働省「国民健康・栄養調査」令和元年 ●

**喫煙習慣のある人は、
男性で27.1％、女性で7.6％**

現在喫煙している人の割合は、
左のグラフのとおりです。男性で
は30代〜60代が30％を超え、女性
は40代、50代が10％を超えていま
す。

●現在習慣的に喫煙している人におけるたばこをやめたいと思う人の割合（20歳以上）

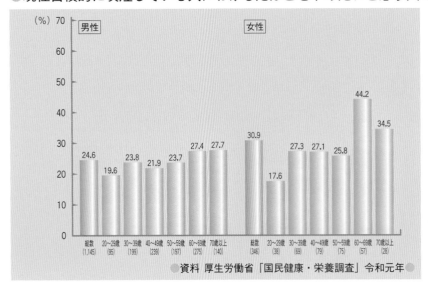

● 資料 厚生労働省「国民健康・栄養調査」令和元年 ●

● 喫煙状況と死亡率との関係

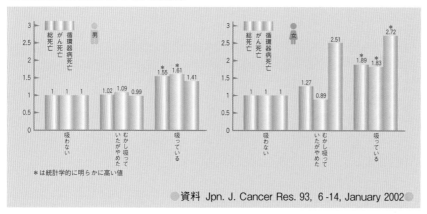

＊は統計学的に明らかに高い値

● 資料 Jpn. J. Cancer Res. 93, 6 -14, January 2002 ●

たばこを吸っている人と吸った
ことがない人の10年間の死亡率を
比べると、たばこを吸っている人
は男性で1.6倍、女性で1.9倍高い
ことがわかりました。死亡原因別
でも、喫煙者はがんの死亡率が高
くなっていました。

● 年間たばこ超過死亡数（万人）

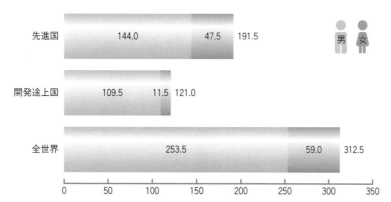

● 資料 健康ネット内「たばこと健康」より先進国「Peto et al. (1994年)」、途上国「Murry and Lopez (1996年)」●

▌全世界のたばこによる 死亡数

　世界中で1995年に、312.5
万人（先進国191.5万人、途
上国121万人）がたばこが原
因で死亡したと推計されて
います。

● 日本における喫煙による超過死亡数（全年齢）

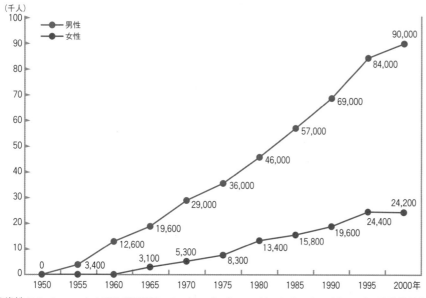

● 資料 Peto, Lopez, et al.1992,1994,2000update.Mortality fromsmoking in Developed Countries 1950-2000 ●

▌喫煙による超過死亡数 （日本）

　日本でたばこが原因とさ
れる死亡数は、2000（平成
12）年には114,200人（男性
90,000人、 女 性24,200人／
WHOなどによる試算）にの
ぼります。20年で約２倍に
も増えたことになり、この
傾向は今後も続くことが予
想されています。

　たばこ関連疾患の多くは、
喫煙を開始してから20〜30
年かかって発症し死に至る
ので、現在の死亡の状況は
過去の喫煙の状況を反映し
ていることになります。

●世界保健機関（WHO）の国際がんの研究機関（IARC）による「喫煙とたばこ煙」に対する評価

※全体として、「グループ１：ヒトに発がん性がある」と判定されている。

がん種	喫煙の影響		
	因果関係の有無	期間・本数などによる影響	その他（組織型別など）
口腔	◎	○	お酒との組み合わせでさらにリスクが高くなる。
鼻腔と副鼻腔	◎	○	組織型別（扁平上皮がん）に検討しても関連が認められる。
上咽頭	○	○	他の要因の影響^(注)の可能性があるが、それだけでは喫煙者でリスクが高くなることについては説明できない。
中咽頭と下咽頭	◎	○	
食道	◎	○	組織型別（腺がん、扁平上皮がん）に検討しても関連が認められる。お酒との組み合わせでさらにリスクが高くなる（扁平上皮がん）。
胃	◎	○	お酒やピロリ菌の影響を除いても、喫煙の影響がある。
大腸（結腸・直腸）	＊		喫煙者でリスクが高くなることについて、他の要因の影響を否定できない。
肝臓	◎	○	肝炎ウイルスの影響を除いても、喫煙の影響がある。
膵臓	◎	○	お酒の影響を除いても、喫煙の影響がある。
喉頭	◎	○	お酒との組み合わせでさらにリスクが高くなる。
肺	◎	○	がんの組織型別（扁平上皮がん、小細胞がん、腺がん、大細胞がん）に検討してもそれぞれ関連が認められる。
女性乳房	－		喫煙者でリスクが高いことについて、他の要因の影響で説明できる。
子宮頸部	◎	○	パピローマウイルスの影響を除いても、喫煙の影響がある。
子宮体部	－		喫煙者でリスクが低い傾向があり、閉経後女性でその傾向が強い。
前立腺	＊		喫煙者でリスクが高いことについて、他の要因の影響を否定できない。
尿路	◎	○	移行上皮がんだけでなく、腎細胞がんでも関連がある。
白血病	◎（骨髄性）	○	リンパ性白血病やリンパ腫については、研究報告が少なく、結果も一致していない。
その他	＊		研究報告が少なく、結果も一致していない。

（注）上咽頭がんの喫煙以外のリスク要因としてEBウイルス（Epstein Barr Virus）が指摘されています。

関連の有無
　◎：因果関係がある
　○：リスク上昇と関連がある
　＊：関連があると判断できない
　－：関連がない
期間・本数などによる影響
　○：期間が長い、本数が多いほどリスクが高い
（空白）：記載なし

●資料 国際がん研究機関 ヒトへの発がん性リスク評価モノグラフ第83巻（2002年）
　国立がん研究センターがん対策情報センター「がん情報サービス」ホームページより転載●

ミニ知識　　**がん相談事業**（2023年11月現在）

　わが国では、がんに関する相談を受けている機関がある。

●（公財）がん研究会（がん相談支援センター：無料）

　がんについての不安や、治療上の疑問、その他がんに対する質問に電話で答える。

　医療ソーシャルワーカーや看護師が電話での相談に対応。

　患者相談室　03-3520-0111（大代表）

　電話相談（予約不要、対面相談の予約）

　　月曜〜金曜　10時〜12時30分、13時30分〜16時30分

　・電話番号　03-3570-0419

●（公財）日本対がん協会（がん無料相談）

　一般住民を対象とし、（公財）日本対がん協会および同協会支部が、がんの一次予防、治療、QOLに関する総合的な相談を全国で実施している。医師による面接相談・電話相談、社労士による電話相談（いずれも予約制）と、看護師や社会福祉士による電話相談（がん相談ホットライン）がある。

　お問い合わせは日本対がん協会まで。

　・医師による相談・社労士による電話相談予約受付　03-3541-7835（事前予約）

　　月〜金（祝日を除く）　午前10時〜午後４時

　・がん相談ホットライン　03-3541-7830

　　毎日（年末年始を除く）午前10時〜午後１時・午後３時〜６時

食物とがん

●食物ががんに与える影響 ── プラスにもマイナスにも作用する

　食物は、がんの危険因子として最も重要と考えられています。特に、①食物自体やその成分に発がん物質がなくても、それらの成分をもとに体内で発がん物質が合成されるものがある、②高脂肪・低繊維食は、胆汁酸の代謝異常を解して大腸がんを促進する、③食塩の取りすぎは、胃がんの促進因子となる、④ある種の食品（ワラビ、ソテツの実など）は、発がん物質を含んでいる、などがいわれています。

　また、ある種の食品はがんを抑制するという報告もあります。すなわち、ビタミンやミネラル、食品に含まれるホルモン様物質の中には、発がんを抑制する作用をもつ物がある、といったことがいわれています。

　わが国に多いがんについては、国立がん研究センターで食習慣や栄養関連食品について、以下のような調査結果をまとめています。

●主要部位のがんと食物・栄養素との関連についての疫学研究のまとめ*

	食道	胃	大腸	肝臓	肺	乳房	前立腺
食習慣							
野菜	下げる可能性大		下げる可能性大				
果物	下げる可能性大	下げる可能性大			下げる可能性大		
獣肉類			上げる可能性大（保存・加工肉）				
塩分		上げる可能性大					
アルコール	確実に上げる			確実に上げる		確実に上げる	
熱い飲食物	上げる可能性大						
栄養関連要因							
肥満	確実に上げる（腺がん）		確実に上げる			確実に上げる（閉経後）	
運動			確実に下げる（結腸）				

上げる＝がん発生の促進効果があることを意味する。

下げる＝がん発生を抑制する効果があることを意味する。

＊野菜・果物はInternational Agency for Research on Cancer. Fruits and Vegeta-bles. IARC Handbooks of Cancer Prevention Volume 8. IARC Press 2003, その他の食品はWHO. Diet, Nutrition and the Prevention of Chronic Diseases, Report of a Joint WHO/FAO Expert Consulta-tion. WHO Technical Report Series 916 2003. による。

●資料 国立がん研究センター　がん対策情報センター「がん情報サービス」ホームページ●

●食塩摂取量の年次推移（平成16年から20歳以上）

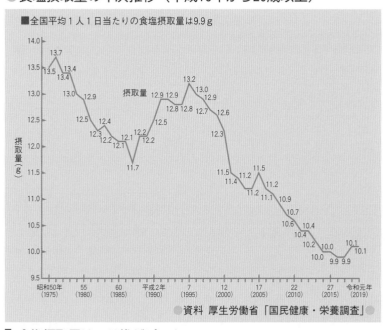

■全国平均１人１日当たりの食塩摂取量は9.9g

資料 厚生労働省「国民健康・栄養調査」

●性・年齢階級別食塩摂取量

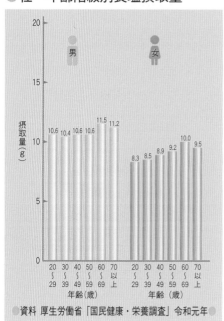

資料 厚生労働省「国民健康・栄養調査」令和元年

■ 食塩摂取量は、60代がピーク

　性・年齢階級別に食塩摂取量を示したのが右上の図です。各年齢階級とも男性の方が女性に比べ摂取量が高くなっています。最も摂取量が高いのは60代男性で11.5ｇ、女性では60代で10.0ｇとなっています。なお、食塩の摂取は日本人の食事摂取基準2020年版では、男性で7.5ｇ未満/日、女性で6.5ｇ未満/日が目標量とされています。

●地域ブロック別食塩摂取量

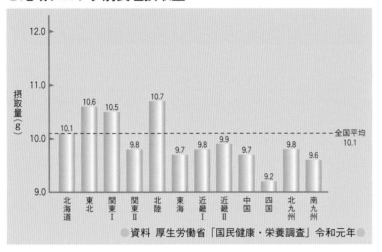

●資料 厚生労働省「国民健康・栄養調査」令和元年●

▌地域ブロック別では東高西低

　地域ブロック別で全国平均および健康日本21の目標である10g未満を上回っているのは、北海道、東北、関東Ⅰ、北陸です。その他の地域は平均を下回りました。全ての地域ブロックで、食事摂取基準の値を上回っています。食塩摂取量は全体でみると東高西低となっています。

●脂質摂取量の年次推移

年	動物性脂質	植物性脂質	魚類脂質	計
昭和50年(1975)	20.9	28.3	6.0	55.2
昭和55年(1980)	21.3	28.7	5.6	55.6
昭和60年(1985)	22.0	29.3	5.6	56.9
平成2年(1990)	21.6	29.6	5.7	56.9
平成7年(1995)	24.0	30.2	5.8	59.9
平成12年(2000)	23.0	28.6	5.8	57.4
平成17年(2005)	27.3(魚類脂質含む)	26.6		53.9
平成22年(2010)	27.1(魚類脂質含む)	26.6		53.7
平成27年	28.7(魚類脂質含む)	28.3		57.0
平成30年	31.8(魚類脂質含む)	28.6		60.4
令和元年	32.4(魚類脂質含む)	28.9		61.3

0　　10　　20　　30　　40　　50　　60　　70(g)

●資料 厚生労働省「国民健康・栄養調査」
（平成12年までは「国民栄養調査」）

▌動物（魚類含む）、植物由来の脂質の摂取割合はほぼ5：5

　脂質の摂取量は、平成7年に59.9gを示すまで増加傾向で、その後減少しましたが、平成27年から増加に転じ、令和元年は61.3gとなっています。動物性脂質（魚類脂質含む）と植物性脂質の摂取割合は、令和元年ではほぼ5：5となっています。脂質摂取に関しては、動物、植物、魚類には異なった種類の脂肪酸が含まれており、これらの食品をバランスよくとることが望ましいといわれています。

●エネルギーの栄養素別摂取構成

年	たんぱく質	脂質	炭水化物	計
昭和58年(1983)	15.1	24.6	60.3	2,147kcal
昭和63年(1988)	15.4	25.5	59.1	2,057kcal
平成5年(1993)	15.6	25.7	58.7	2,034kcal
平成10年(1998)	16.0	26.3	57.7	1,979kcal
平成15年(2003)	15.0	25.0	60.0	1,920kcal
平成20年(2008)	14.7	24.9	60.4	1,867kcal
平成25年(2013)	14.9	26.2	58.9	1,873kcal
平成29年(2017)	14.8	27.7	57.5	1,897kcal
平成30年(2018)	14.9	28.3	56.8	1,900kcal
令和元年(2019)	15.1	28.6	56.3	1,903kcal

●資料 厚生労働省「国民健康・栄養調査」
（平成10年までは「国民栄養調査」）

▌エネルギーの栄養素別摂取構成

　摂取エネルギーに占めるたんぱく質、脂質、炭水化物の構成比は左のグラフのとおりで、たんぱく質15.1％、脂質28.6％、炭水化物56.3％となっています。

がんの治療

●3つのがん治療方法

　がんの治療は、大きく分けて①手術療法、②放射線療法、③薬物療法の3つの方法があります。

　がんのできた部位やそれぞれのがんの性質（固形のがんか血液のがんか）・進行度、患者の年齢・体力などによって、どの治療方法をとるか、あるいはどれを組み合わせるかが決められます。

①手術療法

　他の治療法が増えてきた今でも、治療方法でいちばんの選択肢となるのが手術です。特に、転移していない固形のがんには有効です。患者に与える身体的負担が大きいので、手術を行うには患者の体力が必要です。手術の方法や麻酔技術も向上したため、今まで手術できなかった高齢者にも、手術ができるようになってきました。

　現在の手術は、がんのある部位のまわりを大きく取り、根治をめざす「拡大手術」と、機能を温存し、患者の負担を少なくするため、がんを局所的に取る「縮小手術」の両方向に発展しています。

　拡大手術では、進行した骨盤腔内の腫瘍などが対象となっています。縮小手術では、早期胃がんの内視鏡手術などがあげられています。

②放射線療法

　放射線療法は、がんのある部位に放射線をあて、がん細胞を殺す治療法です。苦痛や副作用が少なく、からだの機能も損ないません。早期の喉頭がん、咽頭がん、舌がんなどがよい対象です。

　ほかの臓器へ転移していない場合には、根治を目標に放射線治療を行います。脳腫瘍、頭頸部のがん、肺がん、乳がん、子宮頸がん、膀胱がん、前立腺がん、悪性リンパ腫などに用いられます。

　そのほかのがんでは、手術療法や薬物療法と組み合わせることもあります。痛みをやわらげるために用いられることもあります。

③薬物療法

　薬物療法は、主に抗がん剤などの、薬による治療をさします。主として白血病のような血液のがんや、全身に転移して手術ができないがんに使われ、特に血液のがんや睾丸のがんでは、高い治療効果が得られています。そのほか、肺の小細胞がんや子宮の絨毛がんなどにも抗がん剤がよくききます。

　薬物療法の目的は根治、延命、症状緩和で、他の治療法と組み合わせることもあります。正常な細胞にも影響を与えるため、副作用もあり、専門医の処方と経過観察が必要です。

●緩和ケア ― がんに伴う痛みを和らげる

　がんに伴う痛みなどの身体症状を緩和し、精神心理的な問題への支援を行うことにより、患者のQOL（生活の質）を高めるのが、「緩和ケア」です。緩和ケアとは、一言で言うと、「病気に伴う心と体の痛みを和らげること」です。かつては、痛みの緩和に対してモルヒネなどを使うことに偏見もありましたが、がん患者の状態に応じた適切な緩和ケアを行うことで患者のQOLを改善できます。

　WHOでは、がんに伴う痛みの標準的な治療法として「WHO方式がん疼痛治療法」を示しています。これは「三段階除痛ラダー」と呼ばれるもので（図参照）、痛みに対する基本的な治療法とされています。

　疼痛緩和にはオピオイド鎮痛薬が使われることも多く、用いるときは以下の5つの原則があります。

（1）薬はできるかぎり経口投与とすること。
（2）痛みの強さに応じた効力の薬を選ぶこと。
（3）個々の患者の痛みが消える個別的な量で薬を使うこと。
（4）時刻を決めて規則正しく繰り返して薬を使うこと。
（5）そのうえで細かい点に注意すること。

　医師の指示のもと適切に使用すれば、オピオイド鎮痛薬による副作用を予防することができます。

●WHO三段階除痛ラダー

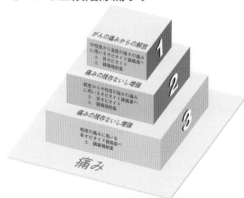

＊1　モルヒネなど
＊2　コデインなど
＊3　アスピリンなど

●がんの療養と緩和ケア

　専門的な緩和ケアを受けるには、様々な方法があります。ひとつは、主に緩和ケア病棟への入院という方法。もうひとつは、緩和ケアチームによる診療という方法です。がん診療連携拠点病院の指定を受けている医療機関は、緩和ケアに対応できる機能を持っています。その他に現在は外来診療や在宅療養においても対応できる医療機関があります。

　がん治療と並行して受ける緩和ケアは、がん治療を行うチームと「緩和ケアチーム」が協働して行います。緩和ケアチームは、担当医や看護師、薬剤師、ソーシャルワーカー、心理士、栄養士、リハビリテーションスタッフなどが協力して緩和ケアを提供します。

　また、緩和ケア外来を行う医療スタッフが地域の診療所や訪問看護ステーションと連携して、がん患者の自宅で緩和ケアを支援する場合もあります。

●緩和ケアセンターの整備

　「がん対策推進基本計画」では、重点的に取り組むべき課題の一つとして、「がんと診断された時からの緩和ケアの推進」が掲げられました。平成25年度からは都道府県がん診療連携拠点病院を中心に「緩和ケアセンター」の整備による緩和ケアに関する院内組織基盤の強化を進めています。地域がん診療連携拠点病院においても「緩和ケアセンター」の整備を進めています。

がん検診

●がん検診 ── 早期発見・早期治療の重要性

　がんは昭和56年から死亡原因の第1位であり、現在もその順位に変更はありません。

　がんによる死亡を極力減らすためには、早期発見・早期治療が重要です。がん対策の中でも、がん検診は死亡率を下げるのに非常に有効だと考えられています。そのため、がん対策基本法の第14条では、国や各自治体はがん検診の受診率向上等のために、がん検診に関する普及啓発を講ずるものと定めています。

●がん検診と早期発見

　昔は不治の病といわれたがんも、最近ではかなり治療成績が向上しました。その理由の一つが、早期発見ができるようになったことです。そのわけは、一つは総合健診、がん検診、人間ドックなどが普及したこと。もう一つはその精度が向上したことです。

　がんは症状が出るころにはかなり進行してしまっているため、症状が出る前に見つけることがポイントです。ですからそのための技術の開発に、力が入れられてきました。

　がんの疑いがあるときは、精密検査をします。検査項目は別表のようなものです。

●がん検診とその項目

　がん検診は、昭和57年度以降老人保健法に基づく市町村の事業として実施され、平成10年度以降は一般財源化され、市町村独自の事業として実施されてきました。平成20年度以降は健康増進法に基づく事業として市町村により実施されています。

　現在、市町村事業として実施されているがん検診は、以下のとおりです。実施は市町村が独自に行うこととされ、国により実施方法として「がん予防重点健康教育及びがん検診実施のための指針」が示されています。

	対象者	受診間隔	検査項目
胃がん検診	50歳以上※1	2年1回※2	問診に加え、胃部エックス線検査又は胃内視鏡検査のいずれか
肺がん検診	40歳以上	年1回	質問（問診）、胸部エックス線検査及び喀痰細胞診
乳がん検診	40歳以上	2年に1回	問診及び乳房エックス線検査（マンモグラフィ） ※視診、触診は推奨しない
大腸がん検診	40歳以上	年1回	問診及び便潜血検査
子宮頸がん検診	20歳以上	2年に1回	問診、視診、子宮頸部の細胞診及び内診※3

※1　当分の間、胃部エックス線検査については40歳以上に対し実施可
※2　当分の間、胃部エックス線検査については年1回実施可
※3　HPV検査単独法が令和6年から導入

　このほか、企業が従業員に対する福利厚生の一環として、また、健康保険組合等が独自の保健事業として、がん検診を実施している場合やがん検診受診の補助を行っている場合があります。また、任意で受診する人間ドック等の中でがん検診を受ける場合もあります。

●がん検診の受診率の推移

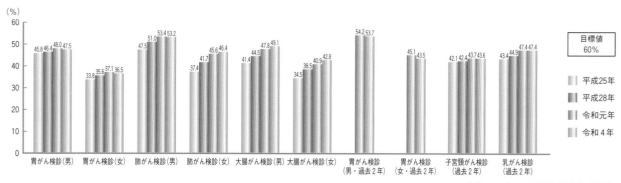

出典：令和4年国民生活基礎調査

- ○ 胃がん、肺がん、乳がん、大腸がんは40歳〜69歳、子宮がん（子宮頸がん）は20歳〜69歳。
- ○ 健診等（健康診断、健康診査及び人間ドック）の中で受診したものも含む。
- ○ 平成28年調査は、熊本県を除いたデータである。

●がん検診の受診率の現状 ── 高まらない受診率

　がん検診の目的はがんを早期発見して、適切な治療を行うことで、死亡率を減少させることです。しかし都道府県格差はあるものの、日本における各がん検診の受診率は30〜40％台にとどまっているのが現状です。

●性別にみたがん検診を受診した40歳から69歳（子宮がん（子宮頸がん）検診は20歳から69歳）の者の割合

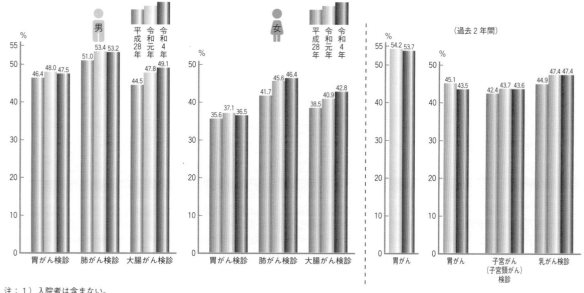

注：1）入院者は含まない。
　　2）がん検診の受診率については、「がん対策推進基本計画」（平成24年6月8日閣議決定）に基づき、算定年齢対象を40歳から69歳（子宮がん（子宮頸がん）検診は29歳から69歳）とした。
　　3）胃がん検診の受診率については、「がん予防重点健康教育及びがん検診実施のための指針」（平成20年3月31日厚生労働省健康局長通知別添）の一部改正に基づき2019（令和元）年調査以降は過去2年間の受診率についても算定し、過去2年間の受診率の算定対象年齢は50歳から69歳とした。
　　4）2016（平成28）年の数値は、熊本県を除いたものである。

●資料 厚生労働省「国民生活基礎調査」令和4年●

●がん検診の受診率向上を目指して

　平成19年6月に閣議決定された「がん対策推進基本計画」では「がん検診受診率50％以上」が目標として盛り込まれ、平成21年7月には「がん検診50％推進本部」が設置されました。しかし、男性の肺がん検診がようやく目標値（50％）を超えた他は、未だに目標は達成されていません。令和5年に閣議決定された国の4期目の基本計画では、さらなる受診率向上を目標にがん検診の受診率の目標を60％に引き上げました。

　がんによる死亡を減少させるためには、受診者ががん検診に対する正しい知識を持つことが必要です。そのためには受診者に対して、検診の必要性を的確に伝えて、受診をサポートするための環境づくりを行うことが重要です。その一環として、国、民間企業、各自治体、関係団体が協力して、毎年10月にはがん検診への関心を深めていただくために、がん検診の受診率を60％に高めるためのキャンペーンを行っています。

●がん検診Q＆A

効果のあるがん検診

Q1：どのようながん検診を受けたらいいですか。

A1：科学的な方法により、がん検診として効果があると評価された検診を受けることが望ましいといえます。効果が不明あるいは効果なしと評価されている検診を受ける場合には、検診のメリットが受けられない、つまりがんでなくなるリスクが低下する保証がないことや、その一方で、デメリットは必ずあることを理解したうえで受けることが大切です。

次の表に、科学的な方法によってがん死亡率の減少が確認され、厚生労働省の「がん予防重点健康教育及びがん検診実施のための指針（平成28年一部改正）」に定められた検診方法を表1に示します。

表1 「がん予防重点健康教育及びがん検診実施のための指針（平成28年一部改正）」で定められたがん検診の内容

対象臓器	効果のある検診方法	対象者	受診間隔
胃	問診に加え、胃部エックス線または胃内視鏡検査のいずれか	50歳以上※1 ※1：当分の間、胃部エックス線検査に関しては40歳以上に実施も可	2年に1回※2 ※2：当分の間、胃部エックス線検査に関しては年1回の実施も可
子宮頸部	問診、視診、子宮頸部の細胞診、および内診	20歳以上	2年に1回
乳房	問診および乳房エックス線検査（マンモグラフィ）	40歳以上	2年に1回
肺	質問（医師が自ら対面により行う場合は問診）、胸部エックス線検査および喀痰細胞診（ただし喀痰細胞診は、原則50歳以上で喫煙指数が600以上の方のみ。過去の喫煙者も含む）	40歳以上	年1回
大腸	問診および便潜血検査	40歳以上	年1回

Q2：がん検診として、効果が不明ということはどういうことですか。

A2：がん検診を受けても、そのがんによる死亡率が減少するということが科学的に証明されていないものを、効果が不明ながん検診といいます。ただし、現在こうした評価となっているがん検診についても、今後さらなる研究によって、効果があると判明する場合もあります。こうした検診方法については、きちんとした研究が行われていなかったり、研究の途上にあることから、効果がある、あるいはないといった確実な判断ができない状況にあるということです。

Q3：精度の高い検査が、がん検診として効果があるといえますか。

A3：精度が高い最新の診断法（診断のための検査法）が検診法として有効かと言うと必ずしもそうではありません。そのような検査を行えば小さながんも多く見つかるかもしれませんが、そうしたがんの発見が、がんで亡くなるリスクを減らすことに貢献しないことがありえます。健康な人に見つかるがんには生命に影響しないがんも多かれ少なかれ含まれているためです。がんの種類によっては、このようながんが圧倒的に多いものも有ります。このため、精度の高い検査で小さながんを見つけても、がんによる死亡率が変化しない場合があります。がん検診の効果を正確に判断するためには、検査の精度だけでは判断ができません。このため、がんの死亡が減少したということを科学的に証明することが必要です。

Q4：検診料金の高い検査が、がん検診として効果があるといえますか。

A4：がん検診の効果は、がんによる死亡率が減少したということを科学的に証明することが必要です。検診の効果があるかどうかは、検診料金に反映されるわけではありません。このため、検診料金の高い検査が、必ずしも効果のある検診とはかぎりません。がん検診を受診する場合には、効果についての科学的根拠を確認して、受診するかどうかを判断してください。

がん検診の受診

Q5：がん検診はどこで受けることができますか。

A5：各自治体（都道府県、市町村、特別区）で、がん検診や一般の健康診断、人間ドックの案内をしています。各地方自治体から委託を受けた医療機関などで受けることができます。これらの検診は、どなたでも受診することが可能です。ただし、対象となる年齢や実施時期、検査を行う場所、費用負担は各自治体によって異なります。詳しくは、各自治体のがん検診担当窓口にお尋ねください。

Q6：症状があった場合には、どうしたらいいですか。

A6：がん検診は、症状のない方のための検査です。何からの自覚症状のある方には、検診ではなく、症状に応じた診断のための適切な検査や治療が必要になります。症状のある場合は、がん検診を受けるのではなく、必ず医療機関を受診してください。

Q7：がん検診の準備としては、どのようなことが必要ですか。

A7：検査の準備が必要な場合と、不要な場合があります。胃部エックス線検査では、検査当日は検査が終了するまで食事や飲み物がとれません。便潜血検査では、検査のための採便を2日行います。喀痰検査（かくたんけんさ）では、3日間喀痰の採取が必要です。胸部エックス線検査、乳房エックス線検査（マンモグラフィ）、子宮頸部細胞診（しきゅうけいぶさいぼうしん）では、準備は不要です。ただし、生理中の場合子宮頸部細胞診は通常避けた方が良いとされています。

Q8：検査を受けるのに、苦痛や負担がありますか。

A8：検査そのものに要する時間は、いずれも10〜20分程度ですが、場合によっては長くかかることもあります。また、検査によっては、多少の痛みや不快感を伴うこともあります。

がん検診の精密検査

Q9：がん検診で精密検査が必要と判定されました。精密検査は本当に必要ですか。

A9：がん検診で精密検査が必要と判定されたのは、「がんの疑いを含め異常（病気）がありそう」と判断されたということです。より詳しい検査を行い、本当に異常があるかどうかを調べる必要があります。「症状がない」、「健康だから」といった理由で精密検査を受けない場合には、がん検診で見つかるはずのがんを放置してしまうことになります。精密検査が必要と判定されたら必ず精密検査を受けてください。

Q10：精密検査はどこで受けたらよいでしょうか。

A10：がん検診の種類によって、精密検査の方法が異なります。どのような医療機関で精密検査を受けたらいいかは、自治体からの案内（自治体から医療機関のリストが送られてくる場合もあります）、検診を受けた医療機関、かかりつけ医などにご相談ください。

ミニ知識 ✎ **肝炎ウイルス検査について**

　肝がん・肝硬変の基礎疾患である肝炎の原因の多くは肝炎ウイルスである。そのウイルスを発見するための肝炎ウイルスの検査は、いくつかの実施主体で実施されており、このうち市町村では平成14年度から肝炎ウイルス検診（金額は市町村による）が実施されている。

　また市町村以外にも、保険者等の肝炎ウイルス検査のほか、都道府県・保健所設置市・特別区において保健所や委託医療機関で肝炎ウイルス検査（原則無料）が実施されている。

●検診と治療の成果

　罹患と死亡の動向を比較したとき、患者の予後（治療後の経過）がよくなっていれば、罹患率と死亡率の描く線が広がって（乖離して）いきます。これは早期発見と治療技術の向上により、治癒率が上がったことが原因だと考えられます。

　胃の年齢調整罹患率・年齢調整死亡率のグラフをみると、罹患率はゆるやかにしか減少していないのに対し、死亡率はそれより急激に減少しています。また、大腸がんでは罹患率は上昇傾向にありますが、死亡率は横ばいになっています。これらの結果は、がんの早期発見と治療効果の向上を示しています。

　そのほかのがんについても、程度の差はあれ、同じような現象がみられます。

●わが国の各がんの罹患と死亡の動向

■胃がん

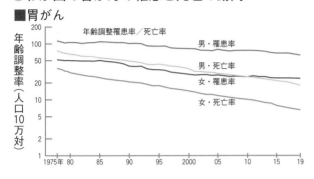

■乳がん・子宮がん

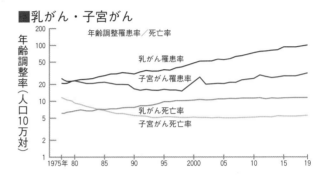

■結腸がん

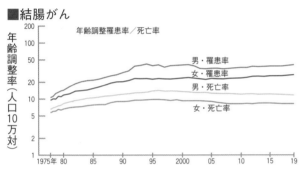

■直腸がん

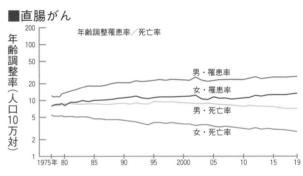

■肺がん

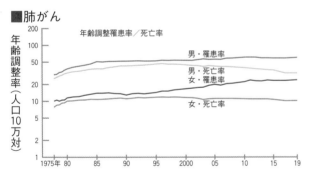

●資料 国立がん研究センターがん情報サービス●

ミニ知識✐　エンド・オブ・ライフ・ケア

　「検査・診断・治療・延命」の４つを軸とした旧来の医療は、治すことに専念するあまり、治癒の見込みのない患者への対応が十分ではなかった。これらの患者に対し、痛みなどの症状を除くこと、不安をやわらげること、家族との時間を大切にすること、その人らしい生をまっとうできることなどを目的としたケアを提供するのがエンド・オブ・ライフ・ケアである。

　ホスピスへの入院は、患者と家族またはそのいずれかが希望していることが原則で、患者自身が病名・症状を理解していることが望ましい。ホスピスの数は十分とはいえないが、2019年11月現在で全国の緩和ケア病棟入院料届出受理施設が431施設に上るなど急増している。最近では在宅によるエンド・オブ・ライフ・ケアも行われるようになってきている。

●がんを防ぐための新12か条

あなたのライフスタイルをチェック
そして今日からチェンジ！

1条　たばこは吸わない

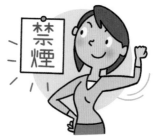

2条　他人のたばこの煙を避ける

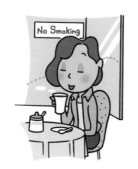

3条　お酒はほどほどに

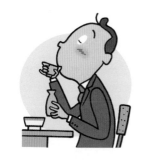

4条　バランスのとれた食生活を

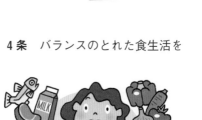

5条　塩辛い食品は控えめに

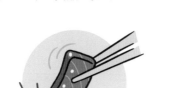

6条　野菜や果物は不足に
　　 ならないように

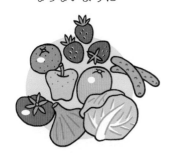

7条　適度に運動

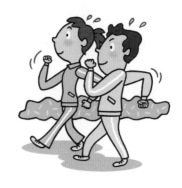

8条　適切な体重維持

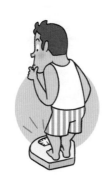

9条　ウイルスや細菌の
　　 感染予防と治療

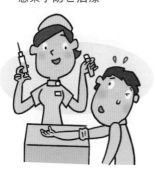

10条　定期的ながん検診を

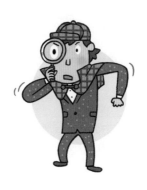

11条　身体の異常に気が
　　　 ついたら，すぐに受診を

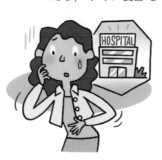

12条　正しいがん情報で
　　　 がんを知ることから

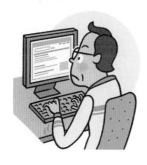

●（財）がん研究振興財団「がんを防ぐための新12か条」より●

がん検診

がん患者への支援

●がん患者の生活支援のために設けられたさまざまな制度を知る

　がん患者は、身体的不安とともに、生活の上でも大きな不安を抱えています。そのため、がん患者への生活の支援として、いくつかの制度が設けられています。

●介護保険制度

　介護保険制度は、40歳以上の人を被保険者とし、支援や介護が必要と認められたときに介護サービス等を受けることができる制度です。被保険者は年齢で2つに分けられ、65歳以上の人を第1号被保険者、40～64歳の人を第2号被保険者といいます。

　40～64歳の人は、市区町村から特定疾病が原因で要介護（要支援）認定されれば介護保険制度を利用することができます。ただし、全てのがん患者が対象とはなっておらず、医学的な知見に基づき、回復の見込みがない状態に至ったと医師が判断したものに限られます。

　65歳以上の人は、がんなどの特定疾病を原因としなくとも、日常生活において常に介護や支援が必要とされれば、介護保険制度を利用できます。

　これら40歳以上の被保険者がお住まいの（住民票のある）市区町村に要介護認定を申請し、認定されれば、サービスが受けられます。認定を受けた人は、要介護状態区分、認定の有効期間、支給限度額等が決まり、サービスを受けるためには所得に応じて1～3割の自己負担が必要です。

　受けられるサービスには、訪問介護や訪問看護、訪問入浴介護、訪問リハビリテーションなどのほか、施設サービスもあります。詳細は市区町村の介護保険担当課におたずねください。

●高額療養費制度

　病気の種類に関係なく、同一の月内に、同じ医療機関で医療を受け、医療保険適用の自己負担額が一定額（自己負担限度額）を超えた場合に、超えた分の払い戻しが受けられる制度です。同じ医療機関でも、医科と歯科は別計算、外来と入院は別計算されます。自己負担限度額は、患者の所得によって異なり、下記の通りです。
　※下記の所得区分の基準はあくまでも健康保険組合を例としたものであり、医療保険者（国保、共済など）により異なります。

●70歳未満の人の自己負担限度額（月額）

所得区分	所得要件	自己負担限度額
ア	標準報酬月額　83万円以上	252,600円＋（総医療費－842,000円）×1％（多数回該当：140,100円）
イ	標準報酬月額　53万円～79万円	167,400円＋（総医療費－558,000円）×1％（多数回該当：93,000円）
ウ	標準報酬月額　28万円～50万円	80,100円＋（総医療費－267,000円）×1％（多数回該当：44,400円）
エ	標準報酬月額　26万円以下	57,600円（多数回該当：44,400円）
オ	低所得（市町村民税非課税）	35,400円（多数回該当：24,600円）

※同一医療機関等における自己負担では上限額を超えない場合でも、同じ月の複数の医療機関等における自己負担（70歳未満の場合は同一医療機関で同じ月に21,000円以上であることが必要です。）を合算することができます。
※多数回該当とは、療養のあった月以前12ヵ月に、同じ世帯で高額療養費の支給がすでに3回以上あった場合の、4回目から適用される限度額です。

●70歳～75歳未満の人（3割・2割負担）の自己負担限度額（月額）

所得区分			自己負担限度額	
			外来（個人ごと）	入院、外来＋入院（世帯単位）
現役並み所得者	標準報酬月額　83万円以上		252,600円＋（総医療費－842,000円）×1％（多数回該当：140,100円）	
	標準報酬月額　53万円～79万円		167,400円＋（総医療費－558,000円）×1％（多数回該当：93,000円）	
	標準報酬月額　28万円～50万円		80,100円＋（総医療費－267,000円）×1％（多数回該当：44,400円）	
一般	標準報酬月額　26万円以下		18,000円 ※年間上限14.4万円	57,600円（多数回該当：44,400円）
低所得（市町村民税非課税）		II	8,000円	24,600円
		I		15,000円

※現役並み所得者…標準報酬月額28万円以上の人。　ただし、上記に該当する人でも、年収が一定額未満（単身世帯の場合：383万円未満、二人世帯の場合：520万円未満）の人は健康保険組合の担当窓口への申請により、自己負担割合が軽減されます。
※低所得II…市町村民税非課税である人。
※低所得I…市町村民税非課税であって、なおかつ所得が一定基準以下の人（年金収入80万円以下等）。

　払い戻しには、ご自分の加入している医療保険（健康保険証や組合員証の交付先）に申請が必要です。ただし、70歳未満の人の医療費は、事前に「限度額適用認定証」、「限度額適用・標準負担額減額認定証」の交付を受けることによって、支払額が自己負担限度額までになります。詳細はご加入の医療保険におたずねください。

●小児慢性特定疾病医療費助成制度

がん患者が18歳未満の場合、要件を満たせば小児慢性特定疾病の医療費助成が受けられます。

医療費助成では、医療費の自己負担割合が2割となり、自己負担の上限額は世帯の所得に応じて設定され、外来・入院の区別はありません。

また、18歳になるまでに助成を受けており、引き続き治療が必要と認められる場合には、20歳になるまで助成が受けられます。

なお、助成を受けるには保護者が申請を行う必要があります。申請先はお住まいの都道府県、指定都市及び中核市等となり、多くの場合は保健福祉担当課や保健所が窓口になっています。申請時には必要書類に加え、指定医が作成した診断書が必要となります。

●高額療養費資金貸付制度

高額療養費は、申請してから支給されるまでに2〜3カ月かかるので、その間に医療費の自己負担にあてるための資金の貸付を、無利子で受けられる制度です。詳細は、ご加入の医療保険の窓口におたずねください。

●高額医療・高額介護合算制度

医療保険と介護保険における1年間（毎年8月1日〜翌年7月31日）の医療保険と介護保険の自己負担の合計額が下記の自己負担限度額（毎年8月〜翌年7月までの年額）を超えて高額になる場合、超えた分の払い戻しが受けられる制度です。被保険者（国保組合や共済組合の場合は組合員）からご加入の医療保険への申請が必要です。

●70歳未満の人の自己負担限度額（年額）

所 得 区 分	世帯内の70歳未満※
標準報酬月額 83万円以上	212万円
標準報酬月額 53万〜79万円	141万円
標準報酬月額 28万〜50万円	67万円
標準報酬月額 26万円以下	60万円
低所得 （市町村民税非課税）	34万円

●世帯内の70歳〜75歳未満の人の自己負担額限度額（年額）

所 得 区 分		世帯内の70歳〜75歳未満※
標準報酬月額 83万円以上		212万円
標準報酬月額 53万〜79万円		141万円
標準報酬月額 28万〜50万円		67万円
標準報酬月額 26万円以下		56万円
低所得 （市町村民税非課税）	II	31万円
	I	19万円

※自己負担限度額より500円を超える場合に限り支給されます。

こうした制度以外にも、所得税の確定申告で医療費控除の対象となる場合もあります。

また雇用保険法では、患者の家族が介護のために介護休業をとった場合、一定の条件の上で、「介護休業給付金」が支給されます。ただしこの制度は、介護休業を終えた後に申請によって給付されることになっているので、給付を受けるのも介護休業を終えた後になります。

なお、勤務先によっては、独自の介護給付などを設けている場合もあります。

ミニ知識 　**がん患者の就労支援について**

がんは国民の2人に1人が生涯でかかる可能性のある病気であるが、その生存率も確実に改善してきている。そこでがんを経験しながらも、いかに自分らしく誇りをもって働ける社会を構築していくことが求められている。

がん患者・経験者とその家族の就労支援をより一層推進するため、がん患者・経験者をはじめとした関係者・機関が、既存の仕組み・施策・制度を十分に周知・活用した上で、働く世代のがん対策を充実させていくことが「がん患者・経験者とその家族の就労支援のあり方に関する検討会」において取りまとめられた。また、「がんとの共生のあり方に関する検討会」において、両立支援の推進について議論されている。

こうしたがん患者・経験者の就労支援対策を進めていくことにより、病気になっても安心して暮らせる社会の構築につなげていくことが期待されている。

●全国がんセンター協議会加盟施設一覧 (2023年11月1日現在)

地域	加盟施設	
北海道	北海道がんセンター（札幌市）	
東北	青森県立中央病院（青森市） 岩手県立中央病院（盛岡市）	宮城県立がんセンター（名取市） 山形県立中央病院（山形市）
関東	茨城県立中央病院茨城県地域がんセンター（笠間市） 栃木県立がんセンター（宇都宮市） 群馬県立がんセンター（太田市） 埼玉県立がんセンター（北足立郡） 国立がん研究センター東病院（柏市）	千葉県がんセンター（千葉市） 国立がん研究センター中央病院（中央区） がん研有明病院（江東区） がん・感染症センター東京都立駒込病院（文京区） 神奈川県立がんセンター（横浜市）
信越	新潟県立がんセンター新潟病院（新潟市）	
北陸	富山県立中央病院（富山市） 石川県立中央病院（金沢市）	福井県立病院（福井市）
東海	静岡県立静岡がんセンター（駿東郡） 愛知県がんセンター中央病院・研究所（名古屋市）・愛知病院（岡崎市） 名古屋医療センター（名古屋市）	
近畿	滋賀県立総合病院（守山市） 大阪医療センター（大阪市）	大阪国際がんセンター（大阪市） 兵庫県立がんセンター（明石市）
中国	呉医療センター・中国がんセンター（呉市） 山口県立総合医療センター（防府市）	
四国	四国がんセンター（松山市）	
九州	九州がんセンター（福岡市） 大分県立病院（大分市）	佐賀県医療センター好生館

●資料 全国がんセンター協議会ホームページ●

ミニ知識 ✎ **がん診療連携拠点病院の整備**

　全国どこでも質の高いがん医療を提供することができるよう、平成13年度からがん診療連携拠点病院の整備が進められてきた。

　令和4年8月に定められた新たな「がん診療連携拠点病院等の整備に関する指針」の中では、がん医療の高度化や少子高齢化・人口減少という今後の人口動態の変化を踏まえ、拠点病院等の役割分担を図る必要がある項目については、患者の適切ながん医療へのアクセスを確保した上で、一定の集約化を求めることとしたほか、都道府県がん診療連携協議会の体制を強化し、拠点病院等の役割分担や連携体制の構築、感染症発生・まん延時や災害時等への対応等を新たな要件として盛り込んだ。

　令和5年4月時点で、全ての都道府県に、計456施設の拠点病院等が指定されている。

●がん患者とその家族の相談を受け付ける「がん相談支援センター」

　がん診療連携拠点病院では、がん患者や家族等の相談を受け付ける「がん相談支援センター」(小児がん拠点病院は「相談支援センター」)を設置しています。

　相談は無料で、基本的にはがん診療連携拠点病院以外を受診している患者でも利用できますが、予約が必要な場合もあります。

　病院によっては、「相談支援センター」ではない名称を付けている場合もあります。

　全国のがん相談支援センターの一覧は、100ページのとおりです。

●がん治療を安心して受けるために

　がん治療は「告知」から始まります。がんの治療は外科医や腫瘍内科医、放射線治療医などの医師と、ソーシャルワーカーなどが連携して家族とともに患者を支える「チーム医療」が一般的になってきました。この場合、患者だけ告知されていないと疎外感や不信感をもつことがあります。まず患者がきちんと告知を受け、自分の病気を知り、家族や医療従事者などと情報を共有することが大切です。

　治療方針に関しては、担当医から十分な説明があるはずですが、どの治療方法を選ぶかは患者自身が決めることです。家族や友人、ソーシャルワーカーなどに相談したり、セカンドオピニオンを求めたりしてもいいでしょう。ソーシャルワーカーは、治療と仕事の両立や治療中の生活についても相談にのってくれます。

がん患者への支援

ミニ知識　　**がん情報さがしの10ヵ条（2008）**

1. 情報は"力"。あなたの療養を左右することがあります。活用しましょう。
　　いのち、生活の質、費用などに違いが生じることもあります。

2. あなたにとって、いま必要な情報は何か、考えてみましょう。
　　解決したいことは？知りたいことは？悩みは？メモに書き出して。

3. あなたの情報を一番多く持つのは主治医。よく話してみましょう。
　　質問とメモの準備をして。何度かに分けて相談するのもよいでしょう。

4. 別の医師の意見を聞く「セカンドオピニオン」を活用しましょう。
　　他の治療法が選択肢となったり、今の治療に納得することも。

5. 医師以外の医療スタッフにも相談してみましょう。
　　看護師、ソーシャルワーカー、薬剤師なども貴重な情報源です。

6. がん拠点病院の相談支援センターなど、質問できる窓口を利用しましょう。
　　がん病院、患者団体などに、あなたを助ける相談窓口があります。

7. インターネットを活用しましょう。
　　わからないときは、家族や友人、相談支援センターに頼みましょう。

8. 手に入れた情報が本当に正しいかどうか、考えてみましょう。
　　信頼できる情報源か、商品の売り込みでないか、チェックして。

9. 健康食品や補完代替医療は、利用する前によく考えましょう。
　　がんへの効果が証明されたものは、ほぼ皆無。有害なものもあり要注意。

10. 得られた情報をもとに行動する前に、周囲の意見を聞きましょう。
　　主治医は？家族は？患者仲間は？あなたの判断の助けになります。

国立がんセンターがん対策情報センターによる

がんの将来予測

将来のがん予測 ── がん罹患数・死亡数の予測

● 特定死因を除去した場合の平均寿命の延び（がん）

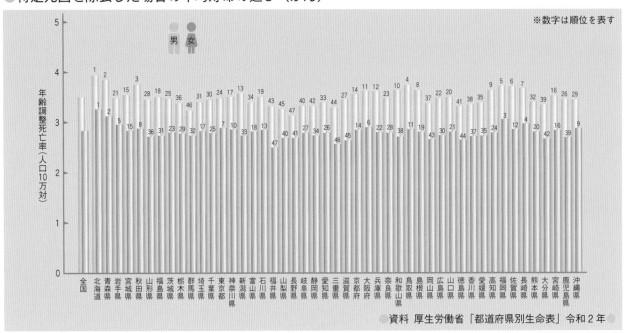

資料 厚生労働省「都道府県別生命表」令和2年

● 2023年のがん罹患数（推計）

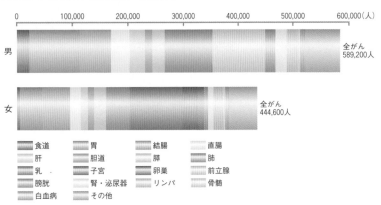

食道 ／ 胃 ／ 結腸 ／ 直腸
肝 ／ 胆道 ／ 膵 ／ 肺
乳 ／ 子宮 ／ 卵巣 ／ 前立腺
膀胱 ／ 腎・泌尿器 ／ リンパ ／ 骨髄
白血病 ／ その他

●資料 がん情報サービスのがん統計予測●

2023年には1年間に約103万人ががんにかかる

推計では、2023年の新規罹患数は男性589,200人、女性444,600人となっています。

部位別では、男性では前立腺がん、大腸（結腸および直腸）がん、胃がんの、女性では乳がん、大腸がん、肺がんの順に多くなっています。

※がん罹患数予測は、全国がん登録（2019年実測値）の性・年齢階級・部位別罹患率に2022年の性・年齢階級別将来推計人口を乗じて予測しました。

● 2023年のわが国の性別・部位別推定死亡数（予測）

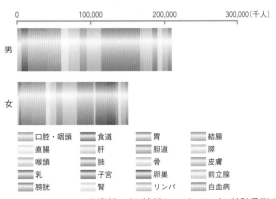

口腔・咽頭 ／ 食道 ／ 胃 ／ 結腸
直腸 ／ 肝 ／ 胆道 ／ 膵
喉頭 ／ 肺 ／ 骨 ／ 皮膚
乳 ／ 子宮 ／ 卵巣 ／ 前立腺
膀胱 ／ 腎 ／ リンパ ／ 白血病

●資料 がん情報サービスのがん統計予測●

2023年には、1年間に約40万人ががんで死亡する

2023年のわが国の男性は約22万人、女性は約16万人ががんで死亡すると推定されています。

部位別にみると、男性では肺がん、大腸（結腸および直腸）がん、胃がんの、女性では大腸がん、肺がん、膵がんの順に多くなると推定されています。

※がん死亡数予測は、人口動態統計がん死亡数（2022年実測値）および性・年齢階級別将来推計人口を用いて、年齢、暦年、およびそれらの相互作用を説明変数とした予測モデルにより行いました。

がんの地域性

●都道府県別にみた、がんによる死亡の状況

●がんの都道府県別75歳未満年齢調整死亡率の年次比較

　がんについて、平成27年と令和4年の75歳未満の年齢調整死亡率を比較すると、全国では男性で99.0から81.1へ、女性で58.8から54.9と低下しています。

　都道府県別にみると、男性は全都道府県で低下し、女性は福島、栃木、新潟、鳥取、岡山、愛媛、熊本、宮崎を除いた都道府県で低下しています。

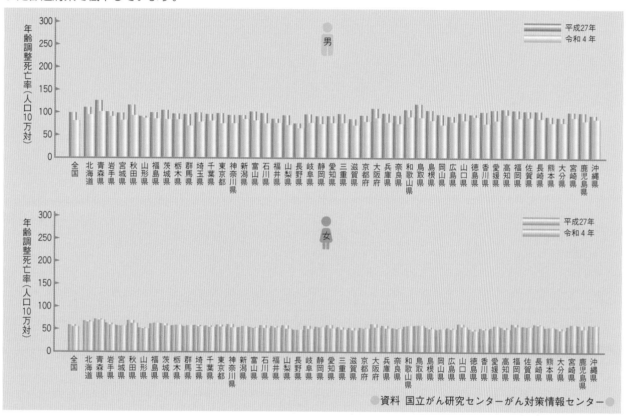

●資料 国立がん研究センターがん対策情報センター●

●都道府県別75歳未満がん年齢調整死亡率（令和3年）

　がん死亡やがん罹患の地域差はそこの住民の生活習慣など、さまざまな環境要因の違いを反映すると考えられます。従来、全部位のがん死亡は胃がんの頻度を反映していましたが、胃がん死亡の低下とともに、肺がん、結腸がん、肝臓がんなどの増加があり、多様な分布を示すようになりました。

　75歳以上の高齢者を除いた年齢調整死亡率は、全年齢と同様、減少傾向にあります。

　全がんでは男性は北海道、青森、秋田、大阪、島根、高知、長崎、沖縄が高く、女性では北海道、青森、福島、宮崎、沖縄ががん死の高い地域になりました。

ミニ知識✎　　がん登録

　何人の人がどのようながんに罹り（罹患率）、どのような経過をたどっているのかを、常時把握することが、がんに対する対策を検討したり、対策の効果を評価するために必要である。

　平成28年1月に「がん登録等の推進に関する法律」が施行され、全国の病院にはがん患者の情報提供が義務付けられて、その情報を国が一元管理することになった。がんを診断した病院は、医療機関名、患者の氏名、性別や生年月日、住所、がんの種類や進行度、発見経緯、診断日、治療内容などを都道府県に報告して、国立がん研究センターが全国がん登録データベースに蓄積する。その蓄積された膨大なデータを分析し、研究等に活用することで、がんの予防の推進やがん医療の質の向上などが期待される。

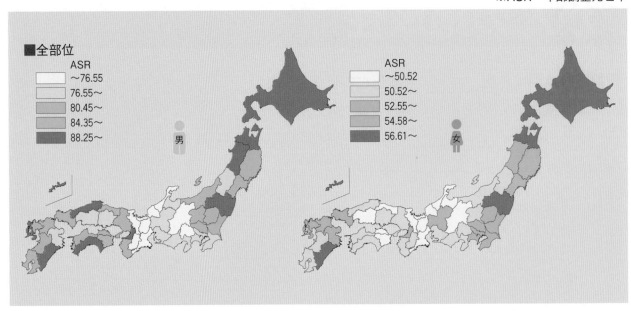

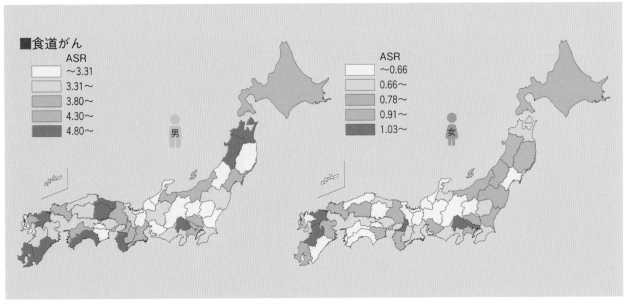

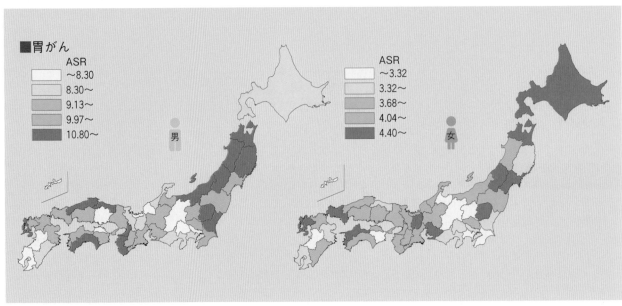

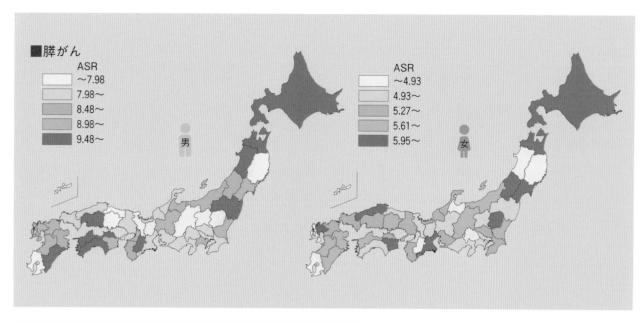

■膵がん

ASR 男
| ~7.98 |
| 7.98~ |
| 8.48~ |
| 8.98~ |
| 9.48~ |

ASR 女
| ~4.93 |
| 4.93~ |
| 5.27~ |
| 5.61~ |
| 5.95~ |

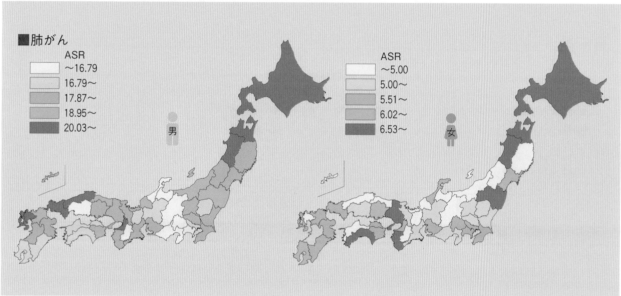

■肺がん

ASR 男
| ~16.79 |
| 16.79~ |
| 17.87~ |
| 18.95~ |
| 20.03~ |

ASR 女
| ~5.00 |
| 5.00~ |
| 5.51~ |
| 6.02~ |
| 6.53~ |

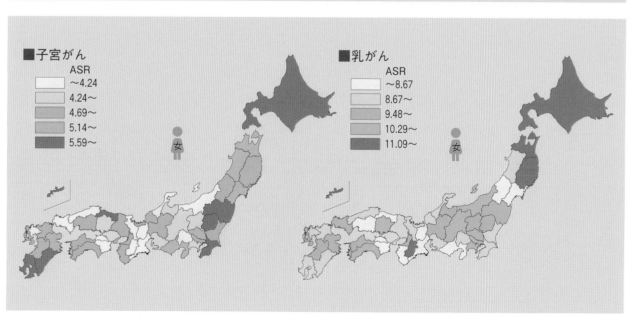

■子宮がん

ASR 女
| ~4.24 |
| 4.24~ |
| 4.69~ |
| 5.14~ |
| 5.59~ |

■乳がん

ASR 女
| ~8.67 |
| 8.67~ |
| 9.48~ |
| 10.29~ |
| 11.09~ |

がんの地域性

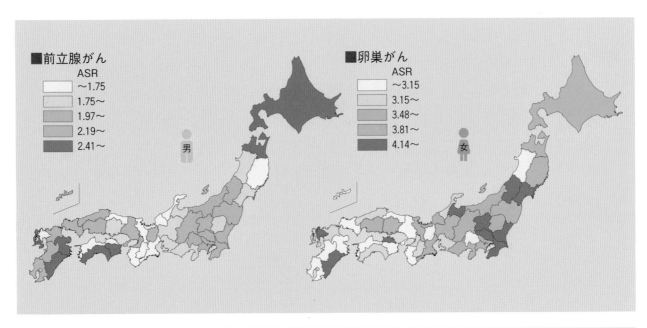

■前立腺がん
ASR
~1.75
1.75~
1.97~
2.19~
2.41~
男

■卵巣がん
ASR
~3.15
3.15~
3.48~
3.81~
4.14~
女

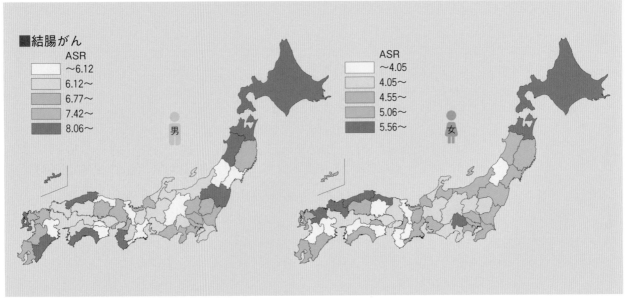

■結腸がん
ASR
~6.12
6.12~
6.77~
7.42~
8.06~
男

ASR
~4.05
4.05~
4.55~
5.06~
5.56~
女

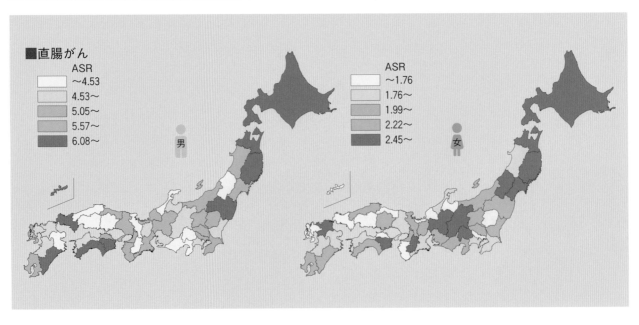

■直腸がん
ASR
~4.53
4.53~
5.05~
5.57~
6.08~
男

ASR
~1.76
1.76~
1.99~
2.22~
2.45~
女

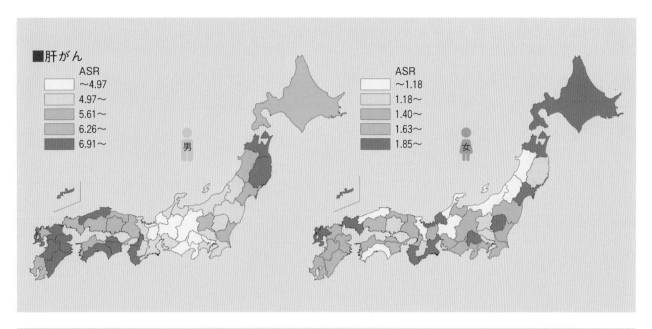

■肝がん

男 ASR
	～4.97
	4.97～
	5.61～
	6.26～
	6.91～

女 ASR
	～1.18
	1.18～
	1.40～
	1.63～
	1.85～

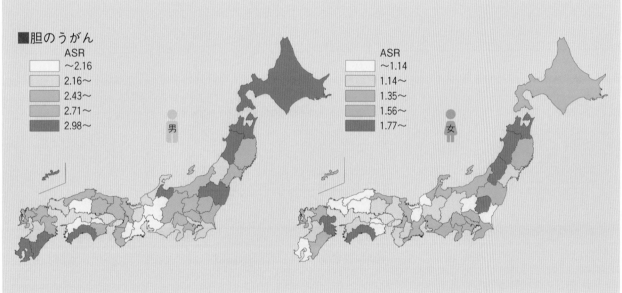

■胆のうがん

男 ASR
	～2.16
	2.16～
	2.43～
	2.71～
	2.98～

女 ASR
	～1.14
	1.14～
	1.35～
	1.56～
	1.77～

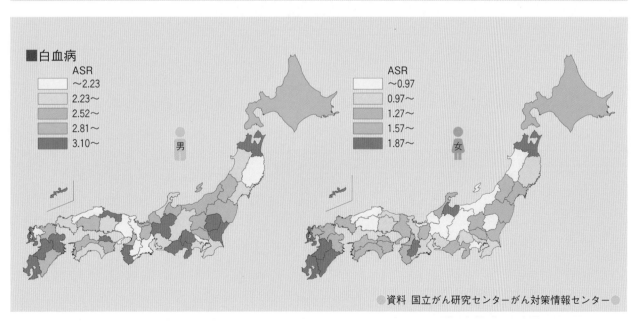

■白血病

男 ASR
	～2.23
	2.23～
	2.52～
	2.81～
	3.10～

女 ASR
	～0.97
	0.97～
	1.27～
	1.57～
	1.87～

資料 国立がん研究センターがん対策情報センター

がんの地域性

部位別がん

肺がん

●肺がんの現状

　わが国では、平成5年の男性の死亡が初めて胃がんを抜いて第1位に、平成10年には全体でも第1位になりました。罹患については、大腸がんに次いで第2位で、胃がんを抜きました。

　肺がんの最も重要な危険因子は喫煙です。喫煙量が多いほど、また喫煙開始年齢が若いほど肺がんの発生の危険は増大するといわれています。

●全国年齢階級別推定罹患率（令和元年）

男　罹患数：84,325人

女　罹患数：42,221人

●資料 国立がん研究センターがん対策情報センター（地域がん登録全国推計値）

●がん診療連携拠点病院等における5年相対生存率（男女計）

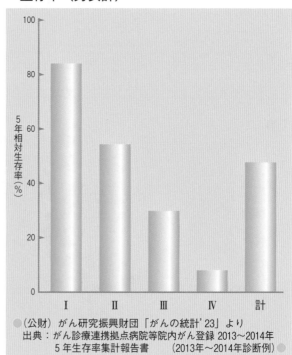

●（公財）がん研究振興財団「がんの統計'23」より
　出典：がん診療連携拠点病院等院内がん登録 2013〜2014年
　5年生存率集計報告書　　（2013年〜2014年診断例）

●年齢階級別総患者数

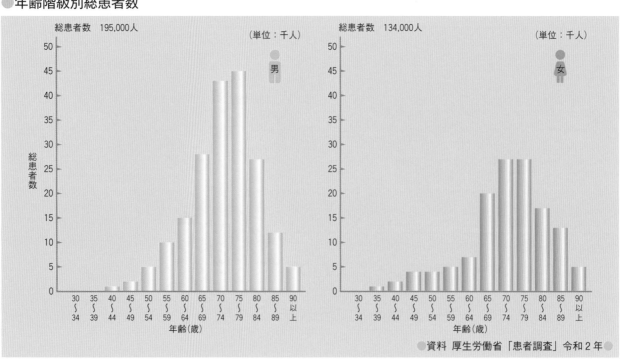

総患者数　195,000人　　（単位：千人）　男

総患者数　134,000人　　（単位：千人）　女

●資料 厚生労働省「患者調査」令和2年●

●年齢階級別死亡率

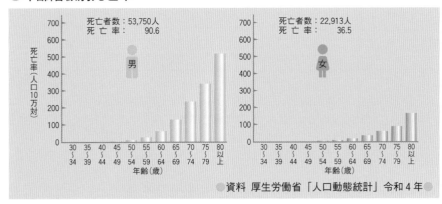

死亡者数：53,750人
死亡率：90.6

死亡者数：22,913人
死亡率：36.5

●資料 厚生労働省「人口動態統計」令和4年

●死亡者数・死亡率の年次推移

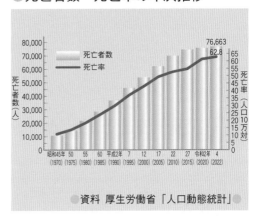

●資料 厚生労働省「人口動態統計」

■非喫煙者と比べた喫煙者の肺がん死亡率

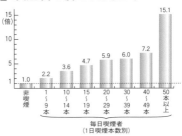

毎日喫煙者
（1日喫煙本数別）

●資料 計画調査（1966～1982）平山 雄
（1987）改訂版 タバコと健康 富永 祐民著より

▌肺がんの死亡動向

全年齢層で死亡率の増加傾向が認められます。特に70歳以上の高齢者層において、その傾向が顕著であることと、人口の高齢化が進んでいることにより、死亡者数、死亡率はこの40年間で急激に増加しています。

★肺がんのできる部位

肺がんは、がん細胞の組織型の違いにより、扁平上皮がん、腺がん、大細胞がん、小細胞がんに分類されます。扁平上皮がんと小細胞がんは肺門部に多く、腺がんと大細胞がんは末梢部に多くみられます。日本人に多いのは腺がんと扁平上皮がんです。

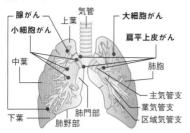

ミニ知識 ✎　石綿（アスベスト）と肺がん

　肺がんの様々な原因のひとつに、石綿（アスベスト）がある。原発性肺がんの場合、石綿にさらされてから発症までの期間が15～40年くらいかかるという特徴がある。石綿は現在では使用を禁止されているが、かつて石綿にさらされる危険のある作業をしていた人は、原発性肺がんや中皮腫等の健康障害のおそれがあるとして、最寄りの医療機関等に相談することが勧められている。

　石綿にさらされる危険のある作業とは、以下の通り。①石綿鉱山又はその附属施設において行う石綿を含有する鉱石又は岩石の採掘、搬出又は粉砕その他石綿精製に関連する作業、②倉庫内等における石綿原料等の袋詰め又は運搬作業、③石綿製品の製造工程における作業、④石綿の吹付け作業、⑤耐熱性の石綿製品を用いて行う断熱若しくは保温のための被覆又はその補修作業、⑥石綿製品の切断等の加工作業、⑦石綿製品が被覆材又は建材として用いられている建物、その附属施設等の補修又は解体作業、⑧石綿製品が用いられている船舶又は車両の補修又は解体作業、⑨石綿を不純物として含有する鉱物（タルク（滑石）等）等の取扱い作業、⑩上記のほか、これらの作業と同程度以上に石綿粉じんのばく露を受ける作業、⑪①～⑩の作業の周辺等において、間接的なばく露を受ける作業。

　労働者や労災保険の特別加入者が、石綿ばく露作業が原因で、原発性肺がん等の疾病にかかったと認められる場合には、労災保険が支給される。

　また、平成18年3月に施行された石綿による健康被害の救済に関する法律により、

ア．労働者等以外の人が、石綿にばく露したことにより中皮腫又は原発性肺がんにかかった場合には、医療費や特別遺族弔慰金等の救済給付

イ．時効により、労災保険の遺族補償給付を受ける権利を失った労働者等の遺族に対しては、特別遺族給付金が、それぞれ請求に基づき支給される。

　相談先は、労災保険や特別給付金については労働基準監督署、救済給付については独立行政法人環境再生保全機構、地方環境事務所、保健所となっている。

▶ 胃がん

● 胃がんの現状

　日本人のがんの特徴は、胃がんが多いことです。平成5年に初めて男性の死亡数が、平成10年には全体の死亡数が肺がんに、平成26年に大腸がんに抜かれて3位になりましたが、罹患（がんの発生）の面では、依然として日本人の多くがかかるがんであるといえます。食事や生活習慣の変化により、若年者層では減少していますが、人口の高齢化により、全体としての罹患数、死亡者数は微減にとどまっています。

　疫学研究によると、胃がんの危険因子としては喫煙、高濃度食塩の過剰摂取、防御因子としては野菜や果物の摂取があげられています。

● 全国年齢階級別推定罹患率（令和元年）

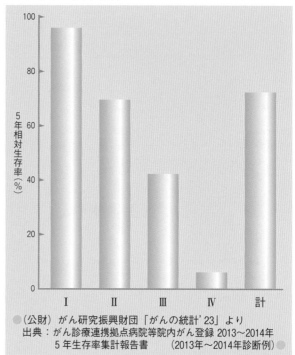

男　罹患数：85,325人

女　罹患数：38,994人

推定罹患率（人口10万対）

年齢（歳）

● 資料 国立がん研究センターがん対策情報センター（地域がん登録全国推計値）

● がん診療連携拠点病院等における5年相対生存率（男女計）

5年相対生存率（%）

I　II　III　IV　計

● （公財）がん研究振興財団「がんの統計'23」より
　　出典：がん診療連携拠点病院等院内がん登録 2013〜2014年
　　　　　5年生存率集計報告書　　（2013年〜2014年診断例）

● 年齢階級別総患者数

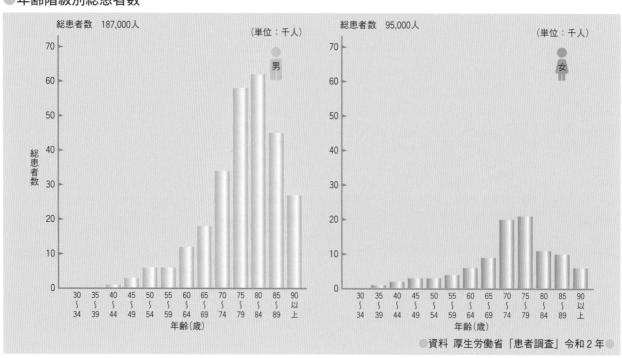

総患者数　187,000人　　　　（単位：千人）　男

総患者数　95,000人　　　　（単位：千人）　女

総患者数

年齢（歳）

● 資料 厚生労働省「患者調査」令和2年

●年齢階級別死亡率

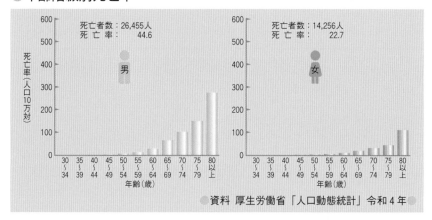

資料 厚生労働省「人口動態統計」令和4年

■ 胃がんの死亡動向

　大部分の年齢層で、死亡率の減少傾向が認められますが、人口の高齢化の影響を受けて、全体の死亡者数も近年は減少傾向にあります。

●死亡者数・死亡率の年次推移

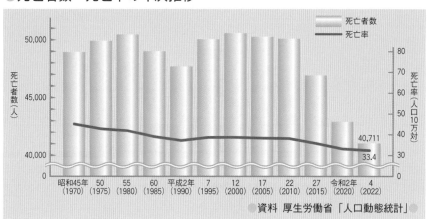

資料 厚生労働省「人口動態統計」

★胃がんのできる部位

　最も胃がんのできやすいのは幽門部の周辺（幽門前庭部）で、十二指腸へとつながる胃の出口の部位です。
　逆に入口である穹窿部にがんのできるケースは少ないです。

ミニ知識 ✎　**胃がんとヘリコバクター・ピロリ**

　日本は胃がんが多く発生する国の一つだが、近年その要因の一つとして「ヘリコバクター・ピロリ」という細菌が注目されている。1983年に慢性胃潰瘍の患者の胃粘膜から発見された菌で、胃粘膜の表層に生息して急性胃炎や胃・十二指腸潰瘍の原因となり、発展途上国や日本に多い。この菌に感染している人には、疫学的に見て胃がん患者が多いのである。
　ピロリ菌は抗生物質や抗胃潰瘍薬によって除去できるが、胃がん予防を目的とした除菌は現時点では早計だろう。40歳以上の日本人成人の8割程度が既に感染し、その中で胃がんを発生する人はごく一部だ。また、胃がん罹患率のこれまでの減少は、感染に対する治療でもたらされたものではない。除菌の有効性について介入研究が行われており、その結果が待たれるところである。

大腸がん

●大腸がんの現状

　大腸がんは、その発生する部位によって直腸がんと結腸がんに分かれます。欧米に多いがんであるといわれていましたが、近年、わが国においても増加の一途をたどっています。令和4年では、大腸がんは全がん死の13.8％（結腸がん9.7％、直腸がん4.1％）を占め、第2位となっています。

　大腸がんの増加の原因としては、日本人の食生活の欧米化、つまり動物性脂肪の摂取量の増加と食物繊維の減少があげられています。

●全国年齢階級別推定罹患率（令和元年）

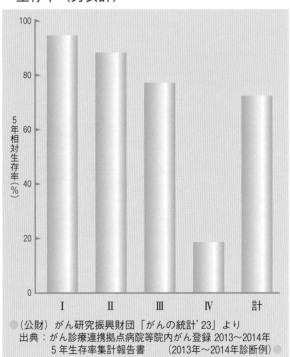

男

結腸
直腸

結腸罹患数
：54,875人
直腸罹患数
：32,997人

女

結腸
直腸

結腸罹患数
：48,463人
直腸罹患数
：19,290人

推定罹患率（人口10万対）

年齢（歳）

●資料 国立がん研究センターがん対策情報センター（地域がん登録全国推計値）

●がん診療連携拠点病院等における5年相対生存率（男女計）

5年相対生存率（％）

Ⅰ　Ⅱ　Ⅲ　Ⅳ　計

●（公財）がん研究振興財団「がんの統計'23」より
　出典：がん診療連携拠点病院等院内がん登録 2013〜2014年
　　　　5年生存率集計報告書　　　（2013年〜2014年診断例）

●年齢階級別総患者数

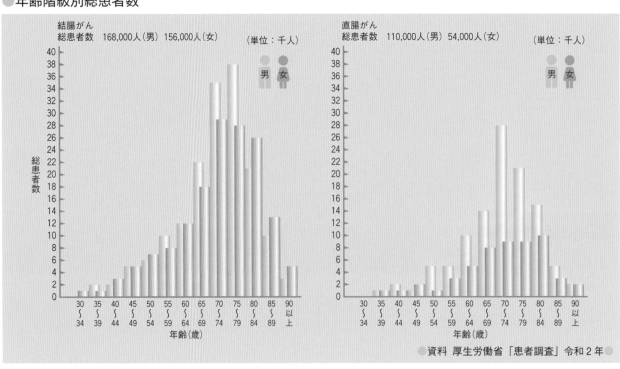

結腸がん
総患者数　168,000人（男）156,000人（女）　　（単位：千人）

男　女

総患者数

年齢（歳）

直腸がん
総患者数　110,000人（男）54,000人（女）　　（単位：千人）

男　女

年齢（歳）

●資料 厚生労働省「患者調査」令和2年●

●年齢階級別死亡率（大腸がん）

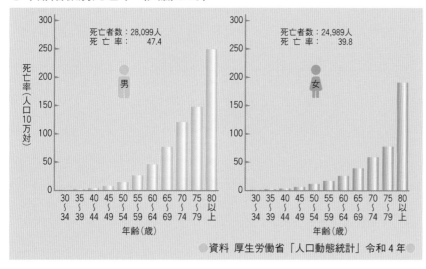

死亡者数：28,099人
死亡率： 47.4

男

死亡者数：24,989人
死亡率： 39.8

女

資料 厚生労働省「人口動態統計」令和４年

大腸がんの死亡者数・死亡率（人口10万対）

●令和４年（2022年）
大腸がん（肛門を含まない）
　総数：53,088人（43.5）
　男性：28,099人（47.4）
　女性：24,989人（39.8）
結腸がん
　男性：18,215人（30.7）
　女性：19,021人（30.3）
直腸がん
　男性： 9,884人（16.7）
　女性： 5,968人（ 9.5）

●死亡者数・死亡率の年次推移

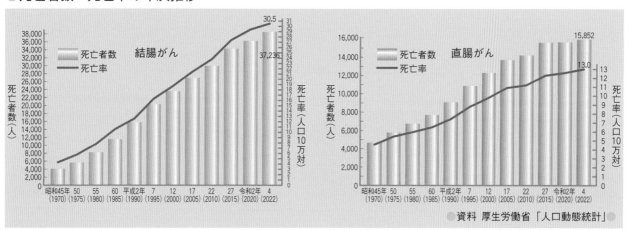

結腸がん
死亡者数
死亡率
30.5
37,236

直腸がん
死亡者数
死亡率
15,852
13.0

資料 厚生労働省「人口動態統計」

横行結腸
（7.0%）

上行結腸
（10.4%）

回腸

盲腸
（5.9%）

虫垂

下行結腸
（4.5%）

S状結腸
（34.3%）

直腸（37.9%）

（国立がんセンター　1990～95年　1,409例の症例）

★大腸がんのできる部位

　大腸がんが最もできやすいのは直腸で、次がＳ状結腸です。この２つを合わせると、約７割にのぼります。
　日本人では、かつては直腸がんの方が多かったのですが、近ごろでは結腸がんの方が多くなっています。

ミニ知識　　多重がん

　異なった部位に、転移によってではなく、複数発生したがんを多重がんという。同時に発見されることも、治療中、あるいは一つのがんが治癒した後に発見されることもある。
　がんは昔より治るようになったが、一度がんが治った人に第二、第三のがんができる可能性は、一般の人より高いといわれている。一つのがんが治ったら、たばこや食事などの危険因子を減らしたり、検診を定期的に受けるなどの心がけが必要である。
　多重がんは、比較的治りやすい消化器系のがんや乳がんに多く、乳がんや肺がんでは反対側にも発生する傾向がある。また消化器系のがんでは、からだの上の方から下の方へと流れるように発生することが多いという報告もある。

部位別がん

47

肝がん

●肝がんの現状

肝がんは、日本人をはじめ東洋人に多いといわれています。

わが国における肝がんによる死亡は、令和4年では全がん死の6.1%を占め、第5位となっています。

肝炎ウイルス、特にC型肝炎ウイルスに感染し、慢性肝炎に移行すると20年以上の長い年月を経て、肝硬変そして肝がんを発症することが多いといわれています。またB型の慢性肝炎ではもっと早くに肝がんを発症するのが特徴です。肝がんの原因の約8割がこれらの肝炎ウイルス（B型、C型）です。

●全国年齢階級別推定罹患率（令和元年）

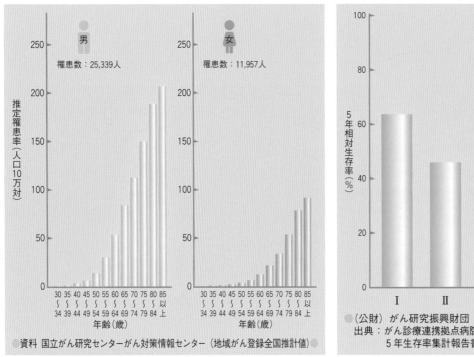

●資料 国立がん研究センターがん対策情報センター（地域がん登録全国推計値）

●がん診療連携拠点病院等における5年相対生存率（男女計）

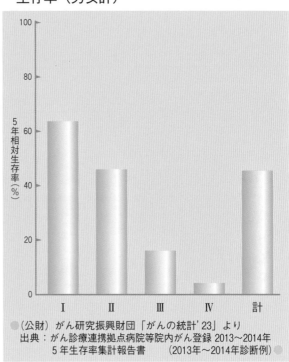

● (公財) がん研究振興財団「がんの統計'23」より
出典：がん診療連携拠点病院等院内がん登録 2013〜2014年
5年生存率集計報告書　　（2013年〜2014年診断例）

●年齢階級別総患者数

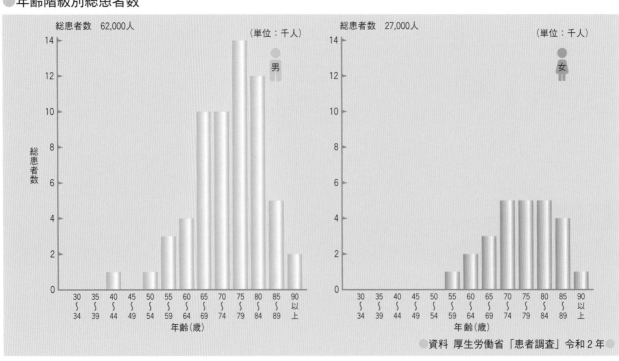

●資料 厚生労働省「患者調査」令和2年●

●年齢階級別死亡率

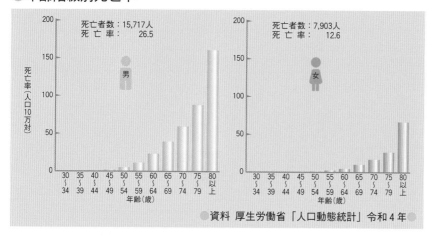

死亡者数：15,717人
死亡率： 26.5

男

死亡者数：7,903人
死亡率： 12.6

女

死亡率（人口10万対）

年齢（歳）

● 資料 厚生労働省「人口動態統計」令和４年

▌肝がんの死亡動向

　男性、女性ともに70代後半で急増しますが、特に男性はその傾向が強く、男性の死亡者数は女性の２倍以上にのぼります。

●死亡者数・死亡率の年次推移

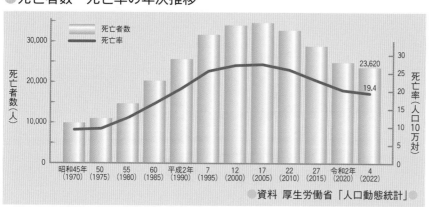

　死亡者数
　死亡率

死亡者数（人）

死亡率（人口10万対）

昭和45年(1970)　50(1975)　55(1980)　60(1985)　平成2年(1990)　7(1995)　12(2000)　17(2005)　22(2010)　27(2015)　令和2年(2020)　4(2022)

23,620

19.4

● 資料 厚生労働省「人口動態統計」

★肝臓の位置と働き

　肝臓は右上腹部の肋骨の内側にあり、横隔膜のすぐ下に膜状の組織で固定されています。

　人間の臓器でいちばん大きく、消化を助ける胆汁をつくったり、栄養分の貯蔵、有害物質の解毒をする化学工場的な働きをしています。再生能力が高いという特徴があり、健康な肝臓なら半分を切除しても数ヵ月後には元の大きさにもどります。

ミニ知識 　**ウイルスとがん**

　ヒトのがんの約15％はウイルス感染によるものと推定され、ヒトパピローマウイルスや肝炎ウイルスなど６種類がヒトの発がんウイルスとして同定されている。

　肝がんについて見ると、国立がん研究センター中央病院で、B型、C型肝炎ウイルスの検査が可能となった1990年以降の統計では、肝がんの手術を受けた患者の85％はB型またはC型の肝炎ウイルスに感染していた。医学用語では肝炎ウイルス感染者を「肝がんの高危険群」と言う。高危険群の人に肝がんを発生させないために、インターフェロンや抗ウイルス剤を用いた治療法が行われており、一定の成果が得られるようになった。しかし、高危険群の人がお酒をたくさん飲むと肝がんになりやすいことが統計的に示されており、注意が必要である。

膵がん

●膵がんの現状

　膵がんは、高齢化に伴って近年増加しつつあるがんです。腹痛や、黄疸などの症状をきっかけとして見つかることが多くあります。糖尿病の症状がきっかけで検査をすると、見つかることもあります。周囲に浸潤していることが多く、十分な手術治療がむずかしいため、治りにくいがんの一つです。

●全国年齢階級別推定罹患率（令和元年）

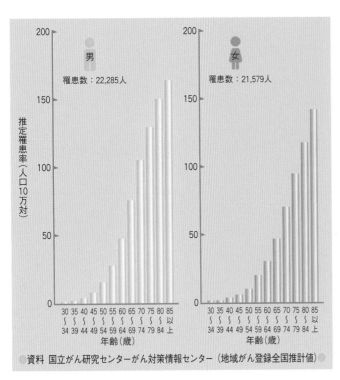

資料 国立がん研究センターがん対策情報センター（地域がん登録全国推計値）

●がん診療連携拠点病院等における5年相対生存率（男女計）

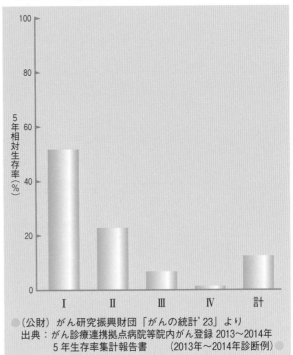

（公財）がん研究振興財団「がんの統計'23」より
出典：がん診療連携拠点病院等院内がん登録 2013～2014年
　　　5年生存率集計報告書　　　（2013年～2014年診断例）

●年齢階級別総患者数

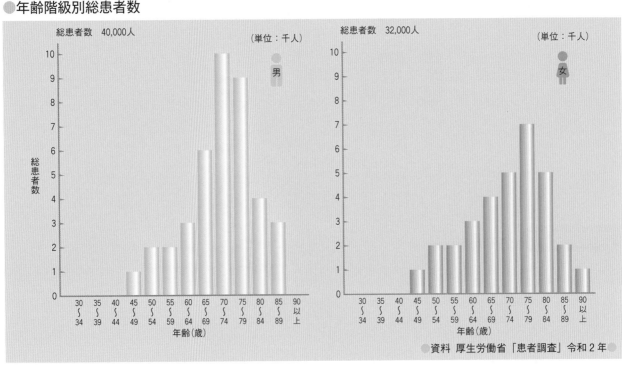

資料 厚生労働省「患者調査」令和2年

●年齢階級別死亡率

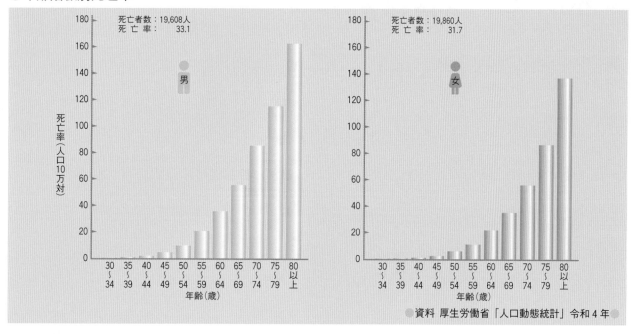

死亡者数：19,608人
死亡率：　　33.1

男

死亡者数：19,860人
死亡率：　　31.7

女

死亡率（人口10万対）

年齢（歳）

●資料 厚生労働省「人口動態統計」令和4年●

●死亡者数・死亡率の年次推移

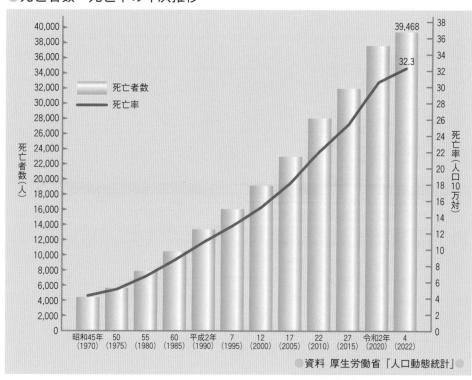

　　　死亡者数
　　　死亡率

39,468

32.3

死亡者数（人）

死亡率（人口10万対）

昭和45年
(1970)　50
(1975)　55
(1980)　60
(1985)　平成2年
(1990)　7
(1995)　12
(2000)　17
(2005)　22
(2010)　27
(2015)　令和2年
(2020)　4
(2022)

●資料 厚生労働省「人口動態統計」●

部位別がん

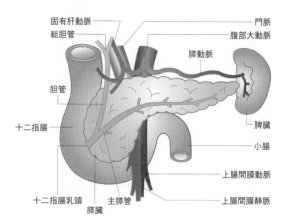

固有肝動脈
総胆管
門脈
腹部大動脈
膵動脈
胆管
脾臓
十二指腸
小腸
十二指腸乳頭
主膵管
膵臓
上腸間膜動脈
上腸間膜静脈

★膵臓の位置と働き

　胃の裏側（背側）と脊柱に挟まれ、十二指腸に接しています。

　たんぱく質や脂質、炭水化物を消化する強力な消化酵素をつくり、十二指腸に送り出す働きがあります。また、インスリン（血糖値を下げる）やグルカゴン（肝臓のグリコーゲンの分解を促進する）というホルモン物質を血液中に分泌する働きもしています。

胆のう・胆管がん

●胆のう・胆管がんの現状

　胆のうがんを含む胆道がんも、近年増加しつつあるがんです。
　以前は黄疸などの症状をきっかけに見つかることが多かったのですが、最近では、超音波検査などの画像診断により、無症状のうちに発見されることが増えました。
　しかし、胆道がんも発見時にすでに周囲に浸潤していることが多く、十分な手術治療がむずかしいため、治りにくいがんの一つです。

●全国年齢階級別推定罹患率（令和元年）

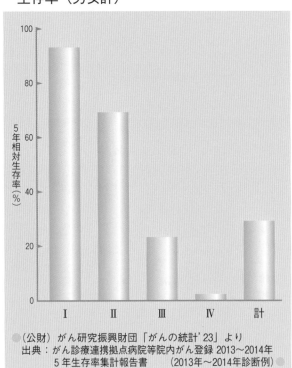

男　罹患数：11,964人
女　罹患数：10,195人

資料 国立がん研究センターがん対策情報センター（地域がん登録全国推計値）

●がん診療連携拠点病院等における5年相対生存率（男女計）

●（公財）がん研究振興財団「がんの統計'23」より
　出典：がん診療連携拠点病院等院内がん登録 2013〜2014年
　　　　5年生存率集計報告書　　（2013年〜2014年診断例）

●年齢階級別総患者数

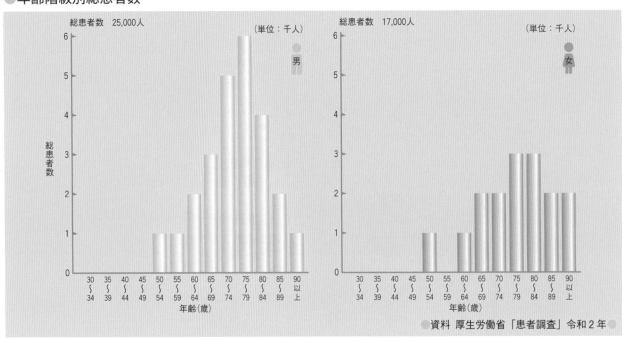

総患者数　25,000人　　（単位：千人）　男
総患者数　17,000人　　（単位：千人）　女

●資料 厚生労働省「患者調査」令和2年●

●年齢階級別死亡率

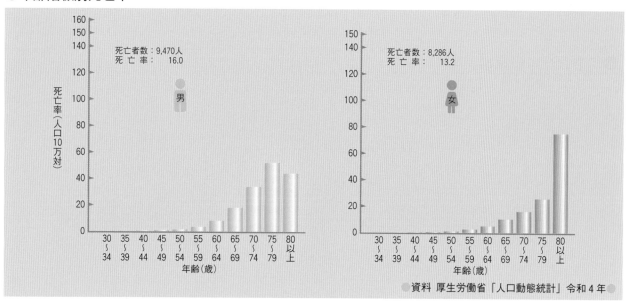

死亡者数：9,470人
死 亡 率：　16.0
男

死亡者数：8,286人
死 亡 率：　13.2
女

死亡率（人口10万対）

年齢（歳）

資料 厚生労働省「人口動態統計」令和4年

●死亡者数・死亡率の年次推移

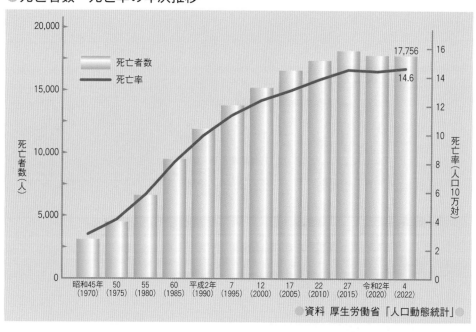

死亡者数
死亡率

17,756
14.6

死亡者数（人）
死亡率（人口10万対）

昭和45年(1970) 50(1975) 55(1980) 60(1985) 平成2年(1990) 7(1995) 12(2000) 17(2005) 22(2010) 27(2015) 令和2年(2020) 4(2022)

●資料 厚生労働省「人口動態統計」

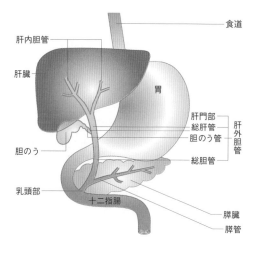

食道
肝内胆管
肝臓
胃
肝門部
総肝管
胆のう管
肝外胆管
胆のう
総胆管
乳頭部
十二指腸
膵臓
膵管

★胆道の位置と働き

　胆道は胆汁を十二指腸へ運ぶ道筋です。大きく胆管・胆のうからなり、胆管はさらに肝内胆管・肝外胆管にわかれます。肝臓の中の細い胆管から始まる胆管は総肝管として集まり、胆のうからの胆のう管と合流して総胆管となり、さらに膵臓からの膵管と合流し、十二指腸の乳頭部に開口します。

　胆管が集めてきた胆汁は胆のうで約半分が蓄えられ、水分や塩分を吸収して濃縮され、食物摂取時に胆のうが収縮することにより胆汁を十二指腸に送り出し、脂肪の消化を促進する働きをします。

部位別がん

前立腺がん

●前立腺がんの現状

前立腺がんは、肺がん、大腸がん、乳がんと同様に、近年増加しています。高齢者に多いがんで、欧米では、非常に多いがんの一つです。わが国でも高齢化に伴って増えており、今後の推移が注目されます。

●全国年齢階級別推定罹患率（令和元年）

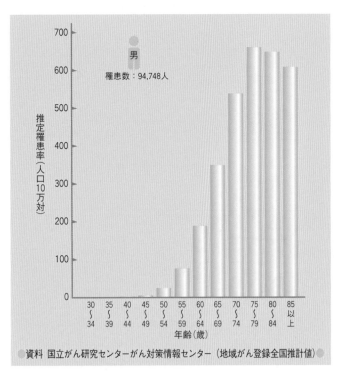

資料 国立がん研究センターがん対策情報センター（地域がん登録全国推計値）

●がん診療連携拠点病院等における 5 年相対生存率（男）

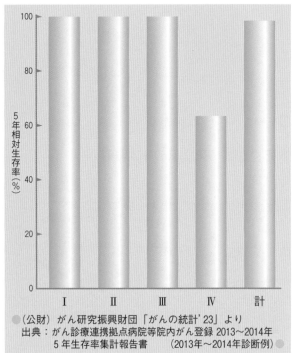

（公財）がん研究振興財団「がんの統計'23」より
出典：がん診療連携拠点病院等院内がん登録 2013～2014年
5年生存率集計報告書　　（2013年～2014年診断例）

●年齢階級別総患者数

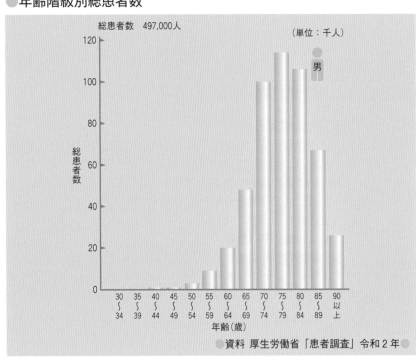

資料 厚生労働省「患者調査」令和2年

●年齢階級別死亡率

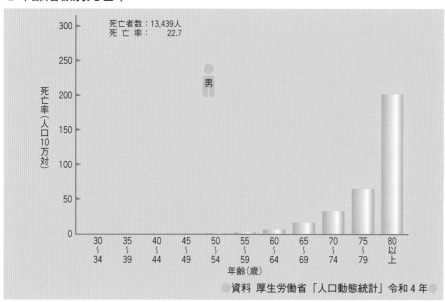

死亡者数：13,439人
死亡率：　22.7

男

死亡率（人口10万対）

年齢（歳）

●資料 厚生労働省「人口動態統計」令和4年●

●死亡者数・死亡率の年次推移

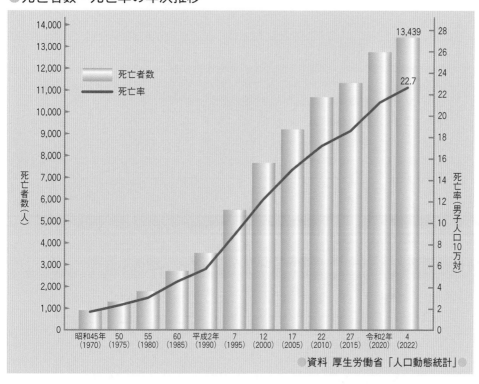

死亡者数

死亡率

13,439

22.7

死亡者数（人）

死亡率（男子人口10万対）

昭和45年(1970)　50(1975)　55(1980)　60(1985)　平成2年(1990)　7(1995)　12(2000)　17(2005)　22(2010)　27(2015)　令和2年(2020)　4(2022)

●資料 厚生労働省「人口動態統計」●

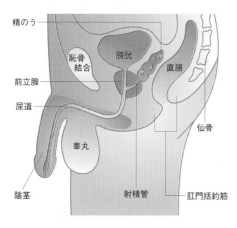

精のう

恥骨結合

膀胱

直腸

前立腺

尿道

仙骨

睾丸

陰茎

射精管

肛門括約筋

★前立腺の位置と働き

　前立腺は男性の膀胱の真下に位置する男性生殖器で、クリのような形をしています。中心より前寄りを尿道が通り、精のうからの射精管がつながっています。

　精子の運動をよくする液体を分泌し、これは精液の一部になります。

部位別がん

▶ 子宮がん

●子宮がんの現状

　子宮がんは子宮頸部にできる子宮頸がんと子宮体部にできる子宮体がんに分類されます。

　子宮頸がんは、20代から罹る女性が増え始めます。主に性的な接触を通じて人から人へ感染するヒトパピローマウイルス（HPV）が発がんに関与しており、ワクチン接種と検診を併せて行うことで、予防や早期発見がしやすいがんでもあります。

　子宮体がんは欧米に多いがんです。閉経後の50代から60代にかかる人が最も多く、死亡数は頸がんより低いとはいえ、近年、日本でも増加傾向にあります。

●全国年齢階級別推定罹患率（令和元年）

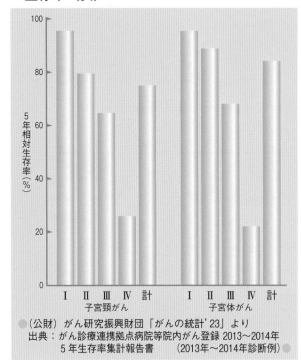

資料 国立がん研究センターがん対策情報センター（地域がん登録全国推計値）

●がん診療連携拠点病院等における 5 年相対生存率（女）

（公財）がん研究振興財団「がんの統計'23」より
出典：がん診療連携拠点病院等院内がん登録 2013〜2014年
　　　5 年生存率集計報告書　　（2013年〜2014年診断例）

●子宮頸がんの年齢階級別総患者数

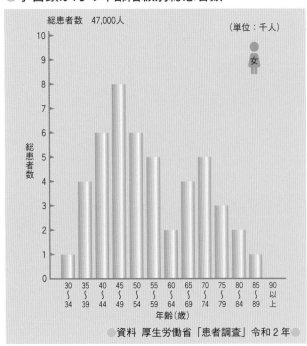

資料 厚生労働省「患者調査」令和 2 年

●子宮体がんの年齢階級別総患者数

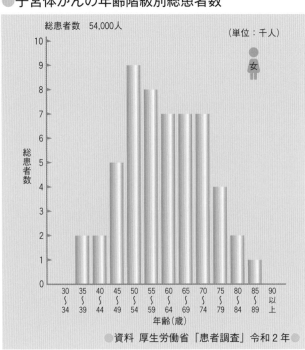

資料 厚生労働省「患者調査」令和 2 年

●子宮がんの年齢階級別死亡率

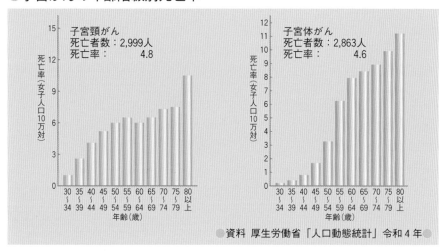

子宮頸がん
死亡者数：2,999人
死亡率：　　4.8

子宮体がん
死亡者数：2,863人
死亡率：　　4.6

死亡率（女子人口10万対）

年齢（歳）

●資料 厚生労働省「人口動態統計」令和4年●

■ 子宮がんの死亡動向

　近年まで子宮体がん・子宮頸がんともに死亡率は増加していましたが、ここ数年は横ばい傾向です。

　年齢階級別の死亡率では、子宮頸がんは50代後半に一度ピークがあり、70代後半にまた急増しますが、子宮体がんは更年期でもある50代から増加します。

●死亡者数・死亡率の年次推移

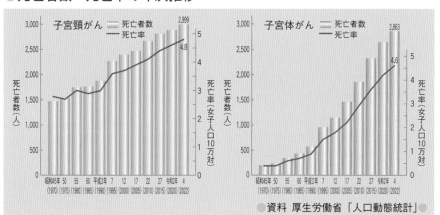

子宮頸がん ▢死亡者数 ─死亡率
2,999
4.8

子宮体がん ▢死亡者数 ─死亡率
2,863
4.6

死亡者数（人）
死亡率（女子人口10万対）

昭和45年 50 55 60 平成2年 7 12 17 22 令和2年 4
(1970)(1975)(1980)(1985)(1990)(1995)(2000)(2005)(2010)(2015)(2020)(2022)

●資料 厚生労働省「人口動態統計」●

★子宮の仕組みと、がんのできる部位

　子宮は卵巣から排卵された卵子が精子を受け入れて受精した卵が着床し、胎児として成長するところです。受精した卵がないときは、定期的に子宮内膜がはがれ、月経が起こります。

　骨盤の中で直腸の腹側、膀胱の上に前方に向けて位置し、腟側の管状の部分が子宮頸、奥の丸みを帯びた部分が子宮体です。子宮頸がんと子宮体がんは、性質が違うため、別のがんとして扱われます。

（図）
子宮体がん
卵管
子宮体部
卵巣
子宮頸部
外子宮口
頸管がん ┐
腟部がん ┘ 子宮頸がん
腟

ミニ知識 　**子宮頸がんと子宮体がんの違い**

　子宮頸がんは子宮の入り口付近にできやすいために検査が容易で、がん検診等での早期発見率が高い。早期に発見されれば、手術やレーザー治療でほぼ100％治る。

　一方、子宮体がんは子宮の内側にある子宮内膜から発生する。検査には頸管拡張と掻爬（そうは：子宮内膜を含め、子宮内腔内の異常組織を掻き出す）などが必要で、子宮頸部がんの細胞診テストでは見つけられない。手術では、子宮と卵巣・卵管をすべて切除するほか、骨盤内や腹部大動脈周囲のリンパ節も転移の可能性があるので切除する場合がある。

ミニ知識 　**HPVワクチンが定期接種に**

　ヒトパピローマウイルス（HPV）感染症の定期接種については差し控えられてきたが、厚生労働省の検討会は接種を勧めることに問題はないとし、令和4年4月から各自治体などで順次接種勧奨が実施されることになった。これにより、接種を希望する人にとって、より接種を受けやすくなることが考えられる。

部位別がん

食道がん

●食道がんの現状

　食道がんは、特に男性に多く、男性のがんの死亡率第7位を占めています。危険因子として飲酒と喫煙が知られています。

　食道がんは、比較的早期のうちに転移する傾向があることなどから、治りにくいがんとされてきましたが、放射線療法や薬物療法、早期に発見された場合に有効な内視鏡治療など、新しい治療法が発展しつつあります。

●全国年齢階級別推定罹患率（令和元年）

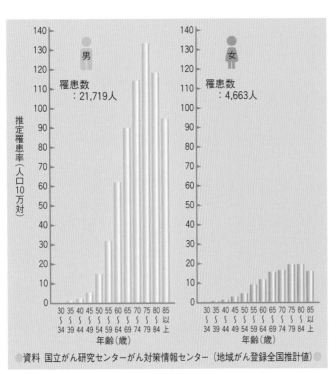

資料 国立がん研究センターがん対策情報センター（地域がん登録全国推計値）

●がん診療連携拠点病院等における5年相対生存率（男女計）

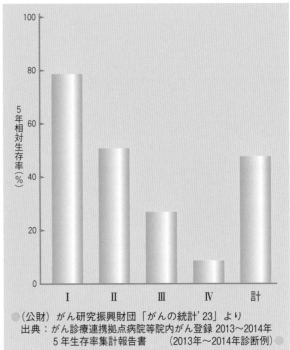

●（公財）がん研究振興財団「がんの統計'23」より
●出典：がん診療連携拠点病院等院内がん登録 2013～2014年
　　　　5年生存率集計報告書　　（2013年～2014年診断例）

●年齢階級別総患者数

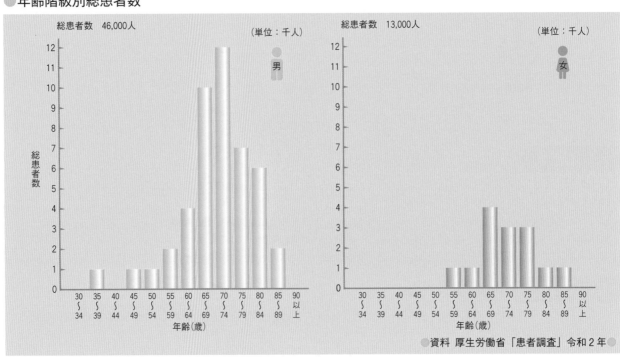

●資料 厚生労働省「患者調査」令和2年●

●年齢階級別死亡率

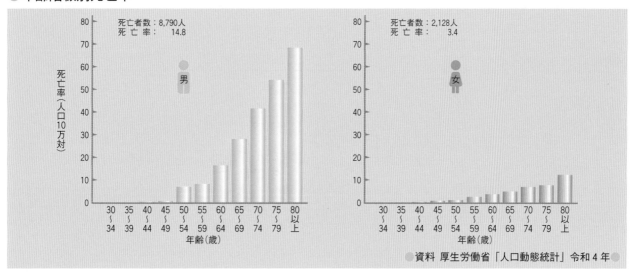

死亡者数：8,790人
死亡率： 14.8
男

死亡者数：2,128人
死亡率： 3.4
女

●資料 厚生労働省「人口動態統計」令和4年●

●死亡者数・死亡率の年次推移

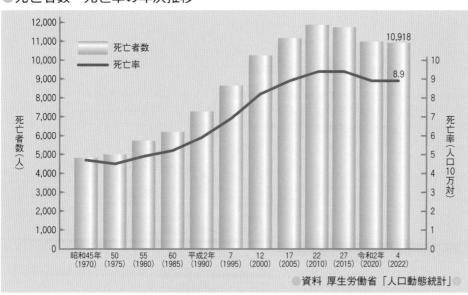

死亡者数
死亡率

10,918

8.9

| | 昭和45年
(1970) | 50
(1975) | 55
(1980) | 60
(1985) | 平成2年
(1990) | 7
(1995) | 12
(2000) | 17
(2005) | 22
(2010) | 27
(2015) | 令和2年
(2020) | 4
(2022) |

●資料 厚生労働省「人口動態統計」●

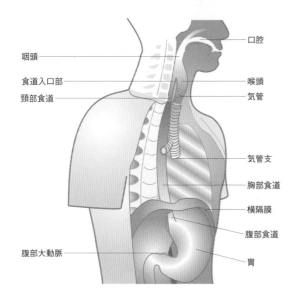

口腔
咽頭
食道入口部
喉頭
頸部食道
気管
気管支
胸部食道
横隔膜
腹部食道
腹部大動脈
胃

▌食道の位置と働き

　食道は咽頭を通った食物が胃に運ばれる運搬路で、食物は、筋肉の蠕動運動によって胃まで押し下げられます。

　気管の背側、脊柱との間を通り、横隔膜を突き抜けて胃につながります。長さは約25cm、太さは約2cmくらいで、食物が通るとき以外はほとんど閉鎖されています。

▶ 乳がん

●乳がんの現状

　女性では、乳がんの罹患率が大腸がんを抜いて第1位となっています。40歳以降の比較的若年層から多くみられることが特徴です。

　外から触ってわかるので、早期に見つかることが多く、そのため比較的治りやすいがんです。

●全国年齢階級別推定罹患率（令和元年）

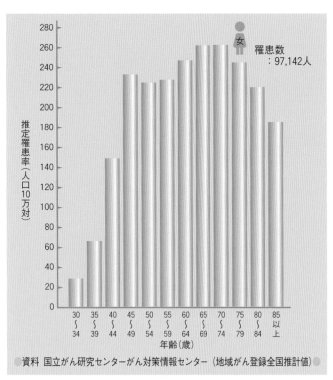

罹患数
：97,142人

資料 国立がん研究センターがん対策情報センター（地域がん登録全国推計値）

●がん診療連携拠点病院等における5年相対生存率（女）

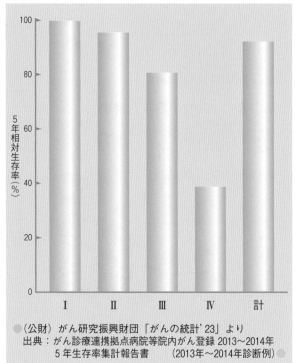

●（公財）がん研究振興財団「がんの統計'23」より
　出典：がん診療連携拠点病院等院内がん登録 2013～2014年
　　　　5年生存率集計報告書　　（2013年～2014年診断例）

●年齢階級別総患者数

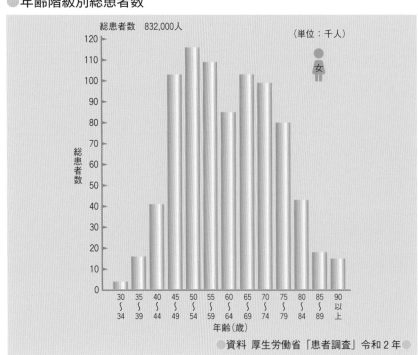

総患者数　832,000人

（単位：千人）

●資料 厚生労働省「患者調査」令和2年●

●年齢階級別死亡率

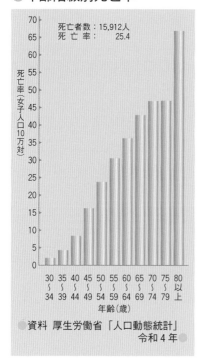

死亡者数：15,912人
死亡率：　　25.4

死亡率（女子人口10万対）

30〜34　35〜39　40〜44　45〜49　50〜54　55〜59　60〜64　65〜69　70〜74　75〜79　80以上
年齢（歳）

●資料 厚生労働省「人口動態統計」令和4年

●死亡者数・死亡率の年次推移

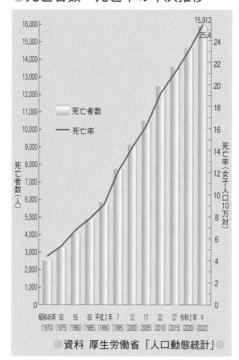

15,912
25.4

死亡者数（人）
死亡率（女子人口10万対）

□ 死亡者数
─ 死亡率

昭和45年(1970)　50(1975)　55(1980)　60(1985)　平成2年(1990)　7(1995)　12(2000)　17(2005)　22(2010)　27(2015)　令和2年(2020)　4(2022)

●資料 厚生労働省「人口動態統計」

▌乳がんの死亡動向

　ほとんどの年齢層において、死亡率は増加傾向にあります。令和4年における全体の死亡者数は昭和45年の約6.4倍です。また、50代後半という比較的若い時期にピークがあることは、乳がんの大きな特徴で、壮年層の死亡の増加が目立っています。

★自己診断の方法（くぼみ、ひきつれ、ふくらみがないか）

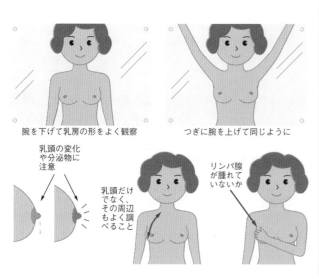

腕を下げて乳房の形をよく観察

つぎに腕を上げて同じように

乳頭の変化や分泌物に注意

乳頭だけでなく、その周辺もよく調べること

リンパ腺が腫れていないか

●横になって調べる方法

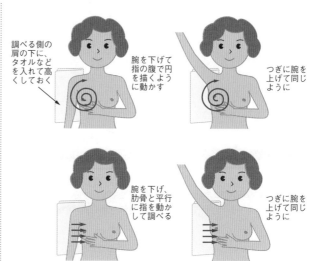

調べる側の肩の下に、タオルなどを入れて高くしておく

腕を下げて指の腹で円を描くように動かす

つぎに腕を上げて同じように

腕を下げ、肋骨と平行に指を動かして調べる

つぎに腕を上げて同じように

ミニ知識　温存療法

　温存療法とは、病巣を大きく切らずに、からだの機能を残す治療法である。

　代表的なものが乳がんにおける乳房温存療法である。以前は乳房から胸筋までそっくり切除するのが普通だったが、今では胸筋を残し乳房だけ切除する方法や、病巣のみをくりぬいたり、なるべく小さく切除する方法が増えている。

　機能を温存するため切除範囲を小さくすると、確認できないほどの小さながんのとりこぼしや、転移の可能性が残るが、放射線療法や化学療法と組み合わせることにより、その後の経過も拡大切除術と変わらなくなっている。ただし、がんが大きかったり、多発している場合には、温存療法の対象にはならない。

　そのほか、大腸がんの手術で人工肛門になってしまうことをできるだけ避け、自分の肛門を使えるようにしたり、胃がんや食道がんでも、全体を切除しなくてすむように工夫したりするのも温存療法である。

卵巣がん

●卵巣がんの現状

　卵巣がんは、初期の段階では症状がないことが多く、進行してから発見されるため、治りにくいがんです。このため一つの治療法での治療がむずかしく、手術療法や放射線療法、化学療法など多くの治療法を組み合わせる集学的療法が行われます。

　わが国では現在のところ、欧米に比べ少ないがんですが、急激に増加する傾向がみられています。

●全国年齢階級別推定罹患率（令和元年）

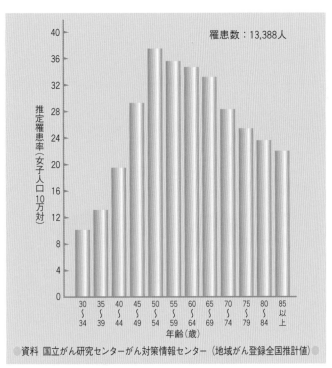

罹患数：13,388人

資料 国立がん研究センターがん対策情報センター（地域がん登録全国推計値）

●がん診療連携拠点病院等における5年相対生存率（女）

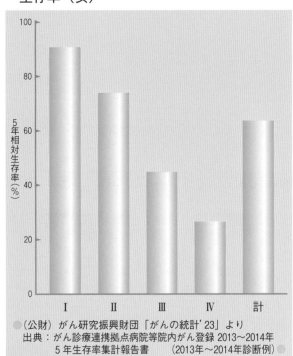

（公財）がん研究振興財団「がんの統計'23」より
出典：がん診療連携拠点病院等院内がん登録 2013〜2014年
5年生存率集計報告書　（2013年〜2014年診断例）

●年齢階級別総患者数

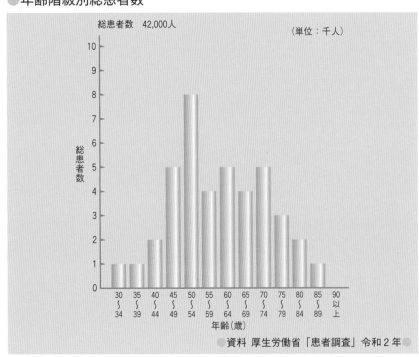

総患者数　42,000人

（単位：千人）

資料 厚生労働省「患者調査」令和2年

●年齢階級別死亡率

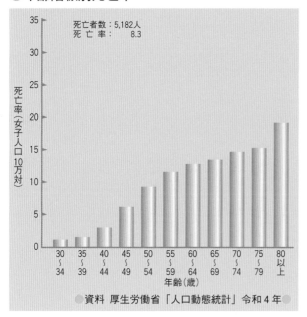

死亡者数：5,182人
死亡率：　8.3

資料 厚生労働省「人口動態統計」令和4年

●死亡者数・死亡率の年次推移

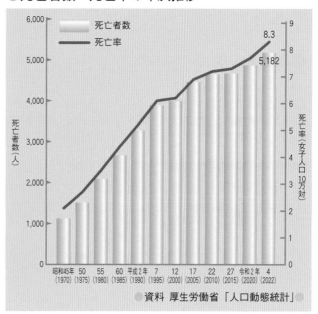

資料 厚生労働省「人口動態統計」

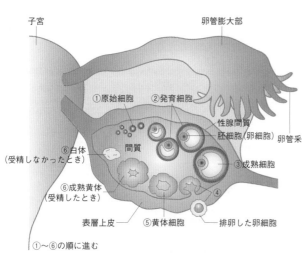

①～⑥の順に進む

★卵巣の位置と働き

　卵巣は子宮の左右に一つずつある楕円形の女性生殖器です。女性生殖細胞である卵子を育てて放出したり、さまざまなホルモンを分泌したりします。

　放出された卵子が卵管を通る間に精子を受精すると、子宮に着床します。

部位別がん

ミニ知識 　**遺伝子の異常による乳がん、卵巣がんの発症**

　以前から、乳がんや卵巣がんの多発する家系のあることが知られていた。

　ある種の遺伝子に異常がある人が、乳がん（BRCA1、BRCA2）や卵巣がん（主にBRCA1）になりやすいことが知られている。こういった遺伝子異常を持つ人たちに、若いうちから検査や予防切除を受けるように勧める報告もある。わが国には、乳がんに罹った人で、これらの遺伝子異常を持つ人は10％程度との報告がある。

白血病

●白血病の現状

　白血病は、血液中の白血球をつくる造血幹細胞の異常により、成熟した正常な白血球をつくれなくなってしまうがんです。高齢者に多いほか、小児にもあらわれます。

　小児の白血病は比較的治りやすく、それ以外の場合でも、不治の病ではなくなってきました。治療には、化学療法や骨髄移植等の方法があります。

●全国年齢階級別推定罹患率（令和元年）

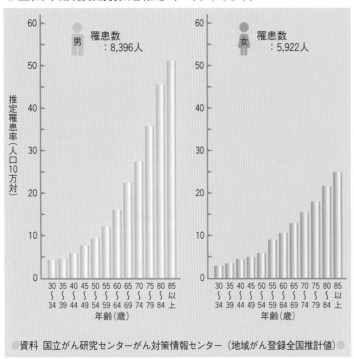

資料 国立がん研究センターがん対策情報センター（地域がん登録全国推計値）

●初回入院患者の入院暦年別5年生存率の推移

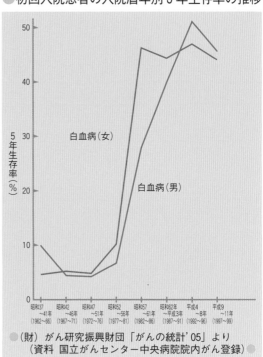

●（財）がん研究振興財団「がんの統計'05」より
（資料 国立がんセンター中央病院院内がん登録）

●年齢階級別総患者数

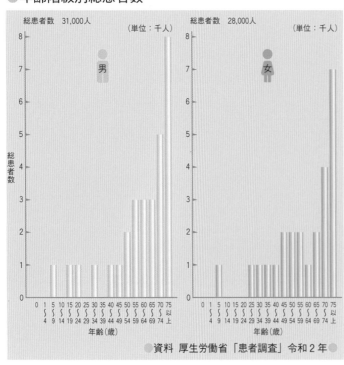

●資料 厚生労働省「患者調査」令和2年●

ミニ知識　骨髄移植

　骨髄移植とは、白血病など血液の難病により、正常な血液をつくれなくなった患者に有効な治療法である。患者の病気におかされた骨髄液をドナー（骨髄提供者）の健康な骨髄液に置き換えて、正常な造血機能を回復させる。

　しかし、骨髄移植を受けるチャンスは非常に限られている。移植を行うためには、患者とドナーとのHLA型（白血球の型）の適合が必須条件だが、その適合の確率は、兄弟姉妹間で4分の1、血縁者以外では数百〜数万分の1と極めて低いからである。

　骨髄バンクは、骨髄移植を必要とする人たちに健康な骨髄液を提供するためのドナー登録制度である。多くの方の協力により、平成28年8月末現在で、骨髄バンクへのドナー登録者は46万人を超えた。しかし、依然としてドナーを待ち続けている患者も数多くいる。1人でも多くの患者が骨髄移植を受けられるよう、骨髄バンクでは多くの人からのドナー登録を募っている。

　骨髄移植ドナー登録についてのお問い合わせ・資料請求は、骨髄移植推進財団まで。

（フリーダイヤル　0120-445-445）

●年齢階級別死亡率

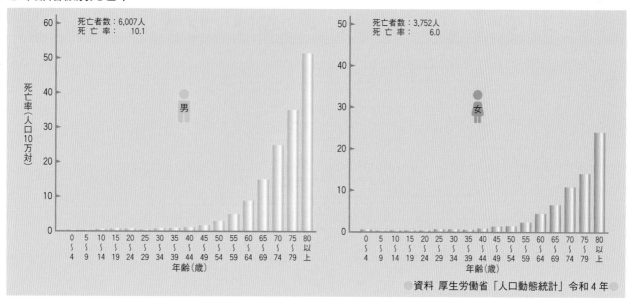

死亡者数：6,007人
死 亡 率： 10.1

男

死亡者数：3,752人
死 亡 率： 6.0

女

資料 厚生労働省「人口動態統計」令和4年●

●死亡者数・死亡率の年次推移

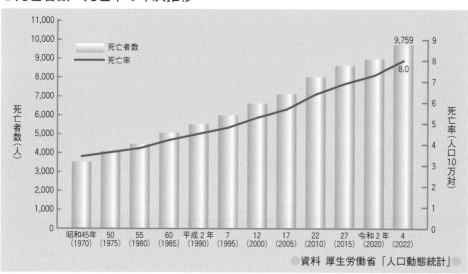

9,759

8.0

死亡者数
死亡率

昭和45年(1970) 50(1975) 55(1980) 60(1985) 平成2年(1990) 7(1995) 12(2000) 17(2005) 22(2010) 27(2015) 令和2年(2020) 4(2022)

●資料 厚生労働省「人口動態統計」

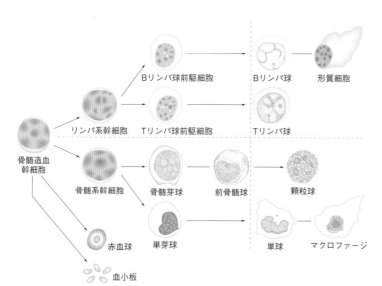

Bリンパ球前駆細胞　Bリンパ球　形質細胞

リンパ系幹細胞　Tリンパ球前駆細胞　Tリンパ球

骨髄造血
幹細胞

骨髄系幹細胞　骨髄芽球　前骨髄球　顆粒球

赤血球　単芽球　単球　マクロファージ

血小板

▌白血病の分類

　白血球には、骨髄中の造血幹細胞の分化により、リンパ系（B細胞、T細胞）と骨髄系（顆粒球系、単球・マクロファージに分化する）があります。

　白血病は、まずどの系列の細胞ががん化するかで、リンパ性白血病と骨髄性白血病に分かれます。それぞれに急性白血病と慢性白血病があり、急性白血病は主として未分化・未成熟細胞ががん化したもの、慢性白血病は分化途中や成熟した細胞ががん化したものです。

「健康日本21」、「健康増進法」とがん

●健康日本21（第2次）の概要

「健康日本21（第2次）」は「全ての国民がともに支え合い、健やかで心豊かに生活できる活力ある社会」の実現を図るために、平成25年度から令和4年度にかけて実施される国民健康づくり運動です。「健康日本21（第2次）」では、①健康寿命の延伸と健康格差の縮小、②生活習慣病の発症予防と重症化予防の徹底（NCDの予防）、③社会生活を営むために必要な機能の維持及び向上、④健康を支え、守るための社会環境の整備、⑤栄養・食生活、身体活動・運動、休養、飲酒、喫煙及び歯・口腔の健康に関する生活習慣及び社会環境の改善、という基本方針を掲げています。その基本方針に沿って、53項目の具体的な目標を設定して、国や地方自治体だけではなく、企業や民間団体と相互に連携して、取組を推進していきます。

「健康日本21（第2次）」はこれまでの健康局長通知から大臣告示になり、これを支える法律としては、「健康増進法」に加え、「がん対策基本法」なども加わって、より強化された健康づくり運動となっています。

●健康日本21と健康増進法

「健康増進法」は「健康日本21」をより強力に推進するための法的基盤として制定されました。

「健康増進法」は個人の健康づくりを後押しするために、「基盤整備」「情報提供の推進」「生涯を通じた保健事業の一体的推進」の3つの柱を基本理念としています。

●「健康日本21（第3次）」におけるがんの目標

(1) がん

項　目	現状値	目標値
がんの年齢調整罹患率の減少	387.4（令和元年：全国がん登録　平成31年報告） ※胃がん（男性）63.4、（女性）23.1、（総数）41.6 　大腸がん（男性）73.2、（女性）44.9、（総数）58.2 　肺がん（男性）61.9、（女性）26.1、（総数）42.4 　乳がん100.5、子宮頸がん13.9 ※総数は男女及び性別不詳の合計 ※数値は上皮内がんを除く値 ※年齢調整罹患率の基準人口は昭和60年モデル人口を使用。	減少（令和10年度） ※基本計画の見直しに合わせて更新予定
がんの年齢調整死亡率の減少	110.1（令和3年） ※男性146.1、女性82.2 ※年齢調整死亡率の基準人口は昭和60年モデル人口を使用	減少（令和10年度） ※基本計画の見直しに合わせて更新予定
がん検診の受診率の向上	胃がん（男性）48.0%、胃がん（女性）37.1%、 肺がん（男性）53.4%、肺がん（女性）45.6%、 大腸がん（男性）47.8%、大腸がん（女性）40.9%、 子宮頸がん43.7%、乳がん47.4%（令和元年度）	60%（令和10年度） ※基本計画の見直しに合わせて更新予定

(注) がん検診の受診率の算定に当たっては、40歳から69歳まで（子宮頸がんは20歳から69歳まで）を対象とする。

(2) 栄養・食生活

項　目	現状値	目標値
バランスの良い食事を摂っている者の増加	なし （参考）令和3年度食育に関する意識調査：37.7% ※令和2年度に調査方法の変更があり、調査員による個別面接聴取から郵送及びインターネットを用いた自記式とされたことから、これまでの傾向と異なる可能性がある。	50%（令和14年度）
野菜摂取量の増加	281g（令和元年度）	350g（令和14年度）
果物摂取量の改善	99g（令和元年度）	200g（令和14年度）
食塩摂取量の減少	10.1g（令和元年度）	7g（令和14年度）

(3) 飲酒

項　目	現状値	目標値
生活習慣病（NCDs）のリスクを高める量を飲酒している者の減少	11.8%（令和元年度） ※男性14.9%、女性9.1%	10%（令和14年度）
20歳未満の者の飲酒をなくす	2.2%（令和3年度：厚生労働科学研究「喫煙、飲酒等生活習慣の実態把握及び生活習慣の改善に向けた研究」の調査結果より算出）	0%（令和14年度）

(4) 喫煙

項　目	現状値	目標値
喫煙率の減少（喫煙をやめたい者がやめる）	16.7%（令和元年度）	12%（令和14年度）
20歳未満の者の喫煙をなくす	0.6%（令和3年度：厚生労働科学研究「喫煙、飲酒等生活習慣の実態把握及び生活習慣の改善に向けた研究」の調査結果より算出）	0%（令和14年度）
妊娠中の喫煙をなくす	1.9%（令和3年度：令和3年度母子保健課調査「乳幼児健康診査問診回答状況（全国）」）	第2次成育医療等基本方針に合わせて設定 ※成育医療等基本方針の見直し等を踏まえて更新予定

資 料 目 次

1 主ながんの全国推計患者数(単位千人)

		食道がん	胃がん	結腸がん	直腸がん	肝がん	胆道がん	膵がん	肺がん	乳がん	子宮頸がん	子宮体がん	卵巣がん	前立腺がん	白血病
入院	総数	3.8	10.2	11.1	6.3	4.7	3.6	5.9	15.9	5.4	1.4	1.5	1.6	4.6	4.3
	男	3.1	6.7	5.7	4.0	3.2	2.0	3.0	10.7	0.1	–	–	–	4.6	2.5
	女	0.7	3.5	5.4	2.3	1.5	1.6	3.0	5.2	5.3	1.4	1.5	1.6	–	1.8
外来	総数	3.8	16.2	18.6	8.4	4.4	2.3	5.5	18.6	34.9	2.9	3.1	2.6	20.9	2.2
	男	2.9	10.2	9.5	5.4	3.0	1.3	2.9	11.4	0.4	–	–	–	20.9	1.3
	女	0.9	6.0	9.1	3.0	1.4	1.0	2.6	7.2	34.6	2.9	3.1	2.6	–	1.0

〔資料〕厚生労働省「患者調査」令和2年

[注] 1）直腸がんは、直腸S状結腸移行部及び直腸のがんを指す。
2）肝がんは、肝及び肝内胆管のがんを指す。
3）胆道がんは、胆のう及びその他の胆道のがんを指す。
4）肺がんは、気管、気管支及び肺のがんを指す。

2 主ながんの受療率(人口10万対)

		食道がん	胃がん	結腸がん	直腸がん	肝がん	胆道がん	膵がん	肺がん	乳がん	子宮頸がん	子宮体がん	卵巣がん	前立腺がん	白血病
入院	総数	3	8	9	5	4	3	5	13	4	1	1	1	4	3
	男	5	11	9	7	5	3	5	17	0	–	–	–	8	4
	女	1	5	8	3	2	2	5	8	8	1	1	3	–	3
外来	総数	3	13	15	7	3	2	4	15	28	2	2	2	17	2
	男	5	17	15	9	5	2	5	19	1	–	–	–	34	2
	女	1	9	14	5	2	2	4	11	53	4	5	4	–	1

〔資料〕厚生労働省「患者調査」令和2年

[注] 1）直腸がんは、直腸S状結腸移行部及び直腸のがんを指す。
2）肝がんは、肝及び肝内胆管のがんを指す。
3）胆道がんは、胆のう及びその他の胆道のがんを指す。
4）肺がんは、気管、気管支及び肺のがんを指す。

3 主な疾病の全国推計患者数(単位千人)及び推計患者総数に占める割合(%)

区　分	入　院	外　来	入　院	外　来
	全国推計患者数		百　分　率	
総　　数	1,211.3	7,137.5	100.0	100.0
が　　ん	112.9	182.2	9.3	2.6
心　臓　病	58.4	129.6	4.8	1.8
(再)虚血性心疾患	11.9	53.3	1.0	0.7
脳　卒　中	123.3	74.2	10.2	1.0
高　血　圧　症	4.5	594.4	0.4	8.3
糖　尿　病	15.2	215.0	1.3	3.0

〔資料〕厚生労働省「患者調査」令和2年

★人口動態統計・患者調査などの疾病分類について

　厚生労働省発表の人口動態統計や患者調査での疾病分類は、「国際疾病傷害死因分類」に基づいています。これは国際的に疾病を比較するためのもので、明治32年に国際統計協会で定められて以来、約10年に一度、現状に応じて改正を加えられ、第6回からは世界保健機関（WHO）で定められています。

　最近では平成7年に「第10回修正国際疾病傷害死因分類」(ICD-10)として改正されました。人口動態統計では平成7年から、患者調査では平成8年から、この分類が用いられています。

　それまでの分類 (ICD-9) とは、統計の取り方が若干変わっているところがあるため、年次推移などを見る場合に、厳密には同じ統計の仕方とはいえない部分があります。

　本書では、年次推移に用いた数字は平成6年まではICD-9による数値を、平成7年以降はICD-10による数値を用いています。

④ 死因別死亡確率の推移（0歳・65歳）（単位：％）

主な死因	年齢	男						女					
		昭和50年	昭和60年	平成8年	平成18年	平成28年	令和4年	昭和50年	昭和60年	平成8年	平成18年	平成28年	令和4年
が ん	0歳	18.56	24.02	29.53	29.97	29.14	26.30	13.86	16.38	19.49	20.56	20.35	19.34
	65歳	16.54	22.05	28.13	29.37	28.72	26.16	10.96	13.91	17.31	18.68	18.59	17.72
心 臓 病	0歳	14.94	19.31	14.95	14.87	14.21	14.28	16.86	22.10	18.30	19.24	17.12	15.79
	65歳	16.25	20.67	15.56	15.18	14.29	14.31	17.96	23.28	19.14	20.04	17.74	16.32
脳 卒 中	0歳	26.55	17.61	15.09	11.16	7.79	6.55	28.28	21.57	19.48	13.77	8.98	6.97
	65歳	29.43	19.17	16.23	11.66	7.87	6.48	30.19	22.63	20.32	14.22	9.14	7.05
肺 炎 1）	0歳	6.35	9.03	10.36	12.47	11.08	5.64	6.00	7.82	10.03	12.07	9.07	4.14
	65歳	7.39	10.58	11.91	14.11	12.13	6.13	6.41	8.43	10.72	12.80	9.51	4.34
不慮の事故 2）	0歳	4.03	3.47	4.25	3.66	3.16	3.08	1.94	1.85	2.86	2.64	2.39	2.38
	65歳	1.92	1.98	3.19	3.03	2.82	2.88	1.50	1.51	2.59	2.44	2.31	2.33
交通事故（再） 3）	0歳	1.65	1.36	1.38	0.82	0.47	0.29	0.61	0.54	0.63	0.38	0.20	0.14
	65歳	0.61	0.57	0.68	0.42	0.26	0.16	0.36	0.32	0.41	0.28	0.15	0.10
自 殺	0歳	1.90	2.24	1.91	2.57	1.82	1.80	1.54	1.37	1.05	1.09	0.80	0.89
	65歳	0.88	0.91	0.73	0.82	0.58	0.53	0.96	0.83	0.60	0.48	0.33	0.28
慢性閉塞性肺疾患	0歳	－	－	－	－	1.99	1.76	－	－	－	－	0.47	0.33
	65歳	－	－	－	－	2.19	1.93	－	－	－	－	0.49	0.35
腎 不 全 4）	0歳	－	1.80	1.80	1.99	1.98	2.09	－	1.92	2.37	2.48	1.99	1.88
	65歳	－	1.95	2.00	2.19	2.13	2.24	－	1.96	2.50	2.61	2.07	1.96
大動脈瘤及び解離	0歳	－	－	－	－	1.30	1.21	－	－	－	－	1.32	1.21
	65歳	－	－	－	－	1.27	1.14	－	－	－	－	1.34	1.23
肝 疾 患 5）	0歳	2.27	2.12	1.63	1.40	1.23	1.43	1.06	1.08	0.97	0.83	0.74	0.77
	65歳	1.47	1.33	1.06	0.95	0.88	1.00	0.88	0.92	0.87	0.76	0.65	0.65
糖 尿 病	0歳	－	－	1.18	1.09	0.98	1.07	－	－	1.37	1.12	0.92	0.86
	65歳	－	－	1.12	1.04	0.95	1.02	－	－	1.37	1.13	0.93	0.87
高血圧性疾患	0歳	2.92	1.63	0.70	0.44	0.45	0.64	4.23	2.88	1.51	0.91	0.74	0.90
	65歳	3.49	1.92	0.79	0.47	0.46	0.64	4.74	3.14	1.62	0.96	0.78	0.94
結 核 6）	0歳	1.84	0.80	0.40	0.28	0.19	0.13	0.76	0.28	0.17	0.14	0.12	0.09
	65歳	1.70	0.79	0.40	0.29	0.20	0.14	0.62	0.25	0.17	0.14	0.12	0.09
新型コロナウイルス感染症	0歳	－	－	－	－	－	3.28	－	－	－	－	－	3.03
	65歳	－	－	－	－	－	3.50	－	－	－	－	－	3.14
老 衰	0歳	－	－	2.48	2.23	5.15	7.45	－	－	6.52	6.78	14.20	18.68
	65歳	－	－	2.95	2.59	5.78	8.31	－	－	7.08	7.27	15.06	19.79

［注］1）昭和60年以前は肺炎・気管支炎。
　　　2）昭和60年以前は不慮の事故・有害作用。
　　　3）昭和60年以前は自動車事故（再）。
　　　4）昭和60年以前は腎炎・ネフローゼ症候群・ネフローゼ。
　　　5）昭和60年以前は慢性肝疾患・肝硬変。
　　　6）昭和60年以前は全結核。

〔資料〕厚生労働省「簡易生命表」

5 死因順位の年次変動(死亡率・人口10万対)

	第1位 死因	第1位 死亡率	第2位 死因	第2位 死亡率	第3位 死因	第3位 死亡率	第4位 死因	第4位 死亡率	第5位 死因	第5位 死亡率
昭和10年	結核	190.8	肺炎	186.7	胃腸炎	173.2	脳卒中	165.4	老衰	114.0
15	〃	212.9	〃	185.8	脳卒中	177.7	胃腸炎	159.2	〃	124.5
22	〃	187.2	〃	174.8	胃腸炎	136.8	脳卒中	129.4	〃	100.3
25	〃	146.4	脳卒中	127.1	肺炎	93.2	胃腸炎	82.4	がん	77.4
30	脳卒中	136.1	がん	87.1	老衰	67.1	心臓病	60.9	結核	52.3
35	〃	160.7	〃	100.4	心臓病	73.2	老衰	58.0	肺炎	49.3
40	〃	175.8	〃	108.4	〃	77.0	〃	50.0	事故	40.9
45	〃	175.8	〃	116.3	〃	86.7	事故	42.5	老衰	38.1
50	〃	156.7	〃	122.6	〃	89.2	肺炎	33.7	事故	30.3
55	〃	139.5	〃	139.1	〃	106.2	〃	33.7	老衰	27.6
60	がん	156.1	心臓病	117.3	脳卒中	112.2	〃	42.7	事故	24.6
62	〃	164.2	〃	118.4	〃	101.7	〃	44.9	〃	23.2
63	〃	168.4	〃	129.4	〃	105.5	〃	51.6	〃	24.8
平成元年	〃	173.6	〃	128.1	〃	98.5	〃	52.7	〃	25.4
2	〃	177.2	〃	134.8	〃	99.4	〃	60.7	〃	26.2
3	〃	181.7	〃	137.2	〃	96.2	〃	62.0	〃	26.9
4	〃	187.8	〃	142.2	〃	95.6	〃	65.0	〃	28.1
5	〃	190.4	〃	145.6	〃	96.0	〃	70.6	〃	28.0
6	〃	196.4	〃	128.6	〃	96.9	〃	72.4	〃	29.1
7	〃	211.6	脳卒中	117.9	心臓病	112.0	〃	64.1	〃	36.5
8	〃	217.5	〃	112.6	〃	110.8	〃	56.9	〃	31.4
9	〃	220.4	心臓病	112.2	脳卒中	111.0	〃	63.1	〃	31.1
10	〃	226.7	〃	114.3	〃	110.0	〃	63.8	〃	31.1
11	〃	231.6	〃	120.4	〃	110.8	〃	74.9	〃	32.0
12	〃	235.2	〃	116.8	〃	105.5	〃	69.2	〃	31.4
13	〃	238.8	〃	117.8	〃	104.7	〃	67.8	〃	31.4
14	〃	241.7	〃	121.0	〃	103.4	〃	69.4	〃	30.7
15	〃	245.4	〃	126.5	〃	104.7	〃	75.3	〃	30.7
16	〃	253.9	〃	126.5	〃	102.3	〃	75.7	〃	30.3
17	〃	258.3	〃	137.2	〃	105.3	〃	85.0	〃	31.6
18	〃	261.0	〃	137.2	〃	101.7	〃	85.0	〃	30.3
19	〃	266.9	〃	139.2	〃	100.8	〃	87.4	〃	30.1
20	〃	272.3	〃	144.4	〃	100.9	〃	91.6	〃	30.3
21	〃	273.5	〃	143.7	〃	97.2	〃	89.0	〃	30.7
22	〃	279.7	〃	149.8	〃	97.7	〃	94.1	老衰	35.9
23	〃	283.2	〃	154.5	肺炎	98.9	脳卒中	98.2	事故	47.1
24	〃	286.6	〃	157.9	〃	98.4	〃	96.5	老衰	48.2
25	〃	290.3	〃	156.5	〃	97.8	〃	94.1	〃	55.5
26	〃	293.5	〃	157.0	〃	95.4	〃	91.1	〃	60.1
27	〃	295.4	〃	156.4	〃	96.5	〃	89.3	〃	67.7
28	〃	298.3	〃	158.4	〃	95.4	〃	87.4	〃	74.2
29	〃	299.5	〃	164.3	脳卒中	88.2	老衰	81.3	肺炎	77.7
30	〃	300.7	〃	167.6	老衰	88.2	脳卒中	87.1	〃	76.2
令和元年	〃	304.2	〃	167.9	〃	98.5	〃	86.1	〃	77.2
2	〃	307.0	〃	166.8	〃	107.5	〃	83.6	〃	63.7
3	〃	310.7	〃	174.9	〃	123.8	〃	85.2	〃	59.6
4	〃	316.1	〃	190.9	〃	147.1	〃	88.1	〃	60.7

[注] 1) 平成6年までは、老衰は、精神病の記載のない老衰のことである。
2) 肺炎は、肺炎及び気管支炎のことである。
3) 事故は、昭和57年から平成6年までは不慮の事故及び有害作用、それ以外は不慮の事故のことである。

〔資料〕厚生労働省「人口動態統計」

	第 1 位 死因	第 1 位 死亡数／死亡率／(割合)	第 2 位 死因	第 2 位 死亡数／死亡率／(割合)	第 3 位 死因	第 3 位 死亡数／死亡率／(割合)	第 4 位 死因	第 4 位 死亡数／死亡率／(割合)	第 5 位 死因	第 5 位 死亡数／死亡率／(割合)
総数	がん	385,797 / 316.1 / (24.6)	心臓病	232,964 / 190.9 / (14.8)	老衰	179,529 / 147.1 / (11.4)	脳卒中	107,481 / 88.1 / (6.9)	肺炎	74,013 / 60.7 / (4.7)
0歳	先天奇形等	483 / 62.7 / (35.6)	呼吸障害等	202 / 26.2 / (14.9)	不慮の事故	60 / 7.8 / (4.4)	乳幼児突然死症候群	44 / 5.7 / (3.2)	出血性障害等	42 / 5.4 / (3.1)
1～4歳	〃	114 / 3.4 / (23.0)	不慮の事故	59 / 1.7 / (11.9)	がん	46 / 1.4 / (9.3)	心臓病	26 / 0.8 / (5.3)	肺炎	17 / 0.5 / (3.4)
5～9歳	がん	89 / 1.8 / (28.6)	先天奇形等	29 / 0.6 / (9.3)	不慮の事故	28 / 0.6 / (9.0)	その他の新生物	14 / 0.3 / (4.5)	心臓病	13 / 0.3 / (4.2)
10～14歳	自殺	119 / 2.3 / (28.2)	がん	84 / 1.6 / (19.9)	〃	34 / 0.6 / (8.1)	先天奇形等	25 / 0.5 / (5.9)	〃	19 / 0.4 / (4.5)
15～19歳	〃	663 / 12.2 / (52.4)	不慮の事故	196 / 3.6 / (15.5)	がん	124 / 2.3 / (9.8)	心臓病	43 / 0.8 / (3.4)	先天奇形等	26 / 0.5 / (2.1)
20～24歳	〃	1,243 / 21.3 / (57.9)	〃	262 / 4.5 / (12.2)	〃	144 / 2.5 / (6.7)	〃	81 / 1.4 / (3.8)	脳卒中	29 / 0.5 / (1.4)
25～29歳	〃	1,154 / 19.4 / (51.1)	がん	245 / 4.1 / (10.9)	不慮の事故	211 / 3.6 / (9.3)	〃	119 / 2.0 / (5.3)	〃	35 / 0.6 / (1.6)
30～34歳	〃	1,115 / 18.4 / (39.6)	〃	482 / 7.9 / (17.1)	心臓病	211 / 3.5 / (7.5)	不慮の事故	209 / 3.4 / (7.4)	〃	103 / 1.7 / (3.7)
35～39歳	〃	1,350 / 19.5 / (30.6)	〃	977 / 14.1 / (22.1)	〃	386 / 5.6 / (8.7)	〃	268 / 3.9 / (6.1)	〃	229 / 3.3 / (5.2)
40～44歳	がん	1,957 / 25.4 / (26.9)	自殺	1,583 / 20.5 / (21.8)	〃	747 / 9.7 / (10.3)	脳卒中	593 / 7.7 / (8.2)	肝臓病	395 / 5.1 / (5.4)
45～49歳	〃	4,374 / 47.2 / (31.6)	〃	1,991 / 21.5 / (14.4)	〃	1,680 / 18.1 / (12.1)	〃	1,184 / 12.8 / (8.6)	〃	818 / 8.8 / (5.9)
50～54歳	〃	7,631 / 82.4 / (35.0)	心臓病	2,840 / 30.7 / (13.0)	自殺	2,162 / 23.4 / (9.9)	〃	1,832 / 19.8 / (8.4)	〃	1,227 / 13.3 / (5.6)
55～59歳	〃	11,185 / 141.0 / (39.1)	〃	3,777 / 47.6 / (13.2)	脳卒中	2,066 / 26.0 / (7.2)	自殺	1,808 / 22.8 / (6.3)	〃	1,457 / 18.4 / (5.1)
60～64歳	〃	17,799 / 242.2 / (42.4)	〃	5,502 / 74.9 / (13.1)	〃	2,835 / 38.6 / (6.8)	肝臓病	1,639 / 22.3 / (3.9)	自殺	1,482 / 20.2 / (3.5)
65～69歳	〃	30,175 / 404.3 / (43.9)	〃	8,422 / 112.8 / (12.3)	〃	4,342 / 58.2 / (6.3)	不慮の事故	1,961 / 26.3 / (2.9)	肝臓病	1,957 / 26.2 / (2.8)
70～74歳	〃	58,964 / 635.1 / (41.7)	〃	17,639 / 190.0 / (12.5)	〃	9,224 / 99.4 / (6.5)	肺炎	4,152 / 44.7 / (2.9)	不慮の事故	3,945 / 42.5 / (2.8)
75～79歳	〃	61,357 / 877.3 / (36.1)	〃	21,891 / 313.0 / (12.9)	〃	11,961 / 171.0 / (7.0)	〃	6,709 / 95.9 / (3.9)	〃	5,004 / 71.5 / (2.9)
80～84歳	〃	69,694 / 1,218.7 / (28.2)	〃	35,048 / 612.8 / (14.2)	〃	17,806 / 311.4 / (7.2)	老衰	14,637 / 255.9 / (5.9)	肺炎	12,565 / 219.7 / (5.1)
85～89歳	〃	65,809 / 1,669.4 / (20.5)	〃	50,334 / 1,276.8 / (15.7)	老衰	35,936 / 911.6 / (11.2)	脳卒中	23,455 / 595.0 / (7.3)	〃	18,603 / 471.9 / (5.8)
90歳以上	老衰	122,702 / 4,663.7 / (25.0)	〃	84,120 / 3,197.3 / (17.1)	がん	54,635 / 2,076.6 / (11.1)	〃	31,732 / 1,206.1 / (6.5)	〃	28,939 / 1,099.9 / (5.9)

〔注〕1）〔1〕乳児(0歳)の死因については乳児死因簡単分類を使用している。
　　　　〔2〕死因順位は死亡数の多いものからとなっているが、同数の場合は、同一順位に死因名を列記し、次位を空欄とした。
　　　2）構成割合は、それぞれの年齢階級別死亡数を100とした場合の割合である。
　　　3）死因名は以下のように省略した。　心疾患(高血圧性を除く)→心臓病
　　　　　　　　　　　　　　　　　　　　　先天奇形、変形及び染色体異常→先天奇形等
　　　　　　　　　　　　　　　　　　　　　周産期に特異的な呼吸障害及び心血管障害→呼吸障害等
　　　　　　　　　　　　　　　　　　　　　胎児及び新生児の出血性障害及び血液障害→出血性障害等
　　　　　　　　　　　　　　　　　　　　　妊娠期間及び胎児発育に関連する障害→妊娠期間等に関連する障害

	第1位 死因	第1位 死亡数 死亡率 (割合)	第2位 死因	第2位 死亡数 死亡率 (割合)	第3位 死因	第3位 死亡数 死亡率 (割合)	第4位 死因	第4位 死亡数 死亡率 (割合)	第5位 死因	第5位 死亡数 死亡率 (割合)
総数	が ん	223,291 376.5 (27.9)	心臓病	113,016 190.5 (14.1)	脳卒中	53,188 89.7 (6.7)	老衰	49,964 84.2 (6.3)	肺炎	42,851 72.2 (5.4)
0歳	先天奇形等	248 62.7 (33.7)	呼吸障害等	95 24.0 (12.9)	不慮の事故	35 8.9 (4.8)	乳幼児突然死症候群	28 7.1 (3.8)	妊娠期間等に関連する障害	23 5.8 (3.1)
1～4歳	〃	53 3.1 (20.4)	不慮の事故	29 1.7 (11.2)	が ん	19 1.1 (7.3)	心臓病	13 0.8 (5.0)	肺炎	10 0.6 (3.8)
5～9歳	が ん	40 1.6 (24.0)	先天奇形等	17 0.7 (10.2)	不慮の事故	16 0.6 (9.6)	〃	8 0.3 (4.8)	脳卒中	5 0.2 (3.0)
10～14歳	自 殺	62 2.3 (26.6)	が ん	46 1.7 (19.7)	〃	21 0.8 (9.0)	先天奇形等	14 0.5 (6.0)	心臓病	11 0.4 (4.7)
15～19歳	自 殺	384 13.8 (49.4)	不慮の事故	162 5.8 (20.8)	が ん	68 2.4 (8.8)	心臓病	28 1.0 (3.6)	先天奇形等	20 0.7 (2.6)
20～24歳	〃	834 27.9 (59.5)	〃	192 6.4 (13.7)	〃	86 2.9 (6.1)	〃	55 1.8 (3.9)	脳卒中	18 0.6 (1.3)
25～29歳	〃	783 25.9 (54.0)	〃	154 5.1 (10.6)	〃	109 3.6 (7.5)	〃	79 2.6 (5.4)	〃	27 0.9 (1.4)
30～34歳	〃	764 24.7 (42.5)	が ん	187 6.0 (10.4)	不慮の事故	172 5.6 (9.6)	心臓病	167 5.4 (9.3)	〃	70 2.3 (3.9)
35～39歳	〃	956 27.1 (34.7)	〃	378 10.7 (13.7)	心臓病	298 8.4 (10.8)	不慮の事故	189 5.4 (6.9)	〃	158 4.5 (5.7)
40～44歳	〃	1,138 29.0 (25.0)	〃	769 19.6 (16.9)	〃	591 15.1 (13.0)	脳卒中	413 10.5 (9.1)	肝臓病	306 7.8 (6.7)
45～49歳	が ん	1,816 38.5 (20.9)	自 殺	1,419 30.1 (16.4)	〃	1,357 28.8 (15.6)	〃	775 16.4 (8.9)	〃	636 13.5 (7.3)
50～54歳	〃	3,561 76.0 (25.3)	心臓病	2,305 49.2 (16.4)	自 殺	1,516 32.4 (10.8)	〃	1,253 26.7 (8.9)	〃	986 21.0 (7.0)
55～59歳	〃	6,004 150.8 (31.3)	〃	3,056 76.8 (16.0)	脳卒中	1,460 36.7 (7.6)	自 殺	1,260 31.7 (6.6)	〃	1,177 29.6 (6.1)
60～64歳	〃	10,673 292.9 (37.0)	〃	4,355 119.5 (15.1)	〃	2,080 57.1 (7.2)	肝臓病	1,311 36.0 (4.5)	自 殺	1,034 28.4 (3.6)
65～69歳	〃	19,377 533.2 (40.5)	〃	6,582 180.6 (13.7)	〃	3,148 86.6 (6.6)	〃	1,532 42.2 (3.2)	不慮の事故	1,410 38.8 (2.9)
70～74歳	〃	38,931 888.7 (40.1)	〃	12,645 288.6 (13.0)	〃	6,361 145.2 (6.6)	肺炎	3,197 73.0 (3.3)	〃	2,705 61.7 (2.8)
75～79歳	〃	39,830 1,270.3 (36.2)	〃	14,014 446.9 (12.7)	〃	7,594 242.2 (6.9)	〃	4,955 158.0 (4.5)	誤嚥性肺炎	3,437 109.6 (3.1)
80～84歳	〃	42,216 1,771.4 (29.2)	〃	19,536 819.7 (13.5)	〃	9,964 418.1 (6.9)	〃	8,552 358.8 (5.9)	老衰	6,720 282.0 (4.6)
85～89歳	〃	36,092 2,532.6 (22.6)	〃	23,225 1,629.7 (14.6)	老衰	13,123 920.9 (8.2)	〃	11,245 789.1 (7.0)	脳卒中	10,910 765.6 (6.8)
90歳以上	心臓病	24,669 3,627.8 (15.9)	老衰	26,499 3,896.9 (17.1)	が ん	23,075 3,393.4 (14.9)	〃	12,541 1,844.3 (8.1)	誤嚥性肺炎	10,854 1,596.2 (7.0)

〈女〉

	第 1 位 死 因	死亡数 死亡率 (割合)	第 2 位 死 因	死亡数 死亡率 (割合)	第 3 位 死 因	死亡数 死亡率 (割合)	第 4 位 死 因	死亡数 死亡率 (割合)	第 5 位 死 因	死亡数 死亡率 (割合)
総 数	が ん	162,506 259.1 (21.1)	老 衰	129,565 206.6 (16.8)	心 臓 病	119,948 191.3 (15.6)	脳 卒 中	54,293 86.6 (7.1)	肺 炎	31,162 49.7 (4.0)
0歳	先天奇形等	235 62.6 (37.8)	呼吸障害等	107 28.5 (17.2)	不慮の事故	25 6.7 (4.0)	妊娠期間等に関連する障害	19 5.1 (3.1)	心 臓 病 乳幼児突然死症候群	16 4.3 (2.6)
1〜4歳	〃	61 3.7 (26.0)	不慮の事故	30 1.8 (12.8)	が ん	27 1.6 (11.5)	心 臓 病	13 0.8 (5.5)	敗 血 症	7 0.4 (3.0)
5〜9歳	が ん	49 2.1 (34.0)	先天奇形等 不慮の事故	12 0.5 (8.3)			その他の新生物	11 0.5 (7.6)	心 臓 病	5 0.2 (3.5)
10〜14歳	自 殺	57 2.2 (30.2)	が ん	38 1.5 (20.1)	不慮の事故	13 0.5 (6.9)	先天奇形等	11 0.4 (5.8)	〃	8 0.3 (4.2)
15〜19歳	〃	279 10.6 (57.2)	〃	56 2.1 (11.5)	〃	34 1.3 (7.0)	心 臓 病	15 0.6 (3.1)	先天奇形等	6 0.2 (1.2)
20〜24歳	〃	409 14.4 (54.9)	不慮の事故	70 2.5 (9.4)	が ん	58 2.0 (7.8)	〃	26 0.9 (3.5)		15 0.5 (2.0)
25〜29歳	〃	371 12.8 (46.0)	が ん	136 4.7 (16.9)	不慮の事故	57 2.0 (7.1)	〃	40 1.4 (5.0)	肝 臓 病	15 0.5 (1.9)
30〜34歳	〃	351 11.8 (34.3)	〃	295 9.9 (28.9)	心 臓 病	44 1.5 (4.3)	不慮の事故	37 1.2 (3.6)	脳 卒 中	33 1.1 (3.2)
35〜39歳	が ん	599 17.6 (36.1)	自 殺	394 11.6 (23.7)	〃	88 2.6 (5.3)	〃	79 2.3 (4.8)		71 2.1 (4.3)
40〜44歳	〃	1,188 31.3 (43.7)	〃	445 11.7 (16.4)	脳 卒 中	180 4.7 (6.6)	心 臓 病	156 4.1 (5.7)	不慮の事故	97 2.6 (3.6)
45〜49歳	〃	2,558 56.0 (49.5)	〃	572 12.5 (11.1)	〃	409 9.0 (7.9)	〃	323 7.1 (6.2)	肝 臓 病	182 4.0 (3.5)
50〜54歳	〃	4,070 89.0 (52.6)	〃	646 14.1 (8.4)	〃	579 12.7 (7.5)	〃	535 11.7 (6.9)	〃	241 5.3 (3.1)
55〜59歳	〃	5,181 131.0 (54.6)	心 臓 病	721 18.2 (7.6)	〃	606 15.3 (6.4)	自 殺	548 13.9 (5.8)	〃	280 7.1 (3.0)
60〜64歳	〃	7,126 192.4 (54.4)	〃	1,147 31.0 (8.8)	〃	755 20.4 (5.8)	〃	448 12.1 (3.4)	〃	328 8.9 (2.5)
65〜69歳	〃	10,798 282.0 (51.7)	〃	1,860 48.6 (8.9)	〃	1,194 31.2 (5.7)	不慮の事故	551 14.4 (2.6)	〃	425 11.1 (2.0)
70〜74歳	〃	20,033 408.6 (45.2)	〃	4,994 101.9 (11.3)	〃	2,863 58.4 (6.5)	〃	1,240 25.3 (2.8)	肺 炎	955 19.5 (2.2)
75〜79歳	〃	21,527 557.9 (35.7)	〃	7,877 204.2 (13.1)	〃	4,367 113.2 (7.2)	老 衰	1,973 51.1 (3.3)	不慮の事故	1,890 49.0 (3.1)
80〜84歳	〃	27,478 823.8 (26.7)	〃	15,512 465.0 (15.1)	老 衰	7,917 237.3 (7.7)	脳 卒 中	7,842 235.1 (7.6)	肺 炎	4,013 120.3 (3.9)
85〜89歳	〃	29,717 1,180.6 (18.5)	〃	27,109 1,077.0 (16.8)	〃	22,813 906.3 (14.2)	〃	12,545 498.4 (7.8)	〃	7,358 292.3 (4.6)
90歳以上	老 衰	96,203 4,931.0 (28.6)	〃	59,445 3,046.9 (17.7)	が ん	31,560 1,617.6 (9.4)	〃	22,813 1,169.3 (6.8)	〃	16,398 840.5 (4.9)

〔資料〕厚生労働省「人口動態統計」令和4年

7 主ながんによる死亡数・死亡率（人口10万対）の年次推移〈総数〉

	死因	昭和45年	50年	55年	60年	平成2年	7年	12年	17年	22年	27年	令和2年	4年
死亡数	全 が ん	119,977	136,383	161,764	187,714	217,413	263,022	295,484	325,941	353,499	370,346	378,385	385,797
	食道がん	4,823	4,997	5,733	6,197	7,274	8,638	10,256	11,182	11,867	11,739	10,981	10,918
	胃 が ん	48,823	49,857	50,443	48,902	47,471	50,076	50,650	50,311	50,136	46,679	42,319	40,711
	結腸がん	3,818	5,573	7,932	11,225	15,509	20,286	23,637	27,121	30,040	34,338	36,204	37,236
	直腸がん[1]	4,681	5,880	6,807	7,813	9,123	10,988	12,311	13,709	14,198	15,361	15,584	15,852
	肝 が ん[2]	9,442	10,373	13,968	18,972	24,233	31,707	33,981	34,268	32,765	28,889	24,839	23,620
	胆道がん[3]	3,104	4,484	6,599	9,470	11,871	13,746	15,153	16,586	17,585	18,152	17,773	17,756
	膵 が ん	4,399	5,635	7,835	10,441	13,318	16,019	19,094	22,927	28,017	31,866	37,677	39,468
	肺 が ん[4]	10,489	14,759	21,294	28,590	36,486	45,745	53,724	62,063	69,813	74,378	75,585	76,663
	乳 が ん	2,509	3,289	4,185	4,958	5,882	7,819	9,248	10,721	12,545	13,705	14,779	16,021
	子宮がん[5]	6,373	6,075	5,465	4,912	4,600	4,865	5,202	5,381	5,930	6,429	6,808	7,154
	卵巣がん	1,129	1,516	2,098	2,675	3,279	3,892	3,993	4,467	4,654	4,676	4,876	5,182
	前立腺がん	883	1,267	1,736	2,640	3,460	5,399	7,514	9,265	10,722	11,326	12,759	13,439
	白 血 病	3,559	4,164	4,567	5,179	5,633	6,129	6,766	7,283	8,078	8,631	8,983	9,759
	大腸がん(再掲)	8,499	11,453	14,739	19,038	24,632	31,274	35,948	40,830	44,238	49,699	51,788	53,088
死亡率	全 が ん	116.3	122.6	139.1	156.1	177.2	211.6	235.2	258.3	279.7	295.5	307.0	310.7
	食道がん	4.7	4.5	4.9	5.2	5.9	6.9	8.2	8.9	9.4	9.4	8.9	8.9
	胃 が ん	47.3	44.8	43.4	40.7	38.7	40.3	40.3	39.9	39.7	37.2	34.3	33.4
	結腸がん	3.7	5.0	6.8	9.3	12.6	16.3	18.8	21.5	23.8	27.4	29.4	30.5
	直腸がん[1]	4.5	5.3	5.9	6.5	7.4	8.8	9.8	10.9	11.2	12.3	12.6	13.0
	肝 が ん[2]	9.2	9.3	12.0	15.8	19.7	25.5	27.1	27.2	25.9	23.1	20.2	19.4
	胆道がん[3]	3.0	4.0	5.7	7.9	9.7	11.1	12.1	13.1	13.9	14.5	14.4	14.6
	膵 が ん	4.3	5.1	6.7	8.7	10.9	12.9	15.2	18.2	22.2	25.4	30.6	32.3
	肺 が ん[4]	10.2	13.3	18.3	23.8	29.7	36.8	42.8	49.2	55.2	59.4	61.3	62.8
	乳 が ん	2.4	3.0	3.6	4.1	4.8	6.3	7.4	8.6	9.9	10.9	12.0	13.1
	子宮がん[5][6]	12.1	10.7	9.2	8.0	7.4	7.7	8.1	8.3	9.1	10.0	10.8	11.4
	卵巣がん[6]	2.1	2.7	3.5	4.4	5.2	6.1	6.2	6.9	7.2	7.3	7.7	8.3
	前立腺がん[7]	1.7	2.3	3.0	4.5	5.7	8.9	12.2	15.0	17.4	18.6	21.3	22.7
	白 血 病	3.5	3.7	3.9	4.3	4.6	4.9	5.4	5.8	6.4	6.9	7.3	8.0
	大腸がん(再掲)	8.2	10.3	12.7	15.8	20.1	25.2	28.6	32.4	35.0	39.7	42.0	43.5

［注］1）直腸がんは、直腸S状結腸移行部及び直腸のがんを指す。
2）肝がんは、肝及び肝内胆管のがんを指す。
3）胆道がんは、胆のう及びその他の胆道のがんを指す。
4）肺がんは、気管、気管支及び肺のがんを指す。
5）平成2年以前の「子宮」は胎盤を含む。
6）女子人口10万対の率である。
7）男子人口10万対の率である。

〔資料〕厚生労働省「人口動態統計」

〈男〉

死因	昭和45年	50年	55年	60年	平成2年	7年	12年	17年	22年	27年	令和2年	4年
死亡数 全 が ん	67,074	76,922	93,501	110,660	130,395	159,623	179,140	196,603	211,435	219,508	220,989	223,291
食 道 が ん	3,673	3,862	4,490	5,046	6,004	7,253	8,706	9,465	9,992	9,774	8,978	8,790
胃 が ん	29,653	30,403	30,845	30,146	29,909	32,015	32,798	32,643	32,943	30,809	27,771	26,455
結 腸 が ん	1,766	2,662	3,842	5,522	7,791	10,420	12,139	13,436	14,947	17,063	17,965	18,215
直 腸 が ん 1)	2,537	3,137	3,882	4,590	5,495	6,892	7,729	8,710	8,974	9,755	9,753	9,884
肝 が ん 2)	5,868	6,677	9,741	13,780	17,786	22,773	23,602	23,203	21,510	19,008	16,271	15,717
胆 道 が ん 3)	1,340	1,905	2,791	3,949	5,069	6,189	6,913	7,845	8,440	9,066	9,357	9,470
膵 が ん	2,549	3,155	4,483	5,953	7,317	8,965	10,380	12,282	14,569	16,186	18,880	19,608
肺 が ん 4)	7,502	10,711	15,438	20,837	26,872	33,389	39,053	45,189	50,395	53,208	53,247	53,750
乳 が ん	23	27	44	36	34	56	77	87	90	121	129	109
前 立 腺 が ん	883	1,267	1,736	2,640	3,460	5,399	7,514	9,265	10,722	11,326	12,759	13,439
白 血 病	2,005	2,321	2,624	2,983	3,225	3,645	3,970	4,311	4,860	5,104	5,467	6,007
大腸がん(再掲)	4,303	5,799	7,724	10,112	13,286	17,312	19,868	22,146	23,921	26,818	27,718	28,099
死亡率 全 が ん	132.6	140.6	163.5	187.4	216.4	262.0	291.3	319.1	343.4	359.7	368.7	376.5
食 道 が ん	7.3	7.1	7.8	8.5	10.0	11.9	14.2	15.4	16.2	16.0	15.0	14.8
胃 が ん	58.6	55.6	53.9	51.1	49.6	52.6	53.3	53.0	53.5	50.5	46.3	44.6
結 腸 が ん	3.5	4.9	6.7	9.4	12.9	17.1	19.7	21.8	24.3	28.0	30.0	30.7
直 腸 が ん 1)	5.0	5.7	6.8	7.8	9.1	11.3	12.6	14.1	14.6	16.0	16.3	16.7
肝 が ん 2)	11.6	12.2	17.0	23.3	29.5	37.4	38.4	37.7	34.9	31.1	27.1	26.5
胆 道 が ん 3)	2.6	3.5	4.9	6.7	8.4	10.2	11.2	12.7	13.7	14.9	15.6	16.0
膵 が ん	5.0	5.8	7.8	10.1	12.1	14.7	16.9	19.9	23.7	26.5	31.5	33.1
肺 が ん 4)	14.8	19.6	27.0	35.3	44.6	54.8	63.5	73.3	81.8	87.2	88.8	90.6
乳 が ん	0.0	0.0	0.1	0.1	0.1	0.1	0.1	0.1	0.1	0.2	0.2	0.2
前 立 腺 が ん	1.7	2.3	3.0	4.5	5.7	8.9	12.2	15.0	17.4	18.6	21.3	22.7
白 血 病	4.0	4.2	4.6	5.1	5.4	6.0	6.5	7.0	7.9	8.4	9.1	10.1
大腸がん(再掲)	8.5	10.6	13.5	17.1	22.1	28.4	32.3	35.9	38.9	43.9	46.2	47.4

〔注〕 1）直腸がんは、直腸S状結腸移行部及び直腸のがんを指す。　　　　　　　　　　　　　　　　〔資料〕厚生労働省「人口動態統計」
　　　 2）肝がんは、肝及び肝内胆管のがんを指す。
　　　 3）胆道がんは、胆のう及びその他の胆道のがんを指す。
　　　 4）肺がんは、気管、気管支及び肺のがんを指す。

〈女〉

死因	昭和45年	50年	55年	60年	平成2年	7年	12年	17年	22年	27年	令和2年	4年
死亡数 全 が ん	52,903	59,461	68,263	77,054	87,018	103,399	116,344	129,338	142,064	150,838	157,396	162,506
食 道 が ん	1,150	1,135	1,243	1,151	1,270	1,385	1,550	1,717	1,875	1,965	2,003	2,128
胃 が ん	19,170	19,454	19,598	18,756	17,562	18,061	17,852	17,668	17,193	15,870	14,548	14,256
結 腸 が ん	2,052	2,911	4,090	5,703	7,718	9,866	11,498	13,685	15,093	17,275	18,239	19,021
直 腸 が ん 1)	2,144	2,743	2,925	3,223	3,628	4,096	4,582	4,999	5,224	5,606	5,831	5,968
肝 が ん 2)	3,574	3,696	4,227	5,192	6,447	8,934	10,379	11,065	11,255	9,881	8,568	7,903
胆 道 が ん 3)	1,764	2,579	3,808	5,521	6,802	7,557	8,240	8,741	9,145	9,086	8,416	8,286
膵 が ん	1,850	2,480	3,352	4,488	6,001	7,054	8,714	10,643	13,448	15,680	18,797	19,860
肺 が ん 4)	2,987	4,048	5,856	7,753	9,614	12,356	14,671	16,874	19,418	21,170	22,338	22,913
乳 が ん	2,486	3,262	4,141	4,922	5,848	7,763	9,171	10,721	12,455	13,584	14,650	15,912
子 宮 が ん 5)	6,373	6,075	5,465	4,912	4,600	4,865	5,202	5,381	5,930	6,429	6,808	7,157
卵 巣 が ん	1,129	1,516	2,098	2,675	3,279	3,892	3,993	4,467	4,654	4,676	4,876	5,182
白 血 病	1,554	1,843	1,943	2,196	2,408	2,484	2,796	2,972	3,218	3,527	3,516	3,752
大腸がん(再掲)	4,196	5,654	7,015	8,926	11,346	13,962	16,080	18,684	20,317	22,881	24,070	24,989
死亡率 全 が ん	100.7	105.2	115.5	125.9	139.3	163.1	181.4	200.3	219.2	234.6	248.6	259.1
食 道 が ん	2.2	2.0	2.1	1.9	2.0	2.2	2.4	2.7	2.9	3.1	3.2	3.4
胃 が ん	36.5	34.4	33.2	30.6	28.1	28.5	27.9	27.4	26.5	24.7	23.0	22.7
結 腸 が ん	3.9	5.1	6.9	9.3	12.4	15.6	17.8	21.2	23.3	26.9	28.8	30.3
直 腸 が ん 1)	4.1	4.9	4.9	5.3	5.8	6.5	7.1	7.7	8.1	8.7	9.2	9.5
肝 が ん 2)	6.8	6.5	7.1	8.5	10.3	14.1	16.2	17.1	17.4	15.4	13.5	12.6
胆 道 が ん 3)	3.4	4.6	6.4	9.0	10.9	11.9	12.8	13.5	14.1	14.1	13.3	13.2
膵 が ん	3.5	4.4	5.7	7.3	9.6	11.1	13.6	16.5	20.7	24.4	29.7	31.7
肺 が ん 4)	5.7	7.2	9.9	12.7	15.4	19.5	22.9	26.1	30.0	32.9	35.3	36.5
乳 が ん	4.7	5.8	7.0	8.0	9.4	12.2	14.3	16.6	19.2	21.1	23.1	25.4
子 宮 が ん 5)	12.1	10.7	9.2	8.0	7.4	7.7	8.1	8.3	9.1	10.0	10.8	11.4
卵 巣 が ん	2.1	2.7	3.5	4.4	5.2	6.1	6.2	6.9	7.2	7.3	7.7	8.3
白 血 病	3.0	3.3	3.3	3.6	3.9	3.9	4.4	4.6	5.0	5.5	5.6	6.0
大腸がん(再掲)	8.0	10.0	11.9	14.6	18.2	22.0	25.0	28.9	31.3	35.6	38.0	39.8

〔注〕 1）直腸がんは、直腸S状結腸移行部及び直腸のがんを指す。　　　　　　　　　　　　　　　　〔資料〕厚生労働省「人口動態統計」
　　　 2）肝がんは、肝及び肝内胆管のがんを指す。
　　　 3）胆道がんは、胆のう及びその他の胆道のがんを指す。
　　　 4）肺がんは、気管、気管支及び肺のがんを指す。
　　　 5）平成2年以前の「子宮」は胎盤を含む。

	全がん 死亡数	死亡率	食道がん 死亡数	死亡率	胃がん 死亡数	死亡率	結腸がん 死亡数	死亡率	直腸がん 死亡数	死亡率	大腸がん(再掲) 死亡数	死亡率	肝がん 死亡数	死亡率	胆道がん 死亡数	死亡率
全 国	385,797	316.1	10,918	8.9	40,711	33.4	37,236	30.5	15,852	13.0	53,088	43.5	23,620	19.4	17,756	14.6
北海道	20,343	399.0	582	11.4	1,952	38.3	1,979	38.8	839	16.5	2,818	55.3	1,174	23.0	958	18.8
青 森	5,051	421.6	143	11.9	554	46.2	534	44.6	216	18.0	750	62.6	284	23.7	297	24.8
岩 手	4,530	386.2	129	11.0	503	42.9	491	41.9	190	16.2	681	58.1	252	21.5	237	20.2
宮 城	7,195	318.9	202	9.0	754	33.4	689	30.5	315	14.0	1,004	44.5	388	17.2	403	17.9
秋 田	4,260	460.0	122	13.2	588	63.5	440	47.5	212	22.9	652	70.4	191	20.6	281	30.3
山 形	3,941	381.5	132	12.8	516	50.0	392	37.9	144	13.9	536	51.9	209	20.2	242	23.4
福 島	6,481	364.9	170	9.6	731	41.2	641	36.1	305	17.2	946	53.3	364	20.5	347	19.5
茨 城	9,100	328.9	224	8.1	1,080	39.0	943	34.1	360	13.0	1,303	47.1	505	18.3	421	15.2
栃 木	6,054	324.6	142	7.6	706	37.9	609	32.7	273	14.6	882	47.3	362	19.4	329	17.6
群 馬	6,075	328.4	133	7.2	686	37.1	624	33.7	271	14.6	895	48.4	334	18.1	342	18.5
埼 玉	20,635	289.2	634	8.9	2,170	30.4	2,056	28.8	899	12.6	2,955	41.4	1,106	15.5	853	12.0
千 葉	18,239	299.0	527	8.6	1,993	32.7	1,722	28.2	758	12.4	2,480	40.7	1,080	17.7	811	13.3
東 京	34,799	258.9	1,215	9.0	3,397	25.3	3,354	24.9	1,442	10.7	4,796	35.7	1,976	14.7	1,431	10.6
神奈川	24,850	276.4	812	9.0	2,449	27.2	2,411	26.8	1,003	11.2	3,414	38.0	1,359	15.1	1,051	11.7
新 潟	7,867	368.3	240	11.2	1,014	47.5	840	39.3	336	15.7	1,176	55.1	383	17.9	436	20.4
富 山	3,720	372.7	110	11.0	439	44.0	390	39.1	141	14.1	531	53.2	195	19.5	190	19.0
石 川	3,587	325.5	94	8.5	417	37.8	377	34.2	149	13.5	526	47.7	192	17.4	159	14.4
福 井	2,435	329.9	45	6.1	297	40.2	251	34.0	92	12.5	343	46.5	135	18.3	133	18.0
山 梨	2,508	319.9	65	8.3	223	28.4	271	34.6	104	13.3	375	47.8	200	25.5	126	16.1
長 野	6,335	319.3	169	8.5	687	34.6	648	32.7	264	13.3	912	46.0	350	17.6	314	15.8
岐 阜	6,233	330.1	150	7.9	724	38.3	562	29.8	247	13.1	809	42.8	369	19.5	309	16.4
静 岡	11,035	316.7	295	8.5	1,110	31.9	1,113	31.9	471	13.5	1,584	45.5	663	19.0	505	14.5
愛 知	20,533	284.1	555	7.7	2,350	32.5	2,036	28.2	842	11.6	2,878	39.8	1,115	15.4	847	11.7
三 重	5,483	324.6	138	8.2	582	34.5	549	32.5	256	15.2	805	47.7	328	19.4	231	13.7
滋 賀	3,726	271.4	102	7.4	433	31.5	317	23.1	167	12.2	484	35.3	217	15.8	176	12.8
京 都	7,991	321.6	207	8.3	820	33.0	753	30.3	293	11.8	1,046	42.1	523	21.0	367	14.8
大 阪	26,901	315.6	714	8.4	2,898	34.0	2,412	28.3	1,073	12.6	3,485	40.9	1,847	21.7	1,054	12.4
兵 庫	16,782	317.4	510	9.6	1,846	34.9	1,519	28.7	694	13.1	2,213	41.9	1,076	20.4	658	12.4
奈 良	4,231	327.7	114	8.8	488	37.8	366	28.4	172	13.3	538	41.7	269	20.8	173	13.4
和歌山	3,341	372.9	98	10.9	347	38.7	298	33.3	127	14.2	425	47.4	242	27.0	136	15.2
鳥 取	1,959	363.5	64	11.9	250	46.4	187	34.7	81	15.0	268	49.7	118	21.9	102	18.9
島 根	2,526	389.8	72	11.1	331	51.1	262	40.4	89	13.7	351	54.2	157	24.2	128	19.8
岡 山	5,715	312.0	161	8.8	598	32.6	507	27.7	196	10.7	703	38.4	384	21.0	272	14.8
広 島	8,345	308.2	217	8.0	791	29.2	782	28.9	334	12.3	1,116	41.2	680	25.1	344	12.7
山 口	4,956	382.1	145	11.2	533	41.1	524	40.4	188	14.5	712	54.9	357	27.5	208	16.0
徳 島	2,403	344.3	61	8.7	257	36.8	214	30.7	102	14.6	316	45.3	183	26.2	135	19.3
香 川	3,007	326.8	67	7.3	352	38.3	240	26.1	113	12.3	353	38.4	214	23.3	117	12.7
愛 媛	4,550	351.6	125	9.7	551	42.6	405	31.3	183	14.1	588	45.4	314	24.3	201	15.5
高 知	2,607	388.5	78	11.6	270	40.2	237	35.3	107	15.9	344	51.3	167	24.9	134	20.0
福 岡	16,150	321.1	423	8.4	1,510	30.0	1,558	31.0	685	13.6	2,243	44.6	1,249	24.8	713	14.2
佐 賀	2,764	348.5	57	7.2	299	37.7	262	33.0	90	11.3	352	44.4	201	25.3	146	18.4
長 崎	4,795	377.0	129	10.1	410	32.2	464	36.5	167	13.1	631	49.6	366	28.8	251	19.7
熊 本	5,552	326.8	118	6.9	433	25.5	482	28.4	192	11.3	674	39.7	386	22.7	321	18.9
大 分	3,681	337.1	95	8.7	353	32.3	323	29.6	134	12.3	457	41.8	293	26.8	189	17.3
宮 崎	3,666	351.1	98	9.4	357	34.2	320	30.7	150	14.4	470	45.0	261	25.0	218	20.9
鹿児島	5,318	343.1	157	10.1	418	27.0	486	31.4	237	15.3	723	46.6	379	24.5	299	19.3
沖 縄	3,462	239.4	76	5.3	234	16.2	389	26.9	146	10.1	535	37.0	215	14.9	159	11.0

[注] 1) 全国には住所が外国・不詳を含む。
　　 2) 直腸がんは、直腸S状結腸移行部及び直腸のがんを指す。
　　 3) 肝がんは、肝及び肝内胆管のがんを指す。
　　 4) 胆道がんは、胆のう及びその他の胆道のがんを指す。

	膵　が　ん		肺　が　ん		乳　が　ん（女）		子　宮　が　ん		卵　巣　が　ん		前　立　腺　が　ん		白　血　病	
	死亡数	死亡率	死亡数	死亡率	死亡数	死亡率 （女子10万対）	死亡数	死亡率 （女子10万対）	死亡数	死亡率 （女子10万対）	死亡数	死亡率 （男子10万対）	死亡数	死亡率
全　国	39,468	32.3	76,663	62.8	15,912	25.4	7,157	11.4	5,182	8.3	13,439	22.7	9,759	8.0
北海道	2,274	44.6	4,345	85.2	770	28.6	399	14.8	281	10.4	664	27.6	444	8.7
青　森	480	40.1	991	82.7	210	33.2	113	17.9	65	10.3	180	31.9	90	7.5
岩　手	431	36.7	809	69.0	186	30.7	68	11.2	70	11.6	143	25.3	94	8.0
宮　城	745	33.0	1,472	65.2	271	23.4	145	12.5	114	9.9	246	22.4	172	7.6
秋　田	407	44.0	759	82.0	123	25.2	57	11.7	64	13.1	136	31.1	113	12.2
山　形	411	39.8	714	69.1	107	20.1	55	10.3	69	13.0	136	27.1	84	8.1
福　島	656	36.9	1,207	68.0	225	25.1	127	14.1	100	11.1	252	28.7	153	8.6
茨　城	890	32.2	1,803	65.2	362	26.1	168	12.1	110	7.9	321	23.3	213	7.7
栃　木	591	31.7	1,164	62.4	245	26.2	112	12.0	99	10.6	206	22.2	151	8.1
群　馬	567	30.6	1,159	62.6	271	29.0	110	11.8	97	10.6	225	24.6	147	7.9
埼　玉	2,074	29.1	4,125	57.8	913	25.4	414	11.5	342	9.5	753	21.3	463	6.5
千　葉	1,834	30.1	3,571	58.5	787	25.6	342	11.1	243	7.9	699	23.1	386	6.3
東　京	3,545	26.4	6,693	49.8	1,785	26.1	700	10.2	539	7.9	1,306	19.8	835	6.2
神奈川	2,565	28.5	4,815	53.6	1,224	27.0	458	10.1	371	8.2	939	21.1	602	6.7
新　潟	834	39.0	1,421	66.5	302	27.5	110	10.0	98	8.9	286	27.5	162	7.6
富　山	397	39.8	698	69.9	121	23.6	62	12.1	54	10.5	124	25.6	94	9.4
石　川	350	31.8	740	67.2	145	25.5	50	8.8	54	9.5	89	16.7	91	8.3
福　井	232	31.4	487	66.0	71	18.8	42	11.1	43	11.4	81	22.4	76	10.3
山　梨	262	33.4	451	57.5	94	23.6	48	12.1	28	7.0	107	27.8	49	6.3
長　野	682	34.4	1,102	55.5	273	27.0	98	9.7	76	7.5	290	29.9	154	7.8
岐　阜	637	33.7	1,259	66.7	235	24.2	133	13.7	74	7.6	215	23.5	144	7.6
静　岡	1,193	34.2	2,036	58.4	452	25.6	225	12.7	141	8.0	389	22.6	288	8.3
愛　知	2,166	30.0	4,234	58.6	831	22.9	382	10.5	230	6.3	670	18.6	550	7.6
三　重	560	33.2	1,132	67.0	188	21.7	98	11.3	77	8.9	188	22.8	147	8.7
滋　賀	394	28.7	812	59.1	139	19.9	84	12.1	46	6.6	114	16.9	83	6.0
京　都	799	32.2	1,682	67.7	332	25.5	148	11.4	112	8.6	273	23.0	182	7.3
大　阪	2,681	31.5	5,944	69.7	1,080	24.3	481	10.8	305	6.9	851	20.9	665	7.8
兵　庫	1,747	33.0	3,400	64.3	682	24.6	303	10.9	219	7.9	527	21.0	424	8.0
奈　良	444	34.4	894	69.2	173	25.3	71	10.4	49	7.2	154	25.4	104	8.1
和歌山	360	40.2	740	82.6	107	22.6	56	11.8	45	9.5	95	22.5	71	7.9
鳥　取	185	34.3	363	67.3	58	20.6	39	13.9	29	10.3	69	26.7	42	7.8
島　根	256	39.5	485	74.8	57	17.1	50	15.0	32	9.6	73	23.2	52	8.0
岡　山	647	35.3	1,115	60.9	236	24.8	97	10.2	83	8.7	170	19.3	138	7.5
広　島	844	31.2	1,695	62.6	312	22.3	140	10.0	106	7.6	276	21.0	213	7.9
山　口	469	36.2	925	71.3	204	30.0	82	12.0	58	8.5	162	26.3	142	10.9
徳　島	242	34.7	494	70.8	89	24.5	31	8.5	25	6.9	85	25.4	65	9.3
香　川	319	34.7	610	66.3	123	25.8	51	10.7	29	6.1	85	19.1	98	10.7
愛　媛	462	35.7	884	68.3	191	28.1	90	13.2	45	6.6	161	26.2	110	8.5
高　知	272	40.5	539	80.3	88	24.9	41	11.6	23	6.5	85	26.8	78	11.6
福　岡	1,603	31.9	3,238	64.4	681	25.7	265	10.0	192	7.2	491	20.6	488	9.7
佐　賀	252	31.8	559	70.5	108	25.9	59	14.1	47	11.3	105	27.9	77	9.7
長　崎	510	40.1	941	74.0	196	29.1	77	11.4	52	7.7	174	28.5	195	15.3
熊　本	604	35.6	1,108	65.2	226	25.3	119	13.3	67	7.5	220	27.3	176	10.4
大　分	391	35.8	753	69.0	133	23.2	68	11.9	42	7.3	127	24.5	103	9.4
宮　崎	375	35.9	644	61.7	149	27.0	86	15.6	38	6.9	149	30.2	132	12.6
鹿児島	542	35.0	1,015	65.5	185	22.6	105	12.9	63	7.7	215	29.3	255	16.5
沖　縄	280	19.4	621	42.9	172	23.4	97	13.2	34	4.6	129	18.2	163	11.3

5）肺がんは、気管、気管支及び肺のがんを指す。

〔資料〕厚生労働省「人口動態統計」令和４年

9 都道府県別主ながんの年齢調整死亡率(人口10万対)

	全がん 男	全がん 女	食道がん 男	食道がん 女	胃がん 男	胃がん 女	結腸がん 男	結腸がん 女	直腸がん 男	直腸がん 女	肝がん 男	肝がん 女
全 国	**394.7**	**196.4**	**15.6**	**2.6**	**49.6**	**17.5**	**32.4**	**21.7**	**17.0**	**7.5**	**28.9**	**10.1**
北海道	440.7	228.0	16.4	2.9	48.7	17.6	34.4	25.6	18.3	8.7	30.8	10.6
青 森	472.6	219.1	19.9	2.6	65.5	20.8	39.8	26.6	25.4	10.0	33.7	11.0
岩 手	411.6	214.4	16.6	2.0	55.2	18.4	41.9	25.7	24.3	12.0	24.9	8.5
宮 城	394.4	195.9	14.6	3.0	48.0	16.9	30.4	21.4	16.2	7.9	26.2	9.0
秋 田	445.9	203.5	21.0	3.4	73.4	22.4	36.9	25.1	21.8	7.0	21.5	8.4
山 形	395.7	195.6	19.0	2.0	62.9	25.0	29.9	20.8	15.5	8.2	20.3	7.5
福 島	404.2	199.2	16.6	2.2	50.0	19.9	36.7	22.2	21.3	8.5	25.5	10.4
茨 城	403.1	198.5	13.8	2.3	57.1	18.7	34.9	23.6	19.8	7.2	25.8	9.7
栃 木	391.0	199.0	15.1	1.6	55.4	20.2	30.8	21.0	18.9	7.9	28.8	10.9
群 馬	382.3	192.2	13.0	2.5	55.0	18.6	34.6	22.7	20.8	8.9	27.8	10.6
埼 玉	393.1	199.7	16.6	2.6	51.3	16.5	35.5	22.3	18.0	8.2	24.9	9.3
千 葉	389.6	194.5	16.0	2.7	50.0	17.0	30.2	21.2	16.2	6.9	26.8	9.0
東 京	385.7	199.0	19.1	3.7	46.4	15.7	33.1	21.2	17.2	6.8	25.7	9.3
神奈川	384.2	194.1	16.7	3.6	47.9	16.5	34.9	21.3	16.5	6.9	26.0	9.1
新 潟	414.5	188.3	19.0	3.2	60.3	19.7	32.6	20.6	18.3	8.2	21.2	7.2
富 山	393.0	198.2	14.6	3.6	57.2	20.5	31.1	20.9	16.3	8.3	27.4	8.2
石 川	410.9	196.2	13.4	3.0	53.9	17.6	37.1	20.9	15.5	7.8	27.4	9.3
福 井	380.0	170.0	9.2	1.3	42.2	17.1	30.0	23.1	16.9	5.3	23.9	8.1
山 梨	355.1	178.0	12.7	2.0	46.4	17.7	28.8	20.7	15.4	6.1	35.0	9.9
長 野	338.4	180.7	12.9	1.4	40.2	17.7	29.5	18.6	13.1	6.0	22.1	7.4
岐 阜	370.2	193.1	11.4	1.9	53.1	20.3	30.3	22.8	17.5	7.0	24.2	8.8
静 岡	371.7	190.8	12.8	2.3	44.1	15.3	31.1	22.1	15.9	7.4	27.3	9.7
愛 知	389.1	196.6	13.2	1.9	51.7	19.3	34.7	23.1	16.5	7.9	25.2	9.6
三 重	375.5	181.0	14.3	1.3	48.7	17.9	34.1	20.4	16.4	6.8	24.2	9.9
滋 賀	372.0	186.4	13.0	1.8	48.3	16.8	27.7	22.4	13.1	6.7	22.4	9.1
京 都	389.6	190.6	13.1	3.5	48.7	18.0	32.2	22.7	17.3	6.8	27.3	10.2
大 阪	423.3	206.0	17.8	3.4	53.0	20.2	32.4	21.7	17.4	7.4	35.1	12.1
兵 庫	402.2	190.7	16.1	2.4	53.8	18.0	29.2	20.3	15.8	7.0	32.2	10.4
奈 良	380.1	196.1	14.0	3.3	52.1	21.4	27.5	20.6	14.4	6.1	32.9	9.2
和歌山	409.9	196.1	13.7	3.7	49.0	17.5	32.4	20.3	17.1	8.4	34.1	11.6
鳥 取	400.8	183.6	16.7	3.0	45.6	18.3	27.2	19.5	17.4	6.7	38.8	10.9
島 根	385.6	185.6	18.0	1.9	45.7	18.8	26.0	19.5	14.3	9.2	37.0	11.8
岡 山	372.2	177.3	12.7	1.5	46.2	16.2	26.8	20.5	13.7	5.6	30.4	11.2
広 島	369.5	183.4	12.3	3.0	44.6	16.6	28.8	19.7	15.7	7.0	35.2	11.1
山 口	398.9	185.0	16.0	1.9	51.9	17.1	33.5	20.2	18.0	6.7	34.6	10.7
徳 島	381.4	183.6	12.8	0.7	48.0	15.7	26.6	18.6	14.7	7.2	32.6	12.6
香 川	367.2	186.7	13.4	2.0	47.9	19.3	24.4	19.4	14.4	7.6	29.5	7.1
愛 媛	383.1	194.1	12.0	1.8	51.9	17.3	29.8	20.2	16.9	8.1	33.1	11.3
高 知	402.6	181.9	17.1	2.8	46.2	16.2	31.3	15.0	17.8	4.8	32.5	11.8
福 岡	423.8	206.3	16.7	2.4	48.1	16.9	34.4	23.0	17.2	8.7	41.0	13.3
佐 賀	418.2	194.1	13.5	1.7	48.4	17.1	30.5	22.2	15.0	7.5	44.7	12.0
長 崎	416.7	214.1	15.4	2.2	45.9	15.2	34.2	24.6	18.8	8.8	33.1	11.8
熊 本	357.1	181.3	12.2	1.8	33.5	10.9	26.2	17.7	10.7	6.1	32.9	12.0
大 分	365.8	175.8	14.2	0.8	45.1	15.3	19.3	18.4	13.6	5.4	30.8	9.9
宮 崎	386.1	191.3	11.8	2.4	45.5	14.1	36.2	16.8	18.9	7.0	30.8	11.4
鹿児島	390.3	184.8	18.9	1.6	36.7	14.0	27.4	20.3	16.6	6.3	35.1	13.0
沖 縄	352.9	184.9	13.2	2.1	29.0	10.9	34.7	26.3	17.6	7.3	27.2	8.7

[注] 1) 国勢調査によって得られた都道府県別人口を用いて算出するため平成27年が最新となる。
2) 直腸がんは、直腸S状結腸移行部及び直腸のがんを、大腸がんはこれに結腸を加えたものを指す。
3) 肝がんは、肝及び肝内胆管のがんを指す。

	胆道がん		膵がん		肺がん		乳がん	子宮がん	卵巣がん	前立腺がん	大腸がん（再掲）	
	男	女	男	女	男	女	女	女	女	男	男	女
全 国	**17.0**	**9.7**	**33.0**	**23.5**	**94.3**	**27.3**	**20.6**	**9.6**	**7.0**	**24.2**	**49.4**	**29.2**
北海道	20.8	11.0	38.6	29.4	113.4	36.9	24.6	9.8	7.6	26.9	52.8	34.2
青 森	28.3	11.8	38.1	23.8	110.6	28.4	25.4	10.5	7.7	24.2	65.1	36.6
岩 手	21.4	14.2	30.2	23.9	93.5	26.0	23.1	10.3	9.9	23.9	66.2	37.8
宮 城	18.7	10.5	33.3	25.1	97.0	26.1	18.0	8.6	8.9	27.8	46.6	29.4
秋 田	28.4	12.5	36.1	25.5	93.0	23.1	17.0	10.6	6.5	23.8	58.7	32.1
山 形	20.8	9.8	37.5	20.9	85.3	24.8	20.5	11.1	8.3	26.5	45.4	29.0
福 島	20.7	13.0	32.1	21.9	92.9	25.4	19.6	7.4	6.3	27.5	58.0	30.7
茨 城	16.7	9.5	31.3	22.7	95.3	25.2	20.5	10.1	7.9	26.9	54.7	30.7
栃 木	21.6	11.0	30.8	22.7	87.7	25.7	20.1	9.6	7.0	22.8	49.6	28.9
群 馬	17.6	11.0	27.7	20.3	87.9	24.8	18.6	11.3	6.7	25.2	55.5	31.6
埼 玉	16.5	9.8	32.3	21.7	92.9	28.2	22.3	10.6	8.2	24.0	53.5	30.6
千 葉	16.1	9.0	33.2	23.1	93.1	28.2	21.4	10.8	7.0	26.5	46.4	28.1
東 京	14.6	8.3	33.9	24.4	87.3	28.4	23.9	10.4	7.4	25.7	50.3	28.0
神奈川	14.5	8.5	33.9	24.2	87.1	26.0	23.1	9.6	7.9	23.7	51.4	28.3
新 潟	21.8	12.7	35.3	23.1	98.6	23.2	18.6	8.3	5.9	24.5	50.9	28.8
富 山	15.4	10.9	39.0	24.2	86.4	24.5	20.1	7.6	8.6	22.4	47.4	29.2
石 川	23.1	12.4	37.8	27.0	98.4	28.4	16.8	8.2	7.1	18.5	52.7	28.6
福 井	19.5	12.1	31.9	24.7	102.9	21.3	13.9	5.3	6.3	18.3	47.0	28.3
山 梨	16.7	8.0	28.5	24.0	82.2	22.7	19.5	7.7	5.5	22.4	44.1	26.8
長 野	19.1	9.8	33.5	23.7	71.1	20.8	16.2	10.6	7.9	25.0	42.6	24.6
岐 阜	15.4	9.9	29.4	25.3	88.7	25.3	21.0	8.8	5.9	21.8	47.8	29.8
静 岡	17.9	10.0	32.8	23.9	84.4	23.9	19.8	11.0	6.7	24.3	47.0	29.5
愛 知	15.1	8.4	32.7	22.2	95.1	26.8	20.5	10.4	7.8	22.7	51.3	31.1
三 重	14.2	9.8	28.9	22.7	95.1	21.6	19.3	7.1	6.0	20.1	50.6	27.2
滋 賀	17.6	10.5	33.1	26.0	100.0	28.4	14.9	5.7	6.4	17.2	40.7	29.1
京 都	18.7	7.1	32.8	23.7	98.5	28.2	19.0	9.4	6.0	21.4	49.6	29.5
大 阪	15.2	9.1	32.6	22.7	107.8	32.9	21.4	8.9	6.3	23.3	49.8	29.2
兵 庫	15.1	9.4	33.3	22.5	99.6	28.0	19.4	8.5	6.2	22.0	45.0	27.3
奈 良	12.4	8.1	35.6	22.1	93.9	31.8	20.3	10.5	4.8	22.0	41.9	26.7
和歌山	18.2	9.0	38.3	20.8	104.2	32.0	19.5	10.2	4.5	22.9	49.6	28.7
鳥 取	19.7	10.5	36.2	27.7	97.7	23.8	15.8	6.5	4.7	18.9	44.7	26.2
島 根	16.9	9.4	29.5	22.3	85.4	23.0	12.8	7.1	5.6	25.7	40.3	28.7
岡 山	15.6	9.7	33.6	24.4	95.0	23.4	18.0	7.2	5.4	21.6	40.5	26.1
広 島	10.7	8.0	32.7	23.3	87.9	23.9	18.4	7.8	6.1	23.4	44.5	26.7
山 口	17.8	10.1	26.1	19.4	88.8	26.3	22.1	9.0	5.9	24.9	51.5	26.9
徳 島	14.6	7.0	28.2	21.0	98.0	22.3	20.6	10.4	6.9	24.5	41.3	25.7
香 川	15.1	7.7	28.5	21.6	93.6	26.1	18.7	8.5	6.2	17.2	38.8	27.0
愛 媛	18.2	8.7	31.2	24.5	87.9	23.1	20.3	12.0	8.3	22.1	46.7	28.3
高 知	17.5	9.7	37.3	22.5	90.5	28.1	17.6	8.0	8.3	24.7	49.1	19.7
福 岡	16.8	10.4	31.9	22.8	105.5	30.2	21.1	10.4	5.9	25.7	51.6	31.7
佐 賀	17.9	11.8	28.2	22.2	100.9	27.3	19.3	8.8	7.3	30.0	45.5	29.7
長 崎	16.7	13.3	30.7	25.6	101.5	29.0	21.1	12.1	6.5	28.6	53.1	33.4
熊 本	16.0	9.1	32.1	21.7	86.3	25.0	20.2	9.1	6.2	25.9	37.0	23.9
大 分	15.1	10.9	37.7	23.3	87.7	25.5	13.9	9.6	4.4	24.2	32.9	23.9
宮 崎	20.7	14.6	30.0	21.0	82.2	27.1	15.8	10.7	6.1	26.1	55.1	23.9
鹿児島	20.6	10.1	34.5	21.2	92.0	23.4	17.0	10.0	5.6	26.8	44.0	26.6
沖 縄	23.6	7.8	22.0	18.5	79.6	20.8	18.6	13.8	8.0	23.5	52.3	33.6

4）胆道がんは、胆のう及びその他の胆道のがんを指す。　〔資料〕厚生労働省「令和２年都道府県別年齢調整死亡率（人口動態統計特殊報告）」
5）肺がんは、気管、気管支及び肺のがんを指す。

10 都道府県別がん検診受診率

都道府県	令和3年度検診受診率（%）					令和2年度検診受診率（%）					増減（3年度－2年度）（ポイント）				
	胃がん	肺がん	大腸がん	子宮頸がん	乳がん	胃がん	肺がん	大腸がん	子宮頸がん	乳がん	胃がん	肺がん	大腸がん	子宮頸がん	乳がん
全　国	6.5	6.0	7.0	15.4	15.4	7.0	5.5	6.5	15.2	15.6	−0.5	0.5	0.5	0.2	−0.2
北海道	4.9	4.0	4.8	16.3	13.7	5.5	3.8	4.6	16.2	13.9	−0.6	0.2	0.2	0.1	−0.2
青　森	12.6	8.6	11.5	17.9	18.8	14.0	8.2	10.9	17.5	19.0	−1.4	0.4	0.6	0.4	−0.2
岩　手	11.5	11.0	11.4	17.0	22.9	12.6	10.6	9.8	17.8	23.8	−1.1	0.4	1.6	−0.8	−0.9
宮　城	11.6	10.8	11.5	21.6	24.8	12.4	10.2	11.1	22.1	25.4	−0.8	0.6	0.4	−0.5	−0.6
秋　田	6.9	6.5	9.7	12.1	14.1	8.0	4.3	8.5	12.8	15.2	−1.1	2.2	1.2	−0.7	−1.1
山　形	15.5	15.3	14.8	18.5	22.6	16.3	15.2	14.5	19.1	23.3	−0.8	0.1	0.3	−0.6	−0.7
福　島	12.0	10.8	9.9	16.3	17.9	13.4	9.7	9.2	15.5	18.1	−1.4	1.1	0.7	0.8	−0.2
茨　城	4.7	7.0	6.7	12.6	13.8	5.3	5.4	5.3	13.1	14.2	−0.6	1.6	1.4	−0.5	−0.4
栃　木	9.4	9.5	10.2	17.3	19.6	10.3	8.3	8.8	16.9	20.1	−0.9	1.2	1.4	0.4	−0.5
群　馬	9.7	8.5	8.6	18.0	18.4	10.6	6.8	7.4	18.5	18.7	−0.9	1.7	1.2	−0.5	−0.3
埼　玉	6.3	5.6	6.7	13.5	13.2	6.8	5.0	6.1	13.4	12.9	−0.5	0.6	0.6	0.1	0.3
千　葉	5.7	7.6	7.8	16.7	18.9	6.3	6.6	7.5	16.6	19.2	−0.6	1.0	0.3	0.1	−0.3
東　京	6.2	4.7	7.8	14.2	16.0	6.2	4.3	7.6	13.8	15.9	0.0	0.4	0.2	0.4	0.1
神奈川	4.4	4.3	4.8	14.8	10.7	4.5	4.1	4.4	14.6	11.0	−0.1	0.2	0.4	0.2	−0.3
新　潟	9.7	7.9	9.0	14.5	18.4	10.9	6.9	8.4	14.7	18.7	−1.2	1.0	0.6	−0.2	−0.3
富　山	8.4	6.9	6.4	13.6	13.7	10.0	6.3	6.0	14.6	14.9	−1.6	0.6	0.4	−1.0	−1.2
石　川	10.2	7.4	7.4	15.8	16.4	11.5	6.6	6.7	16.1	17.1	−1.3	0.8	0.7	−0.3	−0.7
福　井	6.6	6.1	6.8	19.6	18.1	6.6	5.0	5.9	19.6	18.2	0.0	1.1	0.9	0.0	−0.1
山　梨	11.2	14.7	13.3	19.3	22.1	10.2	12.8	11.7	18.5	22.8	1.0	1.9	1.6	0.8	−0.7
長　野	4.9	3.5	7.2	15.4	15.0	5.4	2.9	6.5	15.5	15.2	−0.5	0.6	0.7	−0.1	−0.2
岐　阜	7.0	6.0	7.2	15.4	18.8	6.9	5.4	6.9	15.9	19.4	0.1	0.6	0.3	−0.5	−0.6
静　岡	7.4	7.7	7.9	17.4	17.6	8.0	7.5	7.3	17.1	17.7	−0.6	0.2	0.6	0.3	−0.1
愛　知	7.3	7.0	7.3	17.0	14.7	8.0	6.7	7.0	14.1	13.7	−0.7	0.3	0.3	2.9	1.0
三　重	8.4	6.8	7.9	18.6	17.0	9.1	6.8	7.8	18.7	17.5	−0.7	0.0	0.1	−0.1	−0.5
滋　賀	3.3	3.5	4.7	16.3	13.7	3.7	3.0	4.4	15.7	14.4	−0.4	0.5	0.3	0.6	−0.7
京　都	4.6	3.0	4.2	11.0	18.2	5.1	2.3	3.5	10.7	18.2	−0.5	0.7	0.7	0.3	0.0
大　阪	4.0	4.7	5.2	15.7	13.0	4.2	4.1	4.7	15.3	13.2	−0.2	0.6	0.5	0.4	−0.2
兵　庫	3.7	4.2	6.0	10.8	13.4	3.8	3.8	5.8	10.2	13.3	−0.1	0.4	0.2	0.6	0.1
奈　良	4.6	3.1	6.5	12.7	14.1	5.1	2.6	6.3	13.0	14.5	−0.5	0.5	0.2	−0.3	−0.4
和歌山	9.6	8.4	8.4	19.1	16.6	10.6	7.1	7.1	19.4	17.6	−1.0	1.3	1.3	−0.3	−1.0
鳥　取	17.8	10.2	11.4	22.0	21.2	19.0	9.8	11.0	22.4	22.2	−1.2	0.4	0.4	−0.4	−1.0
島　根	4.8	3.6	7.1	16.2	17.9	5.0	3.6	7.1	15.7	17.9	−0.2	0.0	0.0	0.5	0.0
岡　山	5.6	6.4	6.0	13.8	17.6	6.4	6.0	5.9	13.9	18.0	−0.8	0.4	0.1	−0.1	−0.4
広　島	6.6	5.4	5.9	14.3	12.1	7.3	5.1	5.6	14.9	12.7	−0.7	0.3	0.3	−0.6	−0.6
山　口	4.6	4.0	4.6	16.5	13.1	4.8	3.6	4.1	16.4	13.0	−0.2	0.4	0.5	0.1	0.1
徳　島	4.5	3.5	4.6	16.3	12.3	4.9	3.2	4.5	16.2	12.6	−0.4	0.3	0.1	0.1	−0.3
香　川	7.5	7.2	9.1	17.4	21.0	7.9	5.5	8.3	17.1	20.9	−0.4	1.7	0.8	0.3	0.1
愛　媛	6.1	5.1	6.3	11.2	13.5	6.2	4.5	5.6	11.1	13.7	−0.1	0.6	0.7	0.1	−0.2
高　知	6.4	7.2	6.7	11.3	14.3	6.9	6.7	6.1	11.3	14.7	−0.5	0.5	0.6	0.0	−0.4
福　岡	5.9	3.8	4.8	14.3	12.3	6.2	3.3	4.2	14.0	12.3	−0.3	0.5	0.6	0.3	0.0
佐　賀	6.5	6.4	6.9	20.9	16.5	7.4	6.1	6.7	23.1	17.4	−0.9	0.3	0.2	−2.2	−0.9
長　崎	9.0	7.7	7.1	17.6	13.3	9.6	6.9	6.2	18.1	14.0	−0.6	0.8	0.9	−0.5	−0.7
熊　本	8.2	8.2	9.2	19.4	19.6	8.6	7.7	8.6	19.1	19.9	−0.4	0.5	0.6	0.3	−0.3
大　分	6.3	7.7	6.8	16.4	16.7	6.5	7.3	6.3	15.6	16.4	−0.2	0.4	0.5	0.8	0.3
宮　崎	4.4	4.5	7.7	17.4	13.5	4.5	4.1	7.4	17.2	13.6	−0.1	0.4	0.3	0.2	−0.1
鹿児島	6.8	7.8	7.8	19.8	20.7	7.2	7.4	7.8	20.0	21.1	−0.4	0.4	0.0	−0.2	−0.4
沖　縄	7.1	7.0	6.4	12.9	12.1	8.3	6.3	5.7	14.5	13.4	−1.2	0.7	0.7	−1.6	−1.3

［注］「検診受診率」は、計数不明を除く。　　　　　　　　　　　　　　　　　　　〔資料〕厚生労働省「地域保健・健康増進事業報告」

11 主な疾病の一般診療医療費とその構成割合(%)

(単位：億円)

	総　額	循環器系の疾患	高血圧(再掲)	虚血性心疾患(再掲)	脳卒中(再掲)	が　ん	糖尿病
昭和55年度	(100.0) 105,349	(21.2) 22,345	(7.9) 8,361	(2.3) 2,462	(6.7) 7,035	(6.2) 6,509	(2.2) 2,300
60	(100.0) 140,287	(23.1) 32,443	(8.5) 11,884	(2.8) 3,932	(7.7) 10,813	(7.3) 10,295	(3.0) 4,154
62	(100.0) 158,163	(23.9) 37,801	(7.9) 12,566	(3.1) 4,950	(8.6) 13,664	(7.4) 11,736	(3.1) 4,906
平成2年度	(100.0) 179,764	(24.5) 44,112	(7.8) 13,969	(3.3) 5,881	(9.4) 16,871	(8.1) 14,498	(3.4) 6,142
3	(100.0) 189,951	(24.0) 45,595	(7.5) 14,177	(3.3) 6,209	(9.3) 17,600	(7.6) 14,514	(3.4) 6,529
4	(100.0) 203,166	(23.8) 48,392	(7.8) 15,813	(3.0) 6,005	(8.8) 17,972	(8.1) 16,445	(3.5) 7,125
5	(100.0) 209,757	(23.7) 49,608	(7.7) 16,240	(2.9) 6,101	(8.6) 18,105	(8.0) 16,823	(3.9) 8,249
6	(100.0) 215,765	(23.2) 50,218	(7.5) 16,212	(3.0) 6,554	(8.8) 18,992	(8.1) 17,628	(4.0) 8,739
7	(100.0) 218,683	(23.1) 50,568	(7.5) 16,359	(3.1) 6,862	(8.5) 18,543	(8.5) 18,637	(4.0) 8,741
8	(100.0) 229,209	(23.2) 53,234	(7.8) 17,820	(3.2) 7,274	(8.1) 18,637	(8.5) 19,403	(4.2) 9,644
9	(100.0) 230,345	(23.7) 54,533	(7.9) 18,107	(3.3) 7,580	(8.3) 19,201	(8.8) 20,196	(4.4) 10,060
10	(100.0) 232,788	(23.3) 54,218	(7.4) 17,129	(3.2) 7,411	(8.4) 19,662	(8.6) 20,104	(4.4) 10,247
11	(100.0) 238,268	(23.0) 54,695	(7.4) 17,747	(3.0) 7,234	(8.2) 19,632	(8.8) 21,011	(4.5) 10,700
12	(100.0) 237,960	(22.5) 53,487	(7.7) 18,420	(3.1) 7,339	(7.5) 17,813	(8.7) 20,808	(4.7) 11,084
13	(100.0) 242,494	(22.4) 54,386	(7.7) 18,642	(3.1) 7,546	(7.4) 17,826	(9.1) 21,948	(4.8) 11,670
14	(100.0) 238,160	(22.4) 53,460	(8.2) 19,423	(2.9) 6,947	(7.3) 17,492	(9.3) 22,156	(4.7) 11,191
15	(100.0) 240,931	(22.0) 53,039	(7.9) 19,114	(2.9) 6,954	(7.1) 17,182	(10.3) 24,813	(4.8) 11,465
16	(100.0) 243,627	(22.4) 54,603	(7.8) 18,936	(2.9) 7,000	(7.6) 18,459	(9.6) 23,306	(4.6) 11,168
17	(100.0) 249,677	(21.5) 53,792	(7.6) 18,922	(2.7) 6,635	(7.2) 17,953	(10.3) 25,748	(4.5) 11,165
18	(100.0) 250,468	(23.0) 57,725	(8.8) 22,077	(2.7) 6,755	(7.5) 18,689	(9.9) 24,836	(4.5) 11,342
19	(100.0) 256,418	(21.2) 54,353	(7.4) 18,923	(2.7) 6,812	(6.9) 17,684	(10.5) 26,958	(4.5) 11,471
20	(100.0) 259,595	(20.4) 52,980	(7.1) 18,518	(2.9) 7,538	(6.0) 15,513	(12.8) 33,121	(4.6) 11,893
21	(100.0) 267,425	(20.7) 55,394	(7.1) 18,921	(2.9) 7,700	(6.3) 16,720	(11.1) 29,577	(4.4) 11,854
22	(100.0) 272,228	(20.8) 56,601	(6.9) 18,830	(2.7) 7,420	(6.5) 17,691	(11.1) 30,312	(4.5) 12,149
23	(100.0) 278,129	(20.8) 57,926	(6.9) 19,082	(2.7) 7,553	(6.4) 17,894	(11.4) 31,831	(4.4) 12,152
24	(100.0) 283,198	(20.5) 57,973	(6.6) 18,740	(2.6) 7,421	(6.3) 17,772	(11.7) 33,267	(4.3) 12,088
25	(100.0) 287,477	(20.1) 58,817	(6.6) 18,890	(2.6) 7,503	(6.2) 17,730	(11.8) 33,792	(4.2) 12,076
26	(100.0) 292,506	(20.1) 58,892	(6.3) 18,513	(2.5) 7,430	(6.1) 17,821	(11.8) 34,488	(4.2) 12,196
27	(100.0) 300,461	(19.9) 59,818	(6.2) 18,500	(2.5) 7,562	(6.0) 17,966	(11.9) 35,889	(4.1) 12,356
28	(100.0) 301,853	(19.7) 59,333	(6.0) 17,981	(2.5) 7,399	(5.9) 17,739	(12.3) 37,067	(4.0) 12,132
29	(100.0) 308,335	(19.7) 60,771	(5.8) 17,903	(2.4) 7,498	(5.9) 18,081	(12.4) 38,187	(4.0) 12,236
30	(100.0) 313,251	(19.3) 60,596	(5.6) 17,481	(2.3) 7,165	(5.8) 18,019	(12.6) 39,546	(3.8) 12,059
令和元年度	(100.0) 319,583	(19.2) 61,369	(5.5) 17,427	(2.2) 6,983	(5.7) 18,250	(13.0) 41,534	(3.8) 12,154
2	(100.0) 307,813	(19.5) 60,021	(5.5) 16,919	(2.2) 6,735	(5.9) 18,098	(13.4) 41,252	(3.8) 11,833
3	(100.0) 324,025	(18.9) 61,116	(5.3) 17,021	(2.1) 6,824	(5.6) 18,051	(13.1) 42,479	(3.7) 11,994

〔資料〕厚生労働省「国民医療費」

性	部　位	推定罹患数	推定罹患率	年齢調整罹患率 昭和60年モデル人口
男	全　が　ん	566,460	922.4	445.7
	口腔・咽頭がん	16,463	26.8	14.9
	食　道　が　ん	21,719	35.4	17.6
	胃　が　ん	85,325	138.9	63.4
	結　腸　が　ん	54,875	89.4	43.4
	直　腸　が　ん*1	32,997	53.7	29.8
	大　腸　が　ん*1	87,872	143.1	73.2
	肝　臓　が　ん	25,339	41.3	19.0
	胆のう・胆管がん	11,964	19.5	8.0
	膵　臓　が　ん	22,285	36.3	17.3
	喉　頭　が　ん	4,688	7.6	3.6
	肺　が　ん	84,325	137.3	61.9
	皮　膚　が　ん	12,815	20.9	9.2
	前　立　腺　が　ん	94,748	154.3	68.2
	膀　胱　が　ん	17,498	28.5	12.2
	腎・尿路のがん	20,678	33.7	17.8
	脳・中枢神経系のがん	3,116	5.1	3.7
	甲　状　腺　が　ん	4,888	8.0	5.8
	悪　性　リ　ン　パ　腫	19,311	31.4	16.8
	多　発　性　骨　髄　腫	4,052	6.6	3.1
	白　血　病	8,396	13.7	8.9
女	全　が　ん	432,607	668.1	346.7
	口腔・咽頭がん	7,208	11.1	5.7
	食　道　が　ん	4,663	7.2	3.4
	胃　が　ん	38,994	60.2	23.1
	結　腸　が　ん	48,463	74.8	30.0
	直　腸　が　ん*1	19,290	29.8	14.9
	大　腸　が　ん*1	67,753	104.6	44.9
	肝　臓　が　ん	11,957	18.5	6.0
	胆囊・胆管がん	10,195	15.7	4.6
	膵　臓　が　ん	21,579	33.3	12.3
	喉　頭　が　ん	423	0.7	0.3
	肺　が　ん	42,221	65.2	26.1
	皮　膚　が　ん	12,432	19.2	6.9
	乳　房　が　ん*2	97,142	150.0	100.5
	子　宮　が　ん	29,136	45.0	34.3
	子　宮　頸　が　ん	10,879	16.8	13.9
	子　宮　体　が　ん	17,880	27.6	20.2
	卵　巣　が　ん	13,388	20.7	15.7
	膀　胱　が　ん	5,885	9.1	2.9
	腎・尿路のがん	9,780	15.1	6.6
	脳・中枢神経系のがん	2,733	4.2	2.9
	甲　状　腺　が　ん	13,892	21.5	16.8
	悪　性　リ　ン　パ　腫	17,325	26.8	12.9
	多　発　性　骨　髄　腫	3,539	5.5	2.1
	白　血　病	5,922	9.1	5.7

*1 乳房、子宮頸部の上皮内がんを含まない。
*2 悪性黒色腫を含む。

〔資料〕国立がん研究センターがん対策情報センター（地域がん登録全国推計値）
http://ganjoho.jp/professional/statistics/statistics.html

部位	0〜4(歳)	5〜9	10〜14	15〜19	20〜24	25〜29	30〜34	35〜39	40〜44	45〜49	50〜54	55〜59	60〜64	65〜69	70〜74	75〜79	80〜84	85歳以上
男																		
全がん	19.8	11.6	13.3	15.9	21.2	31.5	48.0	76.1	123.6	194.7	357.2	673.0	1,209.4	1,965.0	2,700.1	3,358.4	3,730.4	3,949.1
口腔・咽頭がん	0.1	0.1	0.2	0.5	0.8	1.5	2.7	4.2	6.9	11.3	18.9	32.4	49.6	65.7	75.7	80.7	72.4	68.9
食道がん	0.0	0.0	0.0	0.0	0.0	0.1	0.1	1.0	2.2	5.2	14.8	31.7	62.1	90.0	114.3	133.5	118.3	94.5
胃がん	0.2	0.0	0.0	0.1	0.3	0.7	1.9	5.7	11.0	18.6	37.0	85.0	172.4	295.1	421.1	542.0	631.4	605.7
結腸がん	0.0	0.0	0.2	0.3	0.5	1.5	3.4	7.2	12.6	22.4	40.9	73.6	121.4	192.7	255.8	312.6	360.9	377.2
直腸がん*1	0.0	0.0	0.1	0.0	0.6	1.2	3.5	7.7	14.1	22.4	41.4	65.4	97.5	140.4	148.6	155.5	154.1	131.4
大腸がん*1	0.0	0.0	0.3	0.3	1.2	2.8	6.8	14.9	26.7	44.8	82.2	139.0	218.8	333.1	404.4	468.1	515.0	508.6
肝臓がん	0.8	0.3	0.1	0.1	0.3	0.3	0.6	1.3	3.5	6.3	14.0	30.2	53.4	84.0	112.6	150.1	188.9	207.1
胆のう・胆管がん	0.0	0.0	0.0	0.0	0.1	0.1	0.2	0.3	0.6	2.0	4.7	8.5	15.7	32.6	47.3	76.8	104.9	140.4
膵臓がん	0.0	0.0	0.1	0.2	0.2	0.4	1.1	2.0	4.1	8.0	15.6	28.0	47.7	75.8	105.3	129.6	150.4	164.1
喉頭がん	0.0	0.0	0.0	0.0	0.0	0.0	0.0	0.1	0.2	1.1	2.3	6.4	11.2	19.1	24.8	29.4	27.1	26.8
肺がん	0.0	0.0	0.0	0.2	0.4	0.7	1.6	3.6	9.0	19.0	38.8	79.1	159.2	290.2	426.8	540.2	579.7	657.7
皮膚がん	0.0	0.1	0.1	0.3	0.5	0.7	1.6	2.6	4.1	5.0	7.8	12.5	18.0	28.0	40.9	68.1	107.6	176.1
前立腺がん	0.1	0.0	0.0	0.0	0.0	0.0	0.0	0.1	0.8	3.7	23.3	75.3	187.6	348.7	538.1	660.8	648.6	608.5
膀胱がん	0.1	0.0	0.0	0.1	0.1	0.2	0.2	0.7	1.4	3.7	7.5	15.0	29.9	53.4	76.8	101.6	132.9	194.1
腎・尿路のがん	0.7	0.1	0.1	0.1	0.2	0.8	1.6	4.4	8.9	13.9	24.0	35.4	53.5	72.5	89.6	102.8	118.3	122.7
脳・中枢神経系のがん	2.3	1.9	2.6	2.0	2.0	1.8	2.0	3.3	3.6	3.8	4.4	5.5	6.0	7.3	9.5	11.6	12.3	13.5
甲状腺がん	0.0	0.1	0.3	1.2	1.6	2.5	3.9	5.9	8.1	8.7	9.5	10.9	12.4	15.3	14.9	15.3	14.6	10.8
悪性リンパ腫	1.6	2.0	2.4	2.3	3.0	3.2	4.2	6.3	7.7	11.0	16.3	28.7	45.6	58.8	78.8	100.1	126.4	129.1
多発性骨髄腫	0.0	0.0	0.0	0.0	0.0	0.2	0.1	0.3	0.7	1.7	3.1	5.1	7.8	11.7	17.6	23.6	31.3	33.8
白血病	8.0	4.9	3.3	3.7	4.1	3.8	4.3	4.5	5.9	7.7	9.4	12.1	16.1	22.5	27.4	35.8	45.5	51.2
女																		
全がん	19.1	10.1	10.4	17.3	29.8	55.2	110.0	192.0	326.8	483.8	579.7	692.0	841.2	1,063.3	1,286.2	1,493.8	1,705.2	1,889.3
口腔・咽頭がん	0.0	0.0	0.3	0.4	1.4	1.8	2.8	3.5	5.3	6.6	9.0	11.9	13.3	16.1	18.5	25.0	29.5	36.2
食道がん	0.0	0.0	0.0	0.0	0.0	0.1	0.2	0.6	1.2	2.8	4.5	9.0	11.6	15.4	16.4	19.3	19.4	15.8
胃がん	0.1	0.0	0.0	0.1	0.5	1.2	3.2	6.1	9.9	14.5	19.2	33.9	55.6	93.0	131.0	172.5	215.7	230.7
結腸がん	0.0	0.1	0.1	0.1	0.5	1.4	3.1	7.3	12.9	21.6	35.8	53.0	77.7	118.7	155.7	195.4	249.4	289.8
直腸がん*1	0.0	0.0	0.0	0.1	0.3	1.2	2.6	5.7	9.9	16.3	24.7	33.0	45.2	57.1	62.4	67.9	78.7	75.5
大腸がん*1	0.0	0.1	0.1	0.2	0.8	2.6	5.7	13.0	22.7	37.9	60.5	86.1	122.8	175.8	218.1	263.3	328.1	365.2
肝臓がん	0.9	0.2	0.2	0.0	0.2	0.3	0.2	0.8	1.1	2.2	3.8	6.4	12.5	21.6	33.6	53.5	78.6	91.6
胆のう・胆管がん	0.0	0.0	0.0	0.0	0.0	0.0	0.1	0.2	0.7	1.3	2.4	5.1	9.9	17.4	24.3	39.4	61.1	99.0
膵臓がん	0.0	0.1	0.3	0.6	0.6	0.9	1.6	1.7	3.7	5.9	10.1	20.1	30.5	46.9	70.2	94.7	117.5	142.0
喉頭がん	0.0	0.0	0.0	0.0	0.0	0.0	0.0	0.0	0.1	0.3	0.5	0.6	0.8	1.3	1.7	2.1	1.9	1.2
肺がん	0.0	0.0	0.0	0.1	0.3	0.7	1.9	3.5	7.1	13.9	25.6	42.5	71.8	113.4	166.5	195.1	204.0	211.7
皮膚がん	0.0	0.0	0.2	0.5	0.7	1.3	2.2	2.8	3.7	5.4	7.4	9.5	14.8	19.7	30.5	43.2	59.5	113.8
乳がん*2	0.0	0.0	0.1	0.2	1.4	7.2	28.2	65.9	148.9	232.9	224.7	227.4	246.9	262.0	262.5	244.8	220.1	185.2
子宮がん	0.0	0.0	0.0	0.2	0.8	7.7	21.9	39.0	48.8	65.8	88.5	95.1	73.3	67.2	61.0	54.3	48.8	40.7
子宮頸がん	0.0	0.0	0.0	0.0	0.4	5.3	16.2	26.7	27.8	27.8	26.0	24.0	20.9	21.4	20.0	18.0	17.4	16.2
子宮体がん	0.0	0.0	0.0	0.2	0.5	2.4	5.8	12.3	20.8	37.8	62.3	70.6	52.1	45.1	40.4	35.4	29.7	20.2
卵巣がん	0.2	0.9	1.1	3.3	6.1	7.5	10.1	13.4	19.5	29.3	37.5	35.6	34.7	33.2	28.3	25.4	23.6	22.0
膀胱がん	0.0	0.0	0.0	0.0	0.0	0.1	0.2	0.3	0.7	1.0	2.2	3.7	5.8	10.6	16.3	24.7	33.8	50.6
腎・尿路のがん	0.7	0.2	0.1	0.1	0.2	0.3	0.8	1.9	4.1	5.9	9.1	12.3	17.5	24.1	30.9	38.7	48.0	51.3
脳・中枢神経系のがん	2.6	2.3	1.2	1.7	1.5	1.6	2.7	2.2	2.9	3.0	3.3	3.1	5.1	5.4	6.4	8.9	9.1	9.0
甲状腺がん	0.0	0.0	0.7	3.3	8.1	12.8	16.4	22.2	25.6	25.8	29.5	29.1	31.0	32.1	37.1	31.0	24.1	17.6
悪性リンパ腫	1.5	0.9	1.4	1.8	2.5	3.3	4.1	5.5	6.0	10.0	15.2	24.7	36.6	46.1	57.9	69.8	78.1	72.9
多発性骨髄腫	0.0	0.0	0.0	0.0	0.0	0.0	0.1	0.3	0.6	1.4	1.9	3.5	5.6	9.4	12.0	16.7	18.6	19.1
白血病	6.8	3.8	2.8	2.3	2.6	2.5	2.9	3.5	4.5	5.0	5.9	9.0	10.6	12.9	15.5	18.0	21.7	25.0

*1 乳房、子宮頸部の上皮内がんを含まない。
*2 皮膚の黒色腫を含む。

〔資料〕国立がん研究センターがん対策情報センター（地域がん登録全国推計値）
http://ganjoho.jp/professional/statistics/statistics.html

14 部位別・年齢階級別がん死亡数及び死亡率(人口10万対)の年次推移

上段　死　亡　数
下段　（　）死亡率

部位	性別		総数	30～34(歳)	35～39	40～44	45～49	50～54	55～59	60～64	65～69	70～74	75～79	80歳以上
全	総数	昭和45年	119,977 (116.3)	1,882 (22.6)	3,182 (38.9)	4,894 (67.0)	6,596 (113.0)	8,695 (182.0)	13,018 (295.7)	16,948 (456.8)	20,013 (673.0)	18,760 (881.7)	13,191 (1,042.0)	8,755 (927.9)
		50	136,383 (122.6)	2,026 (22.0)	3,027 (36.1)	5,080 (62.0)	7,850 (107.1)	9,801 (170.5)	12,846 (276.4)	17,633 (413.6)	21,702 (631.7)	22,574 (879.2)	17,434 (1,065.1)	12,519 (1,045.5)
		55	161,764 (139.1)	2,040 (19.1)	3,175 (34.7)	4,693 (56.6)	8,384 (104.0)	12,717 (177.4)	14,627 (262.0)	18,239 (410.6)	24,088 (610.2)	26,771 (888.8)	23,472 (1,155.8)	20,265 (1,251.3)
		60	187,714 (156.1)	1,530 (16.9)	3,238 (30.3)	4,955 (54.8)	7,640 (93.2)	13,439 (170.8)	18,977 (272.5)	21,137 (394.4)	24,151 (579.8)	29,767 (842.7)	28,856 (1,185.3)	31,403 (1,415.3)
		平成2年	217,413 (177.2)	1,109 (14.4)	2,611 (29.2)	5,250 (49.4)	8,030 (89.3)	12,091 (149.9)	20,997 (272.2)	28,002 (415.7)	28,670 (563.2)	30,559 (802.1)	33,102 (1,098.1)	44,763 (1,515.4)
		7	263,022 (211.6)	1,046 (13.1)	1,976 (25.6)	4,343 (48.7)	9,354 (88.7)	13,682 (154.3)	19,600 (247.7)	31,211 (419.2)	39,670 (622.5)	38,633 (826.5)	37,058 (1,130.9)	64,489 (1,666.4)
		12	295,484 (235.2)	1,051 (12.2)	1,838 (23.0)	3,417 (44.3)	7,385 (83.5)	15,217 (146.4)	20,787 (239.0)	28,149 (365.0)	41,873 (590.5)	49,047 (832.7)	44,742 (1,080.8)	80,368 (1,660.4)
		17	325,941 (258.3)	983 (10.2)	1,670 (19.4)	2,859 (35.9)	5,373 (70.2)	11,764 (134.5)	22,297 (218.1)	29,322 (343.9)	37,370 (503.4)	51,693 (779.1)	57,251 (1,088.2)	104,122 (1,643.5)
		22	353,499 (279.7)	760 (9.3)	1,598 (16.5)	2,779 (32.1)	4,731 (59.4)	8,690 (114.2)	17,815 (205.8)	31,925 (317.5)	39,677 (482.1)	48,049 (687.7)	60,681 (1,016.1)	135,708 (1,659.6)
		27	370,346 (295.4)	654 (9.2)	1,284 (15.7)	2,848 (29.5)	4,519 (52.5)	7,764 (98.3)	13,123 (175.1)	25,325 (299.8)	43,689 (451.4)	51,643 (666.2)	58,149 (917.3)	160,386 (1,601.9)
		令和2年	378,385 (307.0)	495 (7.9)	1,012 (14.1)	2,140 (26.1)	4,552 (47.2)	7,263 (85.1)	11,457 (147.1)	18,254 (248.4)	34,324 (419.2)	56,040 (610.6)	62,691 (886.2)	179,406 (1,548.5)
		3	381,505 (310.7)	517 (8.3)	946 (13.4)	2,037 (25.6)	4,296 (45.0)	7,445 (82.0)	11,365 (147.8)	17,660 (242.0)	31,941 (409.5)	59,736 (620.9)	60,029 (898.8)	184,777 (1,550.0)
		4	385,797 (316.1)	482 (7.9)	977 (14.1)	1,957 (25.4)	4,374 (47.2)	7,631 (82.4)	11,185 (141.0)	17,799 (242.2)	30,175 (404.3)	58,964 (635.1)	61,357 (877.3)	190,138 (1,546.8)
が	男	昭和45年	67,074 (132.6)	862 (20.7)	1,477 (36.0)	2,297 (63.0)	3,034 (114.2)	4,392 (205.2)	7,249 (357.3)	10,119 (579.5)	12,567 (902.0)	11,279 (1,176.9)	7,396 (1,393.5)	4,234 (1,283.7)
		50	76,922 (140.6)	887 (19.3)	1,401 (33.4)	2,493 (60.7)	4,096 (112.6)	4,873 (187.6)	7,116 (345.8)	10,415 (541.2)	13,352 (853.9)	13,810 (1,207.6)	10,079 (1,468.8)	6,290 (1,464.2)
		55	93,501 (163.5)	933 (17.3)	1,493 (32.7)	2,311 (55.8)	4,757 (118.4)	7,569 (214.3)	8,322 (333.7)	10,801 (558.8)	14,752 (850.5)	16,366 (1,247.3)	13,822 (1,634.1)	10,591 (1,800.2)
		60	110,660 (187.4)	685 (15.1)	1,559 (28.9)	2,434 (54.2)	4,183 (103.2)	8,322 (213.5)	12,339 (363.9)	12,840 (546.7)	14,821 (836.9)	18,199 (1,224.6)	17,251 (1,730.8)	16,571 (2,086.2)
		平成2年	130,395 (216.4)	482 (12.4)	1,187 (26.4)	2,625 (49.2)	4,397 (98.3)	7,259 (181.9)	14,088 (372.5)	19,302 (596.8)	18,140 (828.6)	18,681 (1,200.1)	19,628 (1,640.4)	23,313 (2,250.7)
		7	159,461 (262.0)	476 (11.8)	890 (22.9)	2,116 (47.2)	4,977 (94.1)	8,058 (183.4)	12,707 (327.0)	21,634 (601.3)	27,531 (921.6)	24,549 (1,271.1)	22,156 (1,766.3)	33,353 (2,566.6)
		12	179,140 (291.3)	485 (11.1)	771 (19.1)	1,625 (41.9)	3,858 (87.0)	8,753 (168.8)	13,262 (310.2)	19,032 (508.9)	29,153 (869.5)	33,482 (1,255.9)	27,321 (1,685.3)	40,518 (2,587.3)
		17	196,603 (319.1)	401 (8.2)	689 (15.9)	1,234 (30.7)	2,727 (71.1)	6,562 (150.5)	13,771 (271.9)	19,672 (474.2)	25,537 (720.8)	35,297 (1,160.7)	37,755 (1,672.9)	52,262 (2,572.1)
		22	211,435 (343.4)	321 (7.7)	624 (12.7)	1,185 (27.0)	2,257 (56.2)	4,678 (122.9)	10,735 (249.9)	20,891 (423.2)	26,942 (684.9)	32,435 (1,002.5)	39,917 (1,539.3)	70,832 (2,573.6)
		27	219,508 (359.8)	260 (7.1)	521 (12.5)	1,225 (25.0)	2,035 (46.8)	3,923 (98.9)	7,622 (204.4)	16,179 (389.8)	29,367 (628.3)	34,860 (967.0)	37,820 (1,344.5)	85,165 (2,425.7)
		令和2年	220,989 (368.7)	232 (7.2)	406 (11.2)	852 (20.4)	1,947 (39.9)	3,421 (79.4)	6,241 (160.0)	11,224 (309.0)	22,597 (568.9)	37,324 (861.5)	40,944 (1,295.0)	95,361 (2,270.0)
		3	222,467 (372.7)	222 (7.0)	395 (11.0)	779 (19.3)	1,865 (38.5)	3,470 (75.6)	6,141 (159.4)	10,834 (299.6)	20,809 (548.5)	39,910 (878.9)	39,124 (1,314.6)	98,476 (2,275.4)
		4	223,291 (376.5)	187 (6.0)	378 (10.7)	769 (19.6)	1,816 (38.5)	3,561 (76.0)	6,004 (150.8)	10,673 (292.9)	19,377 (533.2)	38,931 (888.7)	39,830 (1,270.3)	101,383 (2,258.8)
ん	女	昭和45年	52,903 (100.7)	1,020 (24.5)	1,705 (41.9)	2,597 (71.0)	3,562 (111.9)	4,303 (163.2)	5,769 (243.1)	6,829 (347.7)	7,446 (471.1)	7,481 (639.7)	5,795 (788.3)	4,521 (736.6)
		50	59,461 (105.2)	1,139 (24.8)	1,626 (38.8)	2,587 (63.4)	3,754 (101.7)	4,928 (156.4)	5,730 (221.2)	7,218 (308.6)	8,350 (446.1)	8,764 (615.4)	7,355 (773.8)	6,229 (811.3)
		55	68,263 (115.5)	1,107 (20.8)	1,682 (36.7)	2,382 (57.3)	3,627 (89.8)	5,148 (141.5)	6,305 (204.2)	7,438 (296.4)	9,336 (421.8)	10,405 (612.1)	9,650 (814.4)	9,674 (938.1)
		60	77,054 (125.9)	845 (18.8)	1,679 (31.8)	2,521 (55.4)	3,457 (83.5)	5,117 (128.9)	6,638 (185.7)	8,297 (275.6)	9,330 (389.7)	11,568 (565.3)	11,605 (807.2)	14,832 (1,041.1)
		平成2年	87,018 (139.3)	627 (16.4)	1,424 (32.0)	2,625 (49.7)	3,633 (80.4)	4,832 (118.5)	6,909 (175.7)	8,700 (248.5)	10,530 (362.9)	11,878 (527.1)	13,474 (741.2)	21,450 (1,118.3)
		7	103,399 (163.1)	570 (14.5)	1,086 (28.4)	2,227 (50.2)	4,377 (83.3)	5,624 (125.7)	6,893 (171.2)	9,577 (248.9)	12,139 (358.5)	14,084 (513.4)	14,902 (736.9)	31,136 (1,211.3)
		12	116,344 (181.4)	566 (13.3)	1,067 (27.1)	1,792 (46.9)	3,527 (80.0)	6,464 (124.2)	7,525 (170.1)	9,117 (229.6)	12,720 (340.2)	15,565 (482.9)	17,421 (691.7)	39,850 (1,217.1)
		17	129,338 (200.3)	582 (12.3)	981 (23.1)	1,625 (41.2)	2,646 (69.4)	5,202 (118.7)	8,526 (165.3)	9,650 (220.4)	11,833 (305.0)	16,396 (456.2)	19,496 (648.9)	51,860 (1,205.1)
		22	142,064 (219.2)	439 (10.9)	974 (20.5)	1,594 (37.3)	2,474 (62.6)	4,012 (105.6)	7,080 (162.4)	11,034 (215.6)	12,735 (296.4)	15,614 (416.1)	20,764 (614.5)	64,876 (1,195.9)
		27	150,838 (234.4)	394 (11.2)	763 (18.9)	1,623 (34.1)	2,484 (58.3)	3,841 (97.8)	5,501 (146.1)	9,146 (212.9)	14,322 (286.1)	16,783 (404.7)	20,329 (576.5)	75,221 (1,157.2)
		令和2年	157,396 (248.6)	263 (8.5)	606 (17.2)	1,288 (30.9)	2,605 (54.9)	3,842 (90.9)	5,216 (134.2)	7,030 (189.2)	11,727 (278.2)	18,716 (386.2)	21,747 (555.8)	84,045 (1,138.0)
		3	159,038 (252.1)	295 (9.7)	551 (15.8)	1,258 (32.2)	2,431 (51.8)	3,975 (88.6)	5,224 (136.2)	6,826 (185.3)	11,132 (277.9)	19,826 (390.3)	20,905 (564.6)	86,301 (1,136.7)
		4	162,506 (259.1)	295 (9.9)	599 (17.6)	1,188 (31.3)	2,558 (56.0)	4,070 (89.0)	5,181 (131.0)	7,126 (192.4)	10,798 (282.0)	20,033 (408.6)	21,527 (557.9)	88,755 (1,137.3)

部位	性別		総数	30〜34(歳)	35〜39	40〜44	45〜49	50〜54	55〜59	60〜64	65〜69	70〜74	75〜79	80歳以上
食道がん	総数	昭和45年	4,823 (4.7)	11 (0.1)	35 (0.4)	73 (1.0)	145 (2.5)	224 (4.7)	506 (11.5)	763 (20.6)	984 (33.1)	973 (45.7)	627 (49.5)	477 (50.6)
		50	4,997 (4.5)	5 (0.1)	16 (0.2)	82 (1.0)	167 (2.3)	297 (5.2)	440 (9.5)	750 (17.6)	962 (28.0)	958 (37.3)	768 (46.9)	548 (45.8)
		55	5,733 (4.9)	4 (0.0)	12 (0.1)	53 (0.6)	185 (2.3)	410 (5.7)	535 (9.6)	695 (15.6)	1,028 (26.0)	1,077 (35.8)	919 (45.3)	813 (50.2)
		60	6,197 (5.2)	5 (0.1)	21 (0.2)	69 (0.8)	191 (2.3)	471 (6.0)	774 (11.1)	802 (15.0)	903 (21.7)	1,003 (28.4)	984 (40.4)	972 (43.8)
		平成2年	7,274 (5.9)	7 (0.1)	23 (0.3)	76 (0.7)	230 (2.6)	478 (5.9)	898 (11.6)	1,142 (17.0)	1,110 (21.8)	1,089 (28.6)	1,051 (34.9)	1,170 (39.6)
		7	8,638 (6.9)	3 (0.0)	11 (0.1)	58 (0.7)	289 (2.7)	604 (6.8)	926 (11.7)	1,255 (16.9)	1,614 (25.3)	1,249 (26.7)	1,054 (32.2)	1,571 (40.6)
		12	10,256 (8.2)	2 (0.0)	14 (0.2)	63 (0.8)	246 (2.8)	638 (6.1)	1,160 (13.3)	1,440 (18.7)	1,777 (25.1)	1,786 (30.3)	1,306 (31.5)	1,820 (37.6)
		17	11,182 (8.9)	3 (0.0)	9 (0.1)	44 (0.6)	171 (2.2)	471 (5.4)	1,106 (10.8)	1,720 (20.2)	1,741 (23.5)	1,926 (29.0)	1,769 (33.6)	2,221 (35.1)
		22	11,867 (9.4)	7 (0.1)	13 (0.1)	42 (0.5)	125 (1.6)	341 (4.5)	870 (10.1)	1,630 (16.2)	2,086 (25.3)	1,985 (28.4)	1,909 (32.0)	2,858 (35.0)
		27	11,739 (9.4)	4 (0.1)	17 (0.2)	49 (0.5)	101 (1.2)	282 (3.6)	618 (8.2)	1,142 (13.5)	1,993 (20.6)	2,221 (28.7)	1,948 (30.7)	3,360 (33.6)
		令和2年	10,981 (8.9)	17 (0.3)	32 (0.4)	53 (0.6)	109 (1.1)	195 (2.3)	314 (4.0)	495 (6.7)	855 (10.4)	1,242 (13.5)	1,295 (18.3)	3,206 (27.7)
		3	10,958 (8.9)	1 (0.0)	8 (0.1)	27 (0.3)	112 (1.2)	242 (2.7)	403 (5.2)	803 (11.0)	1,219 (15.6)	2,214 (23.0)	2,082 (31.2)	3,846 (32.3)
		4	10,918 (8.9)	1 (0.0)	7 (0.1)	28 (0.4)	103 (1.1)	222 (2.4)	430 (5.4)	734 (10.0)	1,208 (16.2)	2,157 (23.2)	1,999 (28.6)	4,027 (32.8)
	男	昭和45年	3,673 (7.3)	6 (0.1)	23 (0.6)	54 (1.5)	108 (4.1)	170 (7.9)	401 (19.8)	635 (36.4)	779 (55.9)	746 (77.8)	437 (82.3)	311 (94.3)
		50	3,862 (7.1)	3 (0.1)	12 (0.3)	63 (1.5)	140 (3.8)	236 (9.1)	353 (17.2)	616 (32.0)	786 (50.3)	748 (65.4)	573 (83.5)	329 (76.6)
		55	4,490 (7.8)	3 (0.1)	10 (0.2)	36 (0.9)	171 (4.3)	362 (10.3)	456 (18.3)	565 (29.2)	835 (48.1)	830 (63.3)	688 (81.3)	534 (90.8)
		60	5,046 (8.5)	5 (0.1)	20 (0.4)	65 (1.4)	172 (4.2)	431 (11.1)	705 (20.8)	700 (29.8)	741 (41.8)	807 (54.3)	756 (75.9)	643 (81.0)
		平成2年	6,004 (10.0)	5 (0.1)	16 (0.4)	64 (1.2)	201 (4.5)	427 (10.7)	807 (21.3)	1,041 (32.2)	972 (44.4)	899 (57.8)	801 (66.9)	771 (74.4)
		7	7,253 (11.9)	2 (0.0)	8 (0.2)	50 (1.1)	262 (5.0)	549 (12.5)	838 (21.6)	1,160 (32.2)	1,461 (48.9)	1,071 (55.5)	820 (65.4)	1,030 (79.3)
		12	8,706 (14.2)	1 (0.0)	11 (0.3)	51 (1.3)	209 (4.7)	568 (11.0)	1,056 (24.7)	1,299 (34.7)	1,603 (47.8)	1,601 (60.0)	1,107 (68.3)	1,198 (76.5)
		17	9,465 (15.4)	2 (0.0)	5 (0.1)	32 (0.8)	144 (3.8)	406 (9.3)	989 (19.5)	1,525 (36.8)	1,575 (44.5)	1,711 (56.3)	1,544 (68.4)	1,532 (75.4)
		22	9,992 (16.2)	6 (0.1)	9 (0.2)	35 (0.8)	104 (2.6)	277 (7.3)	750 (17.5)	1,447 (29.3)	1,874 (47.6)	1,756 (54.3)	1,669 (64.4)	2,064 (75.0)
		27	9,774 (16.0)	1 (0.0)	8 (0.2)	33 (0.7)	74 (1.7)	219 (5.5)	519 (13.9)	1,007 (24.3)	1,748 (37.4)	1,971 (54.7)	1,679 (59.7)	2,511 (71.5)
		令和2年	8,978 (15.0)	12 (0.4)	18 (0.5)	28 (0.7)	82 (1.7)	152 (3.5)	236 (6.0)	415 (11.4)	719 (18.1)	1,061 (24.5)	1,032 (32.6)	1,785 (42.5)
		3	8,864 (14.9)	1 (0.0)	6 (0.2)	18 (0.4)	76 (1.6)	182 (4.0)	323 (8.4)	660 (18.3)	1,021 (26.9)	1,895 (41.7)	1,774 (59.6)	2,907 (67.2)
		4	8,790 (14.8)	− (−)	6 (0.1)	15 (0.4)	65 (0.7)	170 (7.0)	328 (8.2)	597 (16.4)	1,021 (28.1)	1,817 (41.5)	1,700 (54.2)	3,070 (68.4)
	女	昭和45年	1,150 (2.2)	5 (0.1)	12 (0.3)	19 (0.5)	37 (1.2)	54 (2.0)	105 (4.4)	128 (6.5)	205 (13.0)	227 (19.4)	190 (25.8)	166 (27.0)
		50	1,135 (2.0)	2 (0.0)	4 (0.1)	19 (0.5)	27 (0.7)	61 (1.9)	87 (3.4)	134 (5.7)	176 (9.4)	210 (14.7)	195 (20.5)	219 (28.5)
		55	1,243 (2.1)	1 (0.0)	2 (0.0)	17 (0.4)	14 (0.3)	48 (1.3)	79 (2.6)	130 (5.2)	193 (8.7)	247 (14.5)	231 (19.5)	279 (27.1)
		60	1,151 (1.9)	− (−)	1 (0.0)	4 (0.1)	19 (0.5)	40 (1.0)	69 (1.9)	102 (3.4)	162 (6.8)	196 (9.6)	228 (15.9)	329 (23.1)
		平成2年	1,270 (2.0)	2 (0.1)	7 (0.2)	12 (0.2)	29 (0.6)	51 (1.3)	91 (2.3)	101 (2.9)	138 (4.8)	190 (8.4)	250 (13.8)	399 (20.8)
		7	1,385 (2.2)	1 (0.0)	3 (0.1)	8 (0.2)	27 (0.5)	55 (1.2)	88 (2.2)	95 (2.5)	153 (4.5)	178 (6.5)	234 (11.6)	541 (21.0)
		12	1,550 (2.4)	1 (0.0)	3 (0.1)	12 (0.3)	37 (0.8)	70 (1.3)	104 (2.4)	141 (3.6)	174 (4.7)	185 (5.7)	199 (7.9)	622 (19.0)
		17	1,717 (2.7)	1 (0.0)	4 (0.1)	12 (0.3)	27 (0.7)	65 (1.5)	117 (2.3)	195 (4.5)	166 (4.3)	215 (6.0)	225 (7.5)	689 (16.0)
		22	1,875 (2.9)	1 (0.0)	4 (0.1)	7 (0.2)	21 (0.5)	64 (1.7)	120 (2.8)	183 (3.6)	212 (4.9)	229 (6.1)	240 (7.1)	794 (14.6)
		27	1,965 (3.1)	3 (0.1)	9 (0.2)	16 (0.3)	27 (0.6)	63 (1.6)	99 (2.6)	135 (3.1)	245 (4.9)	250 (6.0)	269 (7.6)	849 (13.1)
		令和2年	2,003 (3.2)	5 (0.2)	14 (0.4)	25 (0.6)	27 (0.6)	43 (1.0)	78 (2.0)	80 (2.2)	136 (3.2)	181 (3.7)	263 (6.7)	1,421 (19.2)
		3	2,094 (3.3)	− (−)	2 (0.1)	9 (0.2)	36 (0.8)	60 (1.3)	80 (2.1)	143 (3.9)	198 (4.9)	319 (6.3)	308 (8.3)	939 (12.4)
		4	2,128 (3.4)	1 (0.0)	1 (0.0)	13 (0.3)	38 (0.8)	52 (1.1)	102 (2.6)	137 (3.7)	187 (4.9)	340 (6.9)	299 (7.7)	957 (12.3)

部位	性別		総数	30～34(歳)	35～39	40～44	45～49	50～54	55～59	60～64	65～69	70～74	75～79	80歳以上
胃 が ん	総数	昭和45年	48,823 (47.3)	727 (8.7)	1,278 (15.6)	1,940 (26.6)	2,583 (44.2)	3,418 (71.6)	5,169 (117.4)	6,975 (188.0)	8,464 (284.6)	8,203 (385.5)	5,820 (459.8)	3,651 (386.9)
		50	49,857 (44.8)	772 (8.4)	1,191 (14.2)	1,875 (22.9)	2,787 (38.0)	3,343 (58.2)	4,528 (97.4)	6,475 (151.9)	8,058 (234.6)	8,602 (335.0)	6,783 (414.4)	4,897 (409.0)
		55	50,443 (43.4)	735 (6.9)	1,145 (12.5)	1,543 (18.6)	2,586 (32.1)	3,761 (52.5)	4,263 (76.4)	5,634 (126.8)	7,590 (192.3)	8,413 (279.3)	7,716 (379.9)	6,694 (413.3)
		60	48,902 (40.7)	487 (5.4)	1,015 (9.5)	1,414 (15.6)	2,062 (25.2)	3,319 (42.2)	4,673 (67.1)	5,368 (100.2)	6,199 (148.8)	7,657 (216.8)	7,565 (310.7)	8,885 (400.4)
		平成2年	47,471 (38.7)	280 (3.6)	703 (7.9)	1,319 (12.4)	1,815 (20.2)	2,707 (33.5)	4,172 (54.1)	5,844 (86.8)	6,072 (119.3)	6,468 (169.8)	7,339 (243.5)	10,579 (358.1)
		7	50,076 (40.3)	204 (2.6)	445 (5.8)	944 (10.6)	1,857 (17.6)	2,445 (27.6)	3,663 (46.3)	5,466 (73.4)	7,121 (111.7)	7,208 (154.2)	7,116 (217.2)	13,461 (347.8)
		12	50,650 (40.3)	168 (2.0)	303 (3.8)	611 (7.9)	1,318 (14.9)	2,499 (24.0)	3,445 (39.6)	4,695 (60.9)	6,874 (96.9)	8,139 (138.2)	7,466 (180.4)	15,022 (310.4)
		17	50,311 (39.9)	148 (1.5)	276 (3.2)	380 (4.8)	754 (9.9)	1,753 (20.0)	3,257 (31.9)	4,328 (50.8)	5,839 (78.7)	7,800 (117.6)	8,496 (161.5)	17,210 (271.6)
		22	50,136 (39.7)	88 (1.1)	220 (2.3)	332 (3.8)	536 (6.7)	1,088 (14.3)	2,400 (27.7)	4,424 (44.0)	5,526 (67.1)	7,029 (100.6)	8,454 (141.6)	19,983 (244.4)
		27	46,679 (37.2)	82 (1.1)	141 (1.7)	282 (2.9)	467 (5.4)	803 (10.2)	1,428 (19.1)	3,002 (35.5)	5,460 (56.4)	6,556 (84.6)	7,495 (118.2)	20,914 (208.9)
		令和2年	42,319 (34.3)	61 (1.0)	110 (1.5)	203 (2.5)	366 (3.8)	573 (6.7)	979 (12.6)	1,849 (25.2)	3,827 (46.7)	6,278 (68.4)	6,873 (97.2)	21,165 (182.7)
		3	41,624 (33.9)	64 (1.0)	94 (1.3)	198 (2.5)	350 (3.7)	565 (6.2)	908 (11.8)	1,782 (24.4)	3,465 (44.4)	6,410 (66.6)	6,473 (96.9)	21,279 (178.5)
		4	40,711 (33.4)	47 (0.8)	104 (1.5)	170 (2.2)	347 (3.7)	590 (6.4)	836 (10.5)	1,560 (21.2)	3,057 (41.0)	6,212 (66.9)	6,520 (93.2)	21,244 (172.8)
	男	昭和45年	29,653 (58.6)	347 (8.3)	629 (15.3)	1,003 (27.5)	1,388 (52.2)	1,990 (93.0)	3,213 (158.4)	4,637 (265.6)	5,699 (409.0)	5,228 (545.5)	3,459 (651.7)	1,804 (547.0)
		50	30,403 (55.6)	308 (6.7)	563 (13.4)	1,001 (24.4)	1,637 (45.0)	1,923 (74.0)	2,871 (139.5)	4,201 (218.3)	5,333 (341.1)	5,593 (489.1)	4,131 (602.0)	2,610 (607.6)
		55	30,845 (53.9)	305 (5.7)	526 (11.5)	797 (19.3)	1,582 (39.4)	2,465 (69.8)	2,630 (105.5)	3,603 (186.4)	5,012 (289.0)	5,472 (417.0)	4,743 (560.7)	3,572 (607.1)
		60	30,146 (51.1)	194 (4.3)	452 (8.4)	720 (16.0)	1,191 (29.4)	2,202 (56.5)	3,252 (95.9)	3,466 (147.6)	4,082 (230.5)	4,951 (333.2)	4,701 (471.7)	4,825 (607.5)
		平成2年	29,909 (49.6)	101 (2.6)	317 (7.0)	644 (12.1)	1,099 (24.6)	1,770 (44.4)	2,993 (79.1)	4,262 (131.8)	4,081 (186.4)	4,257 (273.5)	4,613 (385.5)	5,697 (550.0)
		7	32,015 (52.6)	77 (1.9)	207 (5.3)	495 (11.0)	1,028 (19.4)	1,624 (37.0)	2,590 (66.7)	4,033 (112.1)	5,210 (174.4)	4,869 (252.1)	4,571 (364.4)	7,239 (557.0)
		12	32,798 (53.3)	71 (1.6)	141 (3.5)	304 (7.8)	724 (16.3)	1,609 (31.0)	2,460 (57.5)	3,406 (91.1)	5,238 (156.2)	6,007 (225.3)	4,858 (299.7)	7,928 (506.2)
		17	32,643 (53.0)	62 (1.3)	120 (2.8)	183 (4.6)	432 (11.3)	1,147 (26.3)	2,293 (45.3)	3,209 (77.4)	4,393 (124.0)	5,776 (189.9)	5,971 (264.6)	9,014 (443.6)
		22	32,943 (53.5)	46 (1.1)	97 (2.0)	168 (3.8)	305 (7.6)	698 (18.3)	1,689 (39.3)	3,274 (66.3)	4,214 (107.1)	5,276 (163.1)	6,137 (236.7)	11,004 (399.8)
		27	30,809 (50.5)	30 (0.8)	66 (1.6)	141 (2.9)	256 (5.9)	524 (13.2)	992 (26.6)	2,199 (53.0)	4,108 (87.9)	4,939 (137.0)	5,504 (195.7)	12,022 (342.4)
		令和2年	27,771 (46.3)	30 (0.9)	51 (1.4)	106 (2.5)	211 (4.3)	377 (8.7)	674 (17.3)	1,303 (35.9)	2,814 (70.8)	4,706 (108.6)	5,066 (160.2)	12,411 (295.4)
		3	27,196 (45.6)	33 (1.0)	47 (1.3)	88 (2.2)	189 (3.9)	355 (7.7)	619 (16.1)	1,307 (36.1)	2,567 (67.7)	4,759 (104.8)	4,732 (159.0)	12,481 (288.4)
		4	26,455 (44.6)	18 (0.6)	51 (1.4)	90 (2.3)	195 (4.1)	384 (8.2)	579 (14.5)	1,123 (30.8)	2,247 (61.8)	4,568 (104.3)	4,740 (151.2)	12,451 (277.4)
	女	昭和45年	19,170 (36.5)	380 (9.1)	649 (16.0)	937 (25.6)	1,195 (37.5)	1,428 (54.2)	1,956 (82.4)	2,338 (119.1)	2,765 (175.0)	2,975 (254.4)	2,361 (321.2)	1,847 (300.9)
		50	19,454 (34.4)	464 (10.1)	628 (15.0)	874 (21.4)	1,150 (31.2)	1,420 (45.1)	1,657 (64.0)	2,274 (97.2)	2,725 (145.6)	3,009 (211.3)	2,652 (279.0)	2,287 (297.9)
		55	19,598 (33.2)	430 (8.1)	619 (13.5)	746 (17.9)	1,004 (24.8)	1,296 (35.6)	1,633 (52.9)	2,031 (80.9)	2,578 (116.5)	2,941 (173.9)	2,973 (250.9)	3,122 (302.7)
		60	18,756 (30.6)	293 (6.5)	563 (10.6)	694 (15.2)	871 (21.0)	1,117 (28.1)	1,421 (39.8)	1,902 (63.2)	2,117 (88.4)	2,706 (132.2)	2,864 (199.2)	4,060 (285.0)
		平成2年	17,562 (28.1)	179 (4.7)	386 (8.7)	675 (12.8)	716 (15.8)	937 (23.0)	1,179 (30.0)	1,582 (45.2)	1,991 (68.6)	2,211 (98.1)	2,726 (150.0)	4,882 (254.5)
		7	18,061 (28.5)	127 (3.2)	238 (6.2)	449 (10.1)	829 (15.8)	821 (18.4)	1,073 (26.6)	1,433 (37.2)	1,911 (56.4)	2,339 (85.3)	2,545 (125.8)	6,222 (242.1)
		12	17,852 (27.8)	97 (2.3)	162 (4.1)	307 (8.0)	594 (13.5)	890 (17.1)	985 (22.3)	1,289 (32.5)	1,636 (43.8)	2,132 (66.1)	2,608 (103.6)	7,094 (216.7)
		17	17,668 (27.4)	86 (1.8)	156 (3.7)	197 (5.0)	322 (8.4)	606 (13.8)	964 (18.7)	1,119 (25.6)	1,446 (37.3)	2,024 (56.3)	2,525 (84.0)	8,196 (190.4)
		22	17,193 (26.5)	42 (1.0)	123 (2.6)	164 (3.8)	231 (5.8)	390 (10.3)	711 (16.3)	1,150 (22.5)	1,312 (30.5)	1,753 (46.7)	2,317 (68.6)	8,979 (165.5)
		27	15,870 (24.7)	52 (1.5)	75 (1.9)	141 (3.0)	211 (5.0)	279 (7.1)	436 (11.6)	803 (18.7)	1,352 (27.0)	1,617 (39.0)	1,991 (56.5)	8,892 (136.8)
		令和2年	14,548 (23.0)	31 (1.0)	59 (1.7)	97 (2.4)	155 (3.3)	196 (4.6)	305 (7.8)	546 (14.7)	1,013 (24.0)	1,572 (32.4)	1,807 (46.2)	8,754 (118.5)
		3	14,428 (22.9)	31 (1.0)	47 (1.4)	110 (2.8)	161 (3.4)	210 (4.7)	289 (7.5)	475 (12.9)	898 (22.4)	1,651 (32.5)	1,741 (47.0)	8,798 (115.9)
		4	14,256 (22.7)	29 (1.0)	53 (1.6)	80 (2.1)	152 (3.3)	206 (4.5)	257 (6.5)	437 (11.8)	810 (21.2)	1,644 (33.5)	1,780 (46.1)	8,793 (112.7)

部位	性別		総数	30〜34(歳)	35〜39	40〜44	45〜49	50〜54	55〜59	60〜64	65〜69	70〜74	75〜79	80歳以上
結腸がん	総数	昭和45年	3,818 (3.7)	81 (1.0)	117 (1.4)	165 (2.3)	198 (3.4)	246 (5.1)	367 (8.3)	436 (11.8)	605 (20.3)	606 (28.5)	528 (41.7)	367 (38.9)
		50	5,573 (5.0)	90 (1.0)	155 (1.8)	243 (3.0)	295 (4.0)	388 (6.8)	498 (10.7)	629 (14.8)	808 (23.5)	902 (35.1)	791 (48.3)	685 (57.2)
		55	7,932 (6.8)	111 (1.0)	180 (2.0)	218 (2.6)	382 (4.7)	548 (7.6)	686 (12.3)	827 (18.6)	1,121 (28.4)	1,301 (43.2)	1,239 (61.0)	1,244 (76.8)
		60	11,225 (9.3)	85 (0.9)	162 (1.5)	291 (3.2)	443 (5.4)	772 (9.8)	1,092 (15.7)	1,213 (22.6)	1,311 (31.5)	1,759 (49.8)	1,788 (73.4)	2,243 (101.1)
		平成2年	15,509 (12.6)	68 (0.9)	143 (1.6)	340 (3.2)	544 (6.1)	814 (10.1)	1,425 (18.5)	1,906 (28.3)	1,969 (38.7)	2,102 (55.2)	2,319 (76.9)	3,819 (129.3)
		7	20,286 (16.3)	65 (0.8)	131 (1.7)	263 (2.9)	610 (5.8)	995 (11.2)	1,440 (18.2)	2,176 (29.2)	2,771 (43.5)	2,894 (61.9)	2,867 (87.5)	6,035 (155.9)
		12	23,637 (18.8)	70 (0.8)	98 (3.8)	210 (7.9)	439 (5.0)	1,062 (10.2)	1,551 (17.8)	2,133 (27.7)	2,964 (41.8)	3,756 (63.8)	3,516 (84.9)	7,786 (160.7)
		17	27,121 (21.5)	76 (0.8)	114 (1.3)	211 (2.6)	364 (4.8)	830 (9.5)	1,594 (15.6)	2,136 (25.1)	2,942 (39.6)	3,754 (56.6)	4,550 (86.5)	10,511 (165.9)
		22	30,040 (23.8)	61 (0.7)	115 (1.2)	234 (2.7)	357 (4.5)	607 (8.0)	1,284 (14.8)	2,390 (23.8)	2,866 (34.8)	3,773 (54.0)	4,789 (80.2)	13,530 (165.5)
		27	34,338 (27.4)	44 (0.6)	127 (1.5)	283 (2.9)	361 (4.2)	652 (8.3)	1,087 (14.5)	2,133 (25.3)	3,524 (36.4)	4,254 (54.9)	5,004 (78.9)	16,829 (168.1)
		令和2年	36,204 (29.4)	54 (0.9)	97 (1.4)	195 (2.4)	421 (4.4)	636 (7.4)	1,001 (12.9)	1,538 (20.9)	3,065 (37.4)	4,814 (52.4)	5,422 (76.6)	18,932 (163.4)
		3	36,773 (30.0)	46 (0.7)	88 (1.2)	190 (2.4)	363 (3.8)	694 (7.6)	1,039 (13.5)	1,559 (21.4)	2,854 (36.6)	5,101 (53.0)	5,170 (77.4)	19,641 (164.8)
		4	37,236 (30.5)	40 (0.7)	97 (1.4)	177 (2.3)	386 (4.2)	747 (8.1)	1,045 (13.2)	1,661 (22.6)	2,646 (35.5)	5,314 (57.2)	5,159 (73.8)	19,933 (162.2)
	男	昭和45年	1,766 (3.5)	46 (1.1)	61 (1.5)	83 (2.3)	94 (3.5)	109 (5.1)	186 (9.2)	206 (11.8)	316 (22.7)	263 (27.4)	216 (40.7)	121 (36.7)
		50	2,662 (4.9)	39 (0.8)	78 (1.9)	127 (3.1)	146 (4.0)	175 (6.7)	245 (11.9)	318 (16.5)	419 (26.8)	417 (36.5)	364 (53.0)	280 (65.2)
		55	3,842 (6.7)	63 (1.2)	101 (2.2)	112 (2.7)	201 (5.0)	262 (7.4)	333 (13.4)	398 (20.6)	573 (33.0)	664 (50.6)	574 (67.9)	526 (89.4)
		60	5,522 (9.4)	50 (1.1)	72 (1.3)	134 (3.0)	221 (5.5)	391 (10.0)	618 (18.2)	625 (26.6)	638 (36.0)	896 (60.3)	878 (88.1)	965 (121.5)
		平成2年	7,791 (12.9)	32 (0.8)	70 (1.6)	169 (3.2)	277 (6.2)	444 (11.1)	817 (21.6)	1,135 (35.1)	1,040 (47.5)	1,027 (66.0)	1,085 (90.7)	1,659 (160.2)
		7	10,420 (17.1)	43 (1.1)	57 (1.5)	126 (2.8)	304 (5.7)	530 (12.1)	828 (21.3)	1,290 (35.9)	1,691 (56.6)	1,570 (81.3)	1,449 (115.5)	2,505 (192.8)
		12	12,139 (19.7)	35 (0.8)	51 (3.5)	114 (7.8)	230 (5.2)	558 (10.8)	884 (20.7)	1,302 (34.8)	1,799 (53.7)	2,201 (82.5)	1,799 (111.0)	3,138 (200.4)
		17	13,436 (21.8)	40 (0.8)	60 (1.4)	95 (2.4)	184 (4.8)	443 (10.2)	865 (17.1)	1,249 (30.1)	1,746 (49.3)	2,222 (73.1)	2,535 (112.3)	3,975 (195.6)
		22	14,947 (24.3)	34 (0.8)	49 (1.0)	106 (2.4)	180 (4.5)	329 (8.6)	715 (16.6)	1,453 (29.4)	1,750 (44.5)	2,208 (68.2)	2,705 (104.3)	5,393 (195.9)
		27	17,063 (28.0)	30 (0.8)	66 (1.6)	148 (3.0)	177 (4.1)	353 (8.9)	603 (16.2)	1,257 (30.3)	2,155 (46.1)	2,577 (71.5)	2,849 (101.3)	6,826 (194.4)
		令和2年	17,965 (30.0)	24 (0.7)	45 (1.2)	97 (2.3)	219 (4.5)	332 (7.7)	584 (15.0)	933 (25.7)	1,916 (48.2)	2,947 (68.0)	3,104 (98.2)	7,746 (184.4)
		3	18,183 (30.5)	25 (0.8)	44 (1.2)	92 (2.3)	189 (3.9)	363 (7.9)	599 (15.5)	949 (26.2)	1,715 (45.2)	3,126 (68.8)	2,979 (100.1)	8,086 (164.8)
		4	18,215 (30.7)	24 (0.8)	52 (1.5)	91 (2.3)	189 (4.0)	396 (8.5)	590 (14.8)	979 (26.9)	1,626 (44.7)	3,215 (73.4)	2,957 (94.3)	8,081 (180.0)
	女	昭和45年	2,052 (3.9)	35 (0.8)	56 (1.4)	82 (2.2)	104 (3.3)	137 (5.2)	181 (7.6)	230 (11.7)	289 (18.3)	343 (29.3)	312 (42.4)	246 (40.1)
		50	2,911 (5.1)	51 (1.1)	77 (1.8)	116 (2.8)	149 (4.0)	213 (6.8)	253 (9.8)	311 (13.3)	389 (20.8)	485 (34.1)	427 (44.9)	405 (52.7)
		55	4,090 (6.9)	48 (0.9)	79 (1.7)	106 (2.5)	181 (4.5)	286 (7.9)	353 (11.4)	429 (17.1)	548 (24.8)	637 (37.5)	665 (56.1)	718 (69.6)
		60	5,703 (9.3)	35 (0.8)	90 (1.7)	157 (3.4)	222 (5.4)	381 (9.6)	474 (13.3)	588 (19.5)	673 (28.1)	863 (42.2)	910 (63.3)	1,278 (89.7)
		平成2年	7,718 (12.4)	36 (0.9)	73 (1.6)	171 (3.2)	267 (5.9)	370 (9.1)	608 (15.5)	771 (22.0)	929 (32.0)	1,075 (47.7)	1,234 (67.9)	2,160 (112.6)
		7	9,866 (15.6)	22 (0.6)	74 (1.9)	137 (3.1)	306 (5.8)	465 (10.4)	612 (15.2)	886 (23.0)	1,080 (31.9)	1,324 (48.3)	1,418 (70.1)	3,530 (137.3)
		12	11,498 (17.9)	35 (0.8)	47 (4.1)	96 (8.0)	209 (4.7)	504 (9.7)	667 (15.1)	831 (20.9)	1,165 (31.2)	1,555 (48.2)	1,717 (68.2)	4,648 (142.0)
		17	13,685 (21.2)	36 (0.8)	54 (1.3)	116 (2.9)	180 (4.7)	387 (8.8)	729 (14.1)	887 (20.3)	1,196 (30.8)	1,532 (42.6)	2,015 (67.1)	6,536 (151.9)
		22	15,093 (23.3)	27 (0.7)	66 (1.4)	128 (3.0)	177 (4.5)	278 (7.3)	569 (13.1)	937 (18.3)	1,116 (26.0)	1,565 (41.7)	2,084 (61.7)	8,137 (150.0)
		27	17,275 (26.8)	14 (0.4)	61 (1.5)	135 (2.8)	184 (4.3)	299 (7.6)	484 (12.9)	876 (20.4)	1,369 (27.3)	1,677 (40.4)	2,155 (61.1)	10,003 (153.9)
		令和2年	18,239 (28.8)	30 (1.0)	52 (1.5)	98 (2.4)	202 (4.3)	304 (7.2)	417 (10.7)	605 (16.3)	1,149 (27.3)	1,867 (38.5)	2,318 (59.2)	11,186 (151.5)
		3	18,590 (29.5)	21 (0.7)	44 (1.3)	98 (2.5)	174 (3.7)	331 (7.4)	440 (11.5)	610 (16.6)	1,139 (28.4)	1,975 (39.2)	2,191 (59.2)	11,555 (152.2)
		4	19,021 (30.3)	16 (0.5)	45 (1.3)	86 (2.3)	197 (4.3)	351 (7.7)	455 (11.5)	682 (18.4)	1,020 (26.6)	2,099 (42.8)	2,202 (57.1)	11,852 (151.9)

部位	性別		総数	30～34(歳)	35～39	40～44	45～49	50～54	55～59	60～64	65～69	70～74	75～79	80歳以上
直腸がん	総数	昭和45年	4,717 (4.6)	104 (1.2)	152 (1.9)	187 (2.6)	224 (3.8)	336 (7.0)	441 (10.0)	568 (15.3)	731 (24.6)	740 (34.8)	623 (49.2)	489 (51.8)
		50	5,904 (5.3)	130 (1.4)	176 (2.1)	238 (2.9)	337 (4.6)	359 (6.2)	501 (10.8)	670 (15.7)	854 (24.9)	978 (38.1)	840 (51.3)	752 (62.8)
		55	6,917 (5.9)	92 (0.9)	173 (1.9)	263 (3.2)	400 (5.0)	538 (7.5)	543 (9.7)	673 (15.1)	904 (22.9)	1,120 (37.2)	1,065 (52.4)	1,104 (68.2)
		60	7,934 (6.6)	53 (0.6)	134 (1.3)	258 (2.9)	387 (4.7)	636 (8.1)	836 (12.0)	835 (15.6)	937 (22.5)	1,184 (33.5)	1,159 (47.6)	1,488 (67.1)
		平成2年	9,270 (7.6)	43 (0.6)	108 (1.2)	238 (2.2)	460 (5.1)	681 (8.4)	979 (12.7)	1,206 (17.9)	1,160 (22.8)	1,147 (30.1)	1,256 (41.7)	1,979 (67.0)
		7	10,988 (8.8)	36 (0.5)	68 (0.9)	188 (2.1)	466 (4.4)	724 (8.2)	1,062 (13.4)	1,463 (19.6)	1,730 (27.1)	1,444 (30.9)	1,278 (39.0)	2,512 (64.9)
		12	12,311 (9.8)	35 (0.4)	55 (0.7)	135 (1.8)	363 (4.1)	826 (7.9)	1,144 (13.2)	1,507 (19.5)	1,857 (26.2)	1,953 (33.2)	1,534 (37.1)	2,872 (59.3)
		17	13,709 (10.9)	35 (0.4)	75 (0.9)	139 (1.7)	273 (3.6)	670 (7.7)	1,218 (11.9)	1,517 (17.8)	1,815 (24.5)	2,166 (32.6)	2,069 (39.3)	3,725 (58.8)
		22	14,198 (11.2)	26 (0.3)	65 (0.7)	143 (1.7)	230 (2.9)	509 (6.7)	980 (11.3)	1,657 (16.5)	1,913 (23.2)	2,062 (29.5)	2,124 (35.6)	4,477 (54.7)
		27	15,361 (12.3)	20 (0.3)	46 (0.6)	140 (1.4)	253 (2.9)	452 (5.7)	788 (10.5)	1,508 (17.9)	2,211 (22.8)	2,286 (29.5)	2,305 (36.4)	5,334 (53.3)
		令和2年	15,584 (12.6)	16 (0.3)	56 (0.8)	112 (1.4)	254 (2.6)	448 (5.2)	670 (8.6)	1,110 (15.1)	1,950 (23.8)	2,644 (28.8)	2,474 (35.0)	5,836 (50.4)
		3	15,645 (12.7)	18 (0.3)	51 (0.7)	95 (1.2)	273 (2.9)	442 (4.9)	710 (9.2)	1,030 (14.1)	1,760 (22.6)	2,909 (30.2)	2,375 (35.6)	5,974 (50.1)
		4	15,852 (13.0)	20 (0.3)	53 (0.8)	103 (3.3)	256 (2.8)	460 (5.0)	678 (8.5)	981 (13.4)	1,656 (45.6)	2,868 (30.9)	2,477 (35.4)	6,291 (51.2)
	男	昭和45年	2,555 (5.0)	50 (1.2)	87 (2.1)	102 (2.8)	118 (4.4)	152 (7.1)	243 (12.0)	335 (19.2)	425 (30.5)	423 (44.1)	316 (59.5)	229 (69.4)
		50	3,148 (5.8)	68 (1.5)	92 (2.2)	133 (3.2)	177 (4.9)	167 (6.4)	252 (12.2)	383 (19.9)	503 (32.2)	540 (47.2)	450 (65.6)	343 (79.8)
		55	3,933 (6.9)	51 (0.9)	97 (2.1)	147 (3.6)	241 (6.0)	321 (9.1)	299 (12.0)	386 (20.0)	557 (32.1)	674 (51.4)	586 (69.3)	551 (93.7)
		60	4,643 (7.9)	29 (0.6)	86 (1.6)	150 (3.3)	223 (5.5)	403 (10.3)	548 (16.2)	495 (21.1)	562 (31.7)	697 (46.9)	683 (68.5)	752 (94.7)
		平成2年	5,569 (9.2)	25 (0.6)	63 (1.4)	152 (2.9)	265 (5.9)	415 (10.4)	655 (17.3)	812 (25.1)	734 (33.5)	692 (44.5)	720 (60.2)	1,027 (99.1)
		7	6,892 (11.3)	17 (0.4)	42 (1.1)	97 (2.2)	282 (5.3)	479 (10.9)	750 (19.3)	1,056 (29.4)	1,221 (40.9)	934 (48.4)	722 (57.6)	1,281 (98.6)
		12	7,229 (12.6)	22 (0.5)	30 (0.7)	84 (2.2)	228 (5.1)	536 (10.3)	781 (18.3)	1,034 (27.6)	1,341 (40.0)	1,306 (49.0)	923 (56.9)	1,424 (90.9)
		17	8,710 (14.1)	16 (0.3)	41 (0.9)	88 (2.2)	169 (4.4)	431 (9.9)	841 (16.6)	1,076 (25.9)	1,288 (36.4)	1,520 (50.0)	1,383 (61.3)	1,852 (91.1)
		22	8,974 (14.6)	17 (0.4)	29 (0.6)	94 (2.1)	149 (3.7)	323 (8.5)	690 (16.1)	1,178 (23.9)	1,375 (35.0)	1,485 (45.9)	1,428 (55.1)	2,202 (80.0)
		27	9,755 (16.0)	13 (0.4)	30 (0.7)	89 (1.8)	161 (3.7)	296 (7.5)	547 (14.7)	1,083 (26.1)	1,611 (34.5)	1,616 (44.8)	1,561 (55.5)	2,737 (78.0)
		令和2年	9,753 (16.3)	9 (0.3)	32 (0.9)	67 (1.6)	159 (3.3)	281 (6.5)	458 (11.7)	784 (21.6)	1,399 (35.2)	1,864 (43.0)	1,714 (54.2)	2,976 (70.8)
		3	9,897 (16.6)	9 (0.3)	34 (0.9)	51 (1.3)	190 (3.9)	286 (6.2)	500 (13.0)	747 (20.7)	1,286 (33.9)	2,110 (46.5)	1,609 (54.1)	3,069 (70.9)
		4	9,884 (16.7)	7 (0.2)	30 (0.8)	60 (1.5)	169 (3.6)	282 (6.0)	466 (11.7)	702 (19.3)	1,178 (32.4)	2,078 (47.4)	1,679 (53.5)	3,228 (71.9)
	女	昭和45年	2,162 (4.1)	54 (1.3)	65 (1.6)	85 (2.3)	106 (3.3)	184 (7.0)	198 (8.3)	233 (11.9)	306 (19.4)	317 (27.1)	307 (41.8)	260 (42.4)
		50	2,756 (4.9)	62 (1.3)	84 (2.0)	105 (2.6)	160 (4.3)	192 (6.1)	249 (9.6)	287 (12.3)	351 (18.8)	438 (30.8)	390 (41.0)	409 (53.3)
		55	2,984 (5.0)	41 (0.8)	76 (1.7)	116 (2.8)	159 (3.9)	217 (6.0)	244 (7.9)	287 (11.4)	347 (15.7)	446 (26.2)	479 (40.4)	553 (53.6)
		60	3,291 (5.4)	24 (0.5)	48 (0.9)	108 (2.4)	164 (4.0)	233 (5.9)	288 (8.1)	340 (11.3)	375 (15.7)	487 (23.8)	476 (33.1)	736 (51.7)
		平成2年	3,701 (5.9)	18 (0.5)	45 (1.0)	86 (1.6)	195 (4.3)	266 (6.5)	324 (8.2)	394 (11.3)	426 (14.7)	455 (20.2)	536 (29.5)	952 (49.6)
		7	4,096 (6.5)	19 (0.5)	26 (0.7)	91 (2.1)	184 (3.5)	245 (5.5)	312 (7.7)	407 (10.6)	509 (15.0)	510 (18.6)	556 (27.5)	1,231 (47.9)
		12	4,582 (7.1)	13 (0.3)	25 (0.6)	51 (1.3)	135 (3.1)	290 (5.6)	363 (8.2)	473 (11.9)	516 (13.8)	647 (20.1)	611 (24.3)	1,448 (44.2)
		17	4,999 (7.7)	19 (0.4)	34 (0.8)	51 (1.3)	104 (2.7)	239 (5.5)	377 (7.3)	441 (10.1)	527 (13.6)	646 (18.0)	686 (22.8)	1,873 (43.5)
		22	5,224 (8.1)	9 (0.2)	36 (0.8)	49 (1.1)	81 (2.1)	186 (4.9)	290 (6.7)	479 (9.4)	538 (12.5)	577 (15.4)	696 (20.6)	2,275 (41.9)
		27	5,606 (8.7)	7 (0.2)	16 (0.4)	51 (1.1)	92 (2.2)	156 (4.0)	241 (6.4)	425 (9.9)	600 (12.0)	670 (16.2)	744 (21.1)	2,597 (41.0)
		令和2年	5,831 (9.2)	7 (0.2)	24 (0.7)	45 (1.1)	95 (2.0)	167 (4.0)	212 (5.5)	326 (8.8)	551 (13.1)	780 (16.1)	760 (19.4)	2,860 (38.7)
		3	5,748 (9.1)	9 (0.3)	17 (0.5)	44 (1.1)	83 (1.8)	156 (3.5)	210 (5.5)	283 (7.7)	474 (11.8)	799 (15.7)	766 (20.7)	2,905 (38.3)
		4	5,968 (9.5)	13 (0.4)	23 (0.7)	43 (1.1)	87 (1.9)	178 (3.9)	212 (5.4)	279 (7.5)	478 (12.5)	790 (16.1)	798 (20.7)	3,063 (39.3)

[注] 直腸がんは、直腸、直腸S状結腸移行部及び肛門の悪性新生物をいう。ただし平成7年からは直腸S状結腸移行部及び直腸。

部位	性別		総数	30〜34(歳)	35〜39	40〜44	45〜49	50〜54	55〜59	60〜64	65〜69	70〜74	75〜79	80歳以上
大腸がん（再掲）	総数	昭和45年	8,499 (8.2)	185 (2.2)	268 (3.3)	351 (4.8)	421 (7.2)	581 (12.2)	801 (18.2)	1,000 (27.0)	1,329 (44.7)	1,339 (62.9)	1,147 (90.6)	854 (90.5)
		50	11,453 (10.3)	220 (2.4)	330 (3.9)	479 (5.8)	630 (8.6)	747 (13.0)	998 (21.5)	1,296 (30.4)	1,656 (48.2)	1,880 (73.2)	1,628 (99.5)	1,432 (119.6)
		55	14,739 (12.7)	203 (1.9)	352 (3.8)	478 (5.8)	777 (9.6)	1,080 (15.1)	1,223 (21.9)	1,478 (33.3)	2,013 (51.0)	2,406 (79.9)	2,285 (112.5)	2,329 (143.8)
		60	19,038 (15.8)	138 (1.5)	294 (2.8)	548 (6.0)	829 (10.1)	1,403 (17.8)	1,917 (27.5)	2,034 (37.8)	2,230 (53.4)	2,921 (82.3)	2,931 (117.9)	3,701 (166.8)
		平成2年	24,632 (20.1)	111 (1.4)	251 (2.8)	575 (5.4)	1,000 (11.1)	1,492 (18.5)	2,393 (31.0)	3,091 (45.9)	3,114 (61.2)	3,232 (84.8)	3,551 (117.8)	5,749 (194.6)
		7	31,274 (25.2)	101 (1.3)	199 (2.6)	451 (5.1)	1,076 (10.2)	1,719 (19.4)	2,502 (31.6)	3,639 (48.9)	4,501 (70.6)	4,338 (92.8)	4,145 (126.5)	8,547 (220.9)
		12	35,948 (28.6)	105 (1.2)	153 (1.9)	345 (4.5)	802 (9.1)	1,888 (18.2)	2,695 (31.0)	3,640 (47.2)	4,821 (68.0)	5,709 (96.9)	5,050 (122.0)	10,658 (220.2)
		17	40,830 (32.4)	111 (1.2)	189 (2.2)	350 (4.3)	637 (8.4)	1,500 (17.2)	2,812 (27.5)	3,653 (42.9)	4,757 (64.1)	5,920 (89.2)	6,619 (125.8)	14,236 (224.7)
		22	44,238 (35.0)	87 (1.1)	180 (1.9)	377 (4.4)	587 (7.4)	1,116 (14.7)	2,264 (26.2)	4,047 (40.3)	4,779 (58.1)	5,835 (83.5)	6,913 (115.8)	18,007 (220.2)
		27	49,699 (39.6)	60 (0.8)	173 (2.1)	423 (4.4)	614 (7.1)	1,104 (14.0)	1,875 (25.0)	3,641 (43.1)	5,735 (59.3)	6,540 (84.4)	7,309 (115.3)	22,163 (221.4)
		令和2年	51,788 (42.0)	70 (1.1)	153 (2.1)	307 (3.7)	675 (7.0)	1,084 (12.7)	1,671 (21.5)	2,648 (36.0)	5,015 (61.2)	7,458 (81.3)	7,896 (111.6)	24,768 (213.8)
		3	52,418 (42.7)	64 (1.0)	139 (2.0)	285 (3.6)	636 (6.7)	1,136 (12.5)	1,749 (22.7)	2,589 (35.5)	4,614 (59.2)	8,010 (83.3)	7,545 (113.0)	25,614 (214.9)
		4	53,088 (43.5)	60 (1.0)	150 (2.2)	280 (3.6)	642 (6.9)	1,207 (13.0)	1,723 (21.7)	2,642 (36.0)	4,302 (57.6)	8,182 (88.1)	7,636 (109.2)	26,224 (213.3)
	男	昭和45年	4,303 (8.5)	96 (2.3)	147 (3.6)	185 (5.1)	211 (7.9)	260 (12.2)	425 (20.9)	537 (30.8)	740 (53.1)	683 (71.3)	531 (100.0)	349 (105.8)
		50	5,799 (10.6)	107 (2.3)	169 (4.0)	259 (6.3)	322 (8.8)	342 (13.2)	496 (24.1)	701 (36.4)	918 (58.7)	957 (83.7)	812 (118.3)	623 (145.0)
		55	7,724 (13.5)	114 (2.1)	198 (4.3)	257 (6.2)	439 (10.9)	580 (16.4)	629 (25.2)	771 (39.9)	1,125 (64.9)	1,332 (101.5)	1,151 (136.1)	1,071 (182.0)
		60	10,112 (17.1)	79 (1.7)	157 (2.9)	284 (6.3)	444 (11.0)	791 (20.3)	1,161 (34.2)	1,112 (47.3)	1,193 (67.4)	1,585 (106.7)	1,555 (156.0)	1,702 (214.3)
		平成2年	13,286 (22.1)	57 (1.5)	133 (3.0)	319 (6.0)	539 (12.1)	858 (21.5)	1,466 (38.8)	1,931 (59.7)	1,765 (80.6)	1,710 (109.9)	1,799 (150.4)	2,664 (257.2)
		7	17,312 (28.4)	60 (1.5)	99 (2.5)	223 (5.0)	586 (11.1)	1,009 (23.0)	1,578 (40.6)	2,346 (65.2)	2,912 (97.5)	2,504 (129.7)	2,171 (173.1)	3,786 (291.3)
		12	19,868 (32.3)	57 (1.3)	81 (2.0)	198 (5.1)	458 (10.3)	1,094 (21.1)	1,665 (39.0)	2,336 (62.5)	3,140 (93.7)	3,507 (131.5)	2,722 (167.9)	4,562 (291.3)
		17	22,146 (35.9)	56 (1.1)	101 (2.3)	183 (4.6)	353 (9.2)	874 (20.1)	1,706 (33.7)	2,325 (56.0)	3,034 (85.7)	3,742 (123.1)	3,918 (173.6)	5,827 (286.7)
		22	23,921 (38.9)	60 (1.4)	78 (1.6)	200 (4.6)	329 (8.2)	652 (17.1)	1,405 (32.7)	2,631 (53.3)	3,125 (79.4)	3,693 (114.1)	4,133 (159.4)	7,595 (276.0)
		27	26,818 (44.0)	43 (1.2)	96 (2.3)	237 (4.8)	338 (7.8)	649 (16.4)	1,150 (30.8)	2,340 (56.4)	3,766 (80.6)	4,193 (116.3)	4,410 (156.8)	9,563 (272.4)
		令和2年	27,718 (46.2)	33 (1.0)	77 (2.1)	164 (3.9)	378 (7.7)	613 (14.2)	1,042 (26.7)	1,717 (47.3)	3,315 (83.5)	4,811 (111.0)	4,818 (152.4)	10,722 (255.2)
		3	28,080 (47.0)	34 (1.1)	78 (2.2)	143 (3.5)	379 (7.8)	649 (14.1)	1,099 (28.5)	1,696 (46.9)	3,001 (79.1)	5,236 (115.3)	4,588 (154.2)	11,155 (257.8)
		4	28,099 (47.4)	31 (1.0)	82 (2.3)	151 (3.8)	358 (7.6)	678 (14.5)	1,056 (26.5)	1,681 (46.1)	2,804 (77.2)	5,293 (120.8)	4,636 (147.9)	11,309 (249.7)
	女	昭和45年	4,196 (8.0)	89 (2.1)	121 (3.0)	166 (4.5)	210 (6.6)	321 (12.2)	376 (15.8)	463 (23.6)	589 (37.3)	656 (56.1)	616 (83.8)	505 (82.3)
		50	5,654 (10.0)	113 (2.5)	161 (3.8)	220 (5.4)	308 (8.3)	405 (12.9)	502 (19.4)	595 (25.4)	738 (39.4)	923 (64.8)	816 (85.8)	809 (105.4)
		55	7,015 (11.9)	89 (1.7)	154 (3.4)	221 (5.3)	338 (8.4)	500 (13.7)	594 (19.2)	707 (28.2)	888 (40.1)	1,074 (63.2)	1,134 (95.7)	1,258 (122.0)
		60	8,926 (14.6)	59 (1.3)	137 (2.6)	264 (5.8)	385 (9.3)	612 (15.4)	756 (21.2)	922 (30.6)	1,037 (43.3)	1,336 (65.3)	1,376 (95.7)	1,999 (140.3)
		平成2年	11,346 (18.2)	54 (1.4)	118 (2.7)	256 (4.8)	461 (10.2)	634 (15.5)	927 (23.6)	1,160 (33.1)	1,349 (46.5)	1,522 (67.5)	1,752 (96.4)	3,085 (160.8)
		7	13,962 (22.0)	41 (1.0)	100 (2.6)	228 (5.1)	490 (9.3)	710 (15.9)	924 (22.9)	1,293 (33.6)	1,589 (46.9)	1,834 (66.9)	1,974 (97.6)	4,761 (185.2)
		12	16,080 (25.1)	48 (1.1)	72 (1.8)	147 (3.8)	344 (7.8)	794 (15.3)	1,030 (23.3)	1,304 (32.8)	1,681 (4.5)	2,202 (68.3)	2,328 (92.4)	6,096 (186.2)
		17	18,684 (28.9)	55 (1.2)	88 (2.1)	167 (4.2)	284 (7.4)	626 (14.3)	1,106 (21.4)	1,328 (30.4)	1,723 (44.4)	2,178 (60.6)	2,701 (89.9)	8,409 (195.4)
		22	20,317 (31.3)	36 (1.0)	102 (2.1)	177 (4.1)	258 (6.5)	464 (12.2)	859 (19.7)	1,416 (27.7)	1,654 (38.5)	2,142 (57.1)	2,780 (82.3)	10,412 (191.9)
		27	22,881 (35.6)	21 (0.6)	77 (1.9)	186 (3.9)	276 (6.5)	455 (11.6)	725 (19.3)	1,301 (30.3)	1,969 (39.3)	2,347 (56.6)	2,899 (82.2)	12,600 (193.8)
		令和2年	24,070 (38.0)	37 (1.2)	76 (2.2)	143 (3.5)	297 (6.3)	471 (11.1)	629 (16.2)	931 (25.1)	1,700 (40.3)	2,647 (54.6)	3,078 (78.7)	14,046 (190.2)
		3	24,338 (38.6)	30 (1.0)	61 (1.8)	142 (3.6)	257 (5.5)	487 (10.9)	650 (16.9)	893 (24.2)	1,613 (40.3)	2,774 (54.6)	2,957 (79.9)	14,460 (190.5)
		4	24,989 (39.8)	29 (1.0)	68 (2.0)	129 (3.4)	284 (6.2)	529 (11.6)	567 (16.9)	961 (25.9)	1,498 (39.1)	2,889 (58.9)	3,000 (77.8)	14,915 (191.1)

［注］大腸がんは、結腸、直腸S状結腸移行部及び直腸の悪性新生物をいう。

部位	性別		総数	30～34(歳)	35～39	40～44	45～49	50～54	55～59	60～64	65～69	70～74	75～79	80歳以上
肝がん	総数	昭和45年	9,516 (9.2)	66 (0.8)	177 (2.2)	332 (4.5)	498 (8.5)	754 (15.8)	1,126 (25.6)	1,353 (36.5)	1,654 (55.6)	1,541 (72.4)	1,157 (91.4)	750 (79.5)
		50	10,588 (9.5)	81 (0.9)	161 (1.9)	383 (4.7)	658 (9.0)	856 (14.9)	1,139 (24.5)	1,470 (34.5)	1,774 (51.6)	1,733 (67.5)	1,260 (77.0)	959 (80.1)
		55	14,510 (12.5)	88 (0.8)	192 (2.1)	356 (4.3)	990 (12.3)	1,581 (22.0)	1,687 (30.2)	1,904 (42.9)	2,136 (54.1)	2,262 (75.1)	1,760 (86.7)	1,479 (91.3)
		60	19,871 (16.5)	68 (0.8)	235 (2.2)	409 (4.5)	876 (10.7)	2,287 (29.1)	3,006 (43.2)	2,837 (52.9)	2,587 (62.1)	2,774 (78.5)	2,398 (98.5)	2,322 (104.6)
		平成2年	25,352 (20.7)	41 (0.5)	149 (1.7)	451 (4.2)	804 (8.9)	1,632 (20.2)	4,149 (53.8)	4,685 (69.6)	3,778 (74.2)	3,248 (85.3)	2,908 (96.5)	3,460 (117.1)
		7	31,707 (25.5)	30 (0.4)	94 (1.2)	344 (3.9)	953 (9.0)	1,713 (19.3)	2,996 (37.9)	6,269 (84.2)	6,318 (99.1)	4,811 (102.9)	3,626 (110.7)	4,494 (116.1)
		12	33,981 (27.1)	41 (0.5)	81 (1.0)	211 (2.7)	623 (7.0)	1,649 (15.9)	2,593 (29.8)	4,192 (54.4)	7,217 (101.8)	6,692 (113.6)	4,753 (114.8)	5,871 (121.3)
		17	34,268 (27.2)	27 (0.3)	84 (1.0)	145 (1.8)	357 (4.7)	1,122 (12.8)	2,266 (22.2)	3,387 (39.7)	4,833 (65.1)	7,557 (113.9)	6,663 (126.6)	7,795 (123.0)
		22	32,765 (25.9)	26 (0.3)	55 (0.6)	115 (1.3)	270 (3.4)	629 (8.3)	1,478 (17.1)	3,058 (30.4)	3,964 (48.2)	5,271 (75.4)	7,191 (120.4)	10,683 (130.6)
		27	28,889 (23.0)	6 (0.1)	34 (0.4)	93 (1.0)	203 (2.4)	442 (5.6)	876 (11.7)	1,817 (21.5)	3,339 (34.5)	4,326 (55.8)	5,101 (80.5)	12,632 (126.2)
		令和2年	24,839 (20.2)	6 (0.1)	28 (0.4)	69 (0.8)	165 (1.7)	301 (3.5)	598 (7.7)	1,133 (15.4)	2,141 (26.1)	3,656 (39.8)	4,170 (58.9)	12,552 (108.3)
		3	24,102 (19.6)	10 (0.2)	29 (0.4)	54 (0.7)	114 (1.2)	304 (3.3)	584 (7.6)	1,078 (14.8)	1,912 (24.5)	3,794 (39.4)	3,757 (56.3)	12,455 (104.5)
		4	23,620 (19.4)	7 (0.1)	15 (0.2)	57 (0.7)	121 (1.3)	289 (3.1)	564 (7.1)	1,030 (14.0)	1,832 (24.5)	3,449 (37.2)	3,798 (54.3)	12,437 (101.2)
	男	昭和45年	5,908 (11.7)	38 (0.9)	126 (3.1)	234 (6.4)	330 (12.4)	506 (23.6)	754 (37.2)	883 (50.6)	1,068 (76.7)	906 (94.5)	624 (117.6)	374 (113.4)
		50	6,795 (12.4)	65 (1.4)	111 (2.6)	284 (6.9)	493 (13.5)	609 (23.4)	800 (38.9)	982 (51.0)	1,158 (74.1)	1,056 (92.3)	693 (101.0)	480 (111.7)
		55	10,038 (17.5)	68 (1.3)	141 (3.1)	269 (6.5)	845 (21.0)	1,344 (38.1)	1,284 (51.5)	1,391 (72.0)	1,429 (82.4)	1,448 (110.4)	1,005 (118.8)	760 (129.2)
		60	14,287 (24.2)	48 (1.1)	198 (3.7)	336 (7.5)	733 (18.1)	2,016 (51.7)	2,511 (74.0)	2,117 (90.1)	1,796 (101.4)	1,809 (121.7)	1,451 (145.6)	1,229 (154.7)
		平成2年	18,393 (30.5)	27 (0.7)	124 (2.8)	397 (7.4)	698 (15.6)	1,414 (35.4)	3,620 (95.7)	3,804 (117.6)	2,663 (121.6)	2,078 (133.5)	1,766 (147.6)	1,775 (171.4)
		7	22,773 (37.4)	24 (0.6)	84 (2.2)	298 (6.6)	837 (15.8)	1,489 (33.9)	2,527 (65.0)	5,102 (141.8)	4,768 (159.6)	3,156 (163.4)	2,122 (169.2)	2,321 (178.6)
		12	23,602 (38.4)	30 (0.7)	61 (1.5)	185 (4.8)	551 (12.4)	1,429 (27.6)	2,192 (51.3)	3,342 (89.4)	5,524 (164.8)	4,613 (173.0)	2,795 (172.4)	2,840 (181.4)
		17	23,203 (37.7)	21 (0.4)	73 (1.7)	119 (3.0)	320 (8.3)	975 (22.4)	1,930 (38.1)	2,731 (65.8)	3,628 (102.4)	5,341 (175.6)	4,252 (188.4)	3,787 (186.4)
		22	21,510 (34.9)	20 (0.5)	40 (0.8)	100 (2.3)	229 (5.7)	549 (14.4)	1,258 (29.3)	2,462 (49.9)	2,993 (76.1)	3,665 (113.3)	4,752 (183.3)	5,427 (197.2)
		27	19,008 (31.2)	5 (0.1)	23 (0.6)	71 (1.4)	168 (3.9)	372 (9.4)	749 (20.1)	1,487 (35.8)	2,632 (56.3)	3,173 (88.0)	3,448 (122.6)	6,871 (195.7)
		令和2年	16,271 (27.1)	2 (0.1)	19 (0.5)	52 (1.2)	123 (2.5)	236 (5.5)	503 (12.9)	924 (25.4)	1,726 (43.5)	2,750 (63.5)	2,941 (93.0)	6,987 (166.3)
		3	15,913 (26.7)	5 (0.2)	18 (0.5)	36 (0.9)	88 (1.8)	235 (5.1)	473 (12.3)	896 (24.8)	1,543 (40.7)	2,883 (63.5)	2,642 (88.8)	7,088 (163.8)
		4	15,717 (26.5)	5 (0.2)	10 (0.3)	38 (1.0)	86 (1.8)	238 (5.1)	463 (11.6)	851 (23.4)	1,439 (39.6)	2,600 (59.4)	2,761 (88.1)	7,217 (160.8)
	女	昭和45年	3,608 (6.9)	28 (0.7)	51 (1.3)	98 (2.7)	168 (5.3)	248 (9.4)	372 (15.7)	470 (23.9)	586 (37.1)	635 (54.3)	533 (72.5)	376 (61.3)
		50	3,793 (6.7)	16 (0.3)	50 (1.2)	99 (2.4)	165 (4.5)	247 (7.8)	339 (13.1)	488 (20.9)	616 (32.9)	677 (47.5)	567 (59.6)	479 (62.4)
		55	4,472 (7.6)	20 (0.4)	51 (1.1)	87 (2.1)	145 (3.6)	237 (6.5)	403 (13.0)	513 (20.4)	707 (31.9)	814 (47.9)	755 (63.7)	719 (69.7)
		60	5,584 (9.1)	20 (0.4)	37 (0.7)	73 (1.6)	143 (3.5)	271 (6.8)	495 (13.9)	720 (23.9)	791 (33.0)	965 (47.2)	947 (65.9)	1,093 (76.7)
		平成2年	6,959 (11.1)	14 (0.4)	25 (0.6)	54 (1.0)	106 (2.3)	218 (5.3)	529 (13.5)	881 (25.2)	1,115 (38.4)	1,170 (51.9)	1,142 (62.8)	1,685 (87.8)
		7	8,934 (14.1)	6 (0.2)	10 (0.3)	46 (1.0)	116 (2.2)	224 (5.0)	469 (11.6)	1,167 (30.3)	1,550 (45.8)	1,655 (60.3)	1,504 (74.4)	2,173 (84.5)
		12	10,379 (16.2)	11 (0.3)	20 (0.5)	26 (0.7)	72 (1.6)	220 (4.2)	401 (9.1)	850 (21.4)	1,693 (45.3)	2,079 (64.5)	1,958 (77.7)	3,031 (92.6)
		17	11,065 (17.1)	6 (0.1)	11 (0.3)	26 (0.7)	37 (1.0)	147 (3.4)	336 (6.5)	656 (15.0)	1,205 (31.1)	2,216 (61.7)	2,411 (80.3)	4,008 (93.1)
		22	11,255 (17.4)	6 (0.1)	15 (0.3)	15 (0.4)	41 (1.0)	80 (2.1)	220 (5.0)	596 (11.6)	971 (22.6)	1,606 (42.8)	2,439 (72.2)	5,256 (96.9)
		27	9,881 (15.4)	1 (0.0)	11 (0.3)	22 (0.5)	35 (0.8)	70 (1.8)	127 (3.4)	330 (7.7)	707 (14.1)	1,153 (27.8)	1,653 (46.9)	5,761 (88.6)
		令和2年	8,568 (13.5)	4 (0.1)	9 (0.3)	17 (0.4)	42 (0.9)	65 (1.5)	95 (2.4)	209 (5.6)	415 (9.8)	906 (18.7)	1,229 (31.4)	5,565 (75.4)
		3	8,189 (13.0)	5 (0.2)	11 (0.3)	18 (0.5)	26 (0.6)	69 (1.5)	111 (2.9)	182 (4.9)	369 (9.2)	911 (17.9)	1,115 (30.1)	5,367 (70.7)
		4	7,903 (12.6)	2 (0.1)	5 (0.1)	19 (0.5)	35 (0.8)	51 (1.1)	101 (2.6)	179 (4.8)	393 (10.3)	849 (17.3)	1,037 (26.9)	5,220 (66.9)

[注] 平成7年以降は、肝及び肝内胆管の悪性新生物をいう。

部位	性別		総数	30～34 (歳)	35～39	40～44	45～49	50～54	55～59	60～64	65～69	70～74	75～79	80歳 以上
膵	総数	昭和45年	4,399 (4.3)	46 (0.6)	90 (1.1)	142 (1.9)	202 (3.5)	373 (7.8)	591 (13.4)	750 (20.2)	843 (28.3)	729 (34.3)	390 (30.8)	200 (21.2)
		50	5,635 (5.1)	30 (0.3)	70 (0.8)	146 (1.8)	318 (4.3)	460 (8.0)	610 (13.1)	874 (20.5)	1,042 (30.3)	986 (38.4)	705 (43.1)	356 (29.7)
		55	7,835 (6.7)	39 (0.4)	87 (1.0)	181 (2.2)	364 (4.5)	601 (8.4)	762 (13.7)	1,068 (24.0)	1,374 (34.8)	1,441 (47.8)	1,101 (54.2)	785 (48.5)
		60	10,441 (8.7)	31 (0.3)	82 (0.8)	200 (2.2)	380 (4.6)	645 (8.2)	1,043 (15.0)	1,272 (23.7)	1,534 (36.8)	1,934 (54.8)	1,707 (70.1)	1,600 (72.1)
		平成2年	13,318 (10.9)	28 (0.4)	103 (1.2)	209 (2.0)	408 (4.5)	645 (8.0)	1,080 (14.0)	1,631 (24.2)	1,871 (36.8)	2,063 (54.1)	2,341 (77.7)	2,932 (99.3)
		7	16,019 (12.9)	22 (0.3)	55 (0.7)	180 (2.0)	454 (4.3)	771 (8.7)	1,153 (14.6)	1,862 (25.0)	2,413 (37.9)	2,504 (53.6)	2,479 (75.7)	4,112 (106.3)
		12	19,094 (15.2)	28 (0.3)	54 (0.7)	149 (1.9)	415 (4.7)	906 (8.7)	1,379 (15.9)	1,891 (24.5)	2,697 (38.0)	3,221 (54.7)	3,104 (75.0)	5,241 (108.3)
		17	22,927 (18.2)	13 (0.1)	57 (0.7)	154 (1.9)	313 (4.1)	769 (8.8)	1,702 (16.6)	2,296 (26.9)	2,949 (39.7)	3,720 (56.1)	3,916 (74.4)	7,030 (111.0)
		22	28,017 (22.2)	13 (0.2)	58 (0.6)	144 (1.7)	326 (4.1)	616 (8.1)	1,452 (16.8)	2,907 (28.9)	3,549 (43.1)	4,119 (58.9)	4,849 (81.2)	9,979 (122.0)
		27	31,866 (25.4)	15 (0.2)	53 (0.6)	157 (1.6)	310 (3.6)	585 (7.4)	1,123 (15.0)	2,384 (28.2)	4,237 (43.8)	4,758 (61.4)	5,333 (84.1)	12,907 (128.9)
		令和2年	37,677 (30.6)	15 (0.2)	32 (0.4)	147 (1.8)	349 (3.6)	686 (8.0)	1,236 (15.9)	2,017 (27.4)	3,689 (45.1)	6,137 (66.9)	6,850 (96.8)	16,507 (142.5)
		3	38,579 (31.4)	9 (0.1)	34 (0.5)	119 (1.5)	343 (3.6)	718 (7.9)	1,341 (17.4)	2,001 (27.4)	3,477 (44.6)	6,738 (70.0)	6,679 (100.0)	17,109 (143.5)
		4	39,468 (32.3)	14 (0.2)	41 (0.6)	110 (1.4)	326 (3.5)	730 (7.9)	1,263 (15.9)	2,114 (28.8)	3,372 (45.2)	6,501 (70.0)	6,963 (99.6)	18,025 (146.6)
が	男	昭和45年	2,549 (5.0)	25 (0.6)	56 (1.4)	88 (2.4)	110 (4.1)	216 (10.1)	367 (18.1)	445 (25.5)	511 (36.7)	409 (42.7)	190 (35.8)	107 (32.4)
		50	3,155 (5.8)	17 (0.4)	44 (1.1)	89 (2.2)	189 (5.2)	253 (9.7)	350 (17.0)	512 (26.6)	607 (38.8)	544 (47.6)	357 (52.0)	167 (38.9)
		55	4,483 (7.8)	23 (0.4)	62 (1.4)	128 (3.1)	244 (6.1)	386 (10.9)	476 (19.1)	625 (32.3)	784 (45.2)	756 (57.6)	602 (71.2)	377 (64.1)
		60	5,953 (10.1)	16 (0.4)	49 (0.9)	125 (2.8)	255 (6.3)	448 (11.5)	707 (20.8)	755 (32.1)	910 (51.4)	1,042 (70.1)	907 (91.0)	737 (92.8)
		平成2年	7,317 (12.1)	12 (0.3)	59 (1.3)	147 (2.8)	282 (6.3)	441 (11.0)	699 (18.5)	1,066 (33.0)	1,073 (49.0)	1,113 (71.5)	1,190 (99.5)	1,233 (119.0)
		7	8,965 (14.7)	16 (0.4)	39 (1.0)	125 (2.8)	310 (5.9)	526 (12.0)	805 (20.7)	1,188 (33.0)	1,588 (53.2)	1,377 (71.3)	1,266 (100.9)	1,716 (132.0)
		12	10,380 (16.9)	20 (0.5)	36 (0.9)	95 (2.4)	272 (6.1)	617 (11.9)	906 (21.2)	1,252 (33.5)	1,676 (50.0)	1,903 (71.4)	1,552 (95.7)	2,046 (130.6)
		17	12,284 (19.9)	6 (0.1)	32 (0.7)	97 (2.4)	211 (5.5)	499 (11.4)	1,144 (22.6)	1,490 (35.9)	1,834 (51.8)	2,169 (71.3)	2,090 (92.6)	2,708 (133.3)
		22	14,569 (23.7)	4 (0.1)	37 (0.8)	75 (1.7)	217 (5.4)	388 (10.2)	950 (22.1)	1,843 (37.3)	2,164 (55.0)	2,415 (74.6)	2,590 (99.9)	3,884 (141.1)
		27	16,186 (26.5)	9 (0.2)	34 (0.8)	106 (2.2)	196 (4.5)	373 (9.4)	726 (19.5)	1,510 (36.4)	2,564 (54.9)	2,742 (76.1)	2,828 (100.5)	5,095 (145.1)
		令和2年	18,880 (31.5)	10 (0.3)	25 (0.7)	82 (2.0)	218 (2.3)	446 (10.3)	762 (19.5)	1,225 (33.7)	2,237 (56.3)	3,568 (82.4)	3,667 (116.0)	6,633 (157.9)
		3	19,334 (32.4)	5 (0.2)	18 (0.5)	67 (1.7)	208 (4.3)	468 (10.2)	816 (21.2)	1,229 (34.0)	2,125 (56.0)	3,921 (86.3)	3,595 (120.8)	6,874 (158.8)
		4	19,608 (33.1)	8 (0.3)	29 (0.8)	73 (1.9)	216 (4.6)	454 (9.7)	823 (20.7)	1,303 (35.8)	2,022 (55.6)	3,749 (85.6)	3,616 (115.3)	7,308 (162.8)
ん	女	昭和45年	1,850 (3.5)	21 (0.5)	34 (0.8)	54 (1.5)	92 (2.9)	157 (6.0)	224 (9.4)	305 (15.5)	332 (21.0)	320 (27.4)	200 (27.2)	93 (15.2)
		50	2,480 (4.4)	13 (0.3)	26 (0.6)	57 (1.4)	129 (3.5)	207 (6.6)	260 (10.0)	362 (15.5)	435 (23.2)	442 (31.0)	348 (36.6)	189 (24.6)
		55	3,352 (5.7)	16 (0.3)	25 (0.5)	53 (1.3)	120 (3.0)	215 (5.9)	286 (9.3)	443 (17.7)	590 (26.7)	685 (40.3)	499 (42.1)	408 (39.6)
		60	4,488 (7.3)	15 (0.3)	33 (0.6)	75 (1.6)	125 (3.0)	197 (5.0)	336 (9.4)	517 (17.2)	624 (26.1)	892 (43.6)	800 (55.6)	863 (60.6)
		平成2年	6,001 (9.6)	16 (0.4)	44 (1.0)	62 (1.2)	126 (2.8)	204 (5.0)	381 (9.7)	565 (16.1)	798 (27.5)	950 (42.2)	1,151 (63.3)	1,699 (88.6)
		7	7,054 (11.1)	6 (0.2)	16 (0.4)	55 (1.2)	144 (2.7)	245 (5.5)	348 (8.6)	674 (17.5)	825 (24.4)	1,127 (41.1)	1,213 (60.0)	2,396 (93.2)
		12	8,714 (13.6)	8 (0.2)	18 (0.5)	54 (1.4)	143 (3.2)	289 (5.6)	473 (10.7)	639 (16.1)	1,021 (27.3)	1,318 (40.9)	1,552 (61.6)	3,195 (97.6)
		17	10,643 (16.5)	7 (0.1)	25 (0.6)	57 (1.4)	102 (2.7)	270 (6.2)	558 (10.8)	806 (18.4)	1,115 (28.7)	1,551 (43.2)	1,826 (60.8)	4,322 (100.4)
		22	13,448 (20.7)	9 (0.2)	21 (0.4)	69 (1.6)	109 (2.8)	228 (6.0)	502 (11.5)	1,064 (20.8)	1,385 (32.2)	1,704 (45.4)	2,259 (66.9)	6,095 (112.3)
		27	15,680 (24.4)	6 (0.2)	19 (0.5)	51 (1.1)	114 (2.7)	212 (5.4)	397 (10.5)	874 (20.3)	1,673 (33.4)	2,016 (48.6)	2,505 (71.0)	7,812 (120.2)
		令和2年	18,797 (29.7)	5 (0.2)	7 (0.2)	65 (1.6)	131 (2.8)	240 (5.7)	474 (12.2)	792 (21.3)	1,452 (34.4)	2,569 (53.0)	3,183 (81.4)	9,874 (133.7)
		3	19,245 (30.5)	4 (0.1)	16 (0.5)	52 (1.3)	135 (2.9)	250 (5.6)	525 (13.7)	772 (21.0)	1,352 (33.7)	2,817 (55.5)	3,084 (83.3)	10,235 (134.8)
		4	19,860 (31.7)	6 (0.2)	12 (0.4)	37 (1.0)	110 (2.4)	276 (6.0)	440 (11.1)	811 (21.9)	1,350 (35.3)	2,752 (56.1)	3,347 (86.7)	10,717 (137.3)

部位	性別		総数	30～34(歳)	35～39	40～44	45～49	50～54	55～59	60～64	65～69	70～74	75～79	80歳以上
肺が ん	総数	昭和45年	10,489 (10.2)	67 (0.8)	115 (1.4)	272 (3.7)	390 (6.7)	642 (13.4)	1,162 (26.4)	1,731 (46.7)	2,247 (75.6)	1,984 (93.2)	1,197 (94.6)	622 (65.9)
		50	14,759 (13.3)	74 (0.8)	151 (1.8)	301 (3.7)	616 (8.4)	837 (14.6)	1,316 (28.3)	2,077 (48.7)	2,850 (83.0)	3,134 (122.1)	2,191 (133.9)	1,158 (96.7)
		55	21,294 (18.3)	88 (0.8)	192 (2.1)	329 (4.0)	657 (8.2)	1,280 (17.9)	1,709 (30.6)	2,543 (57.2)	3,658 (92.7)	4,399 (146.0)	3,784 (186.3)	2,607 (161.0)
		60	28,590 (23.8)	61 (0.7)	251 (2.4)	424 (4.7)	671 (8.2)	1,357 (17.2)	2,405 (34.5)	3,165 (59.1)	4,215 (101.2)	5,580 (158.0)	5,410 (222.2)	5,017 (226.1)
		平成2年	36,486 (29.7)	66 (0.9)	236 (2.6)	524 (4.9)	835 (9.3)	1,341 (16.6)	2,634 (34.1)	4,539 (67.4)	5,405 (106.2)	6,236 (163.7)	6,833 (226.7)	7,804 (264.2)
		7	45,745 (36.8)	83 (1.0)	167 (2.2)	458 (5.1)	1,137 (10.8)	1,691 (19.1)	2,563 (32.4)	4,782 (64.2)	7,456 (117.0)	7,872 (168.4)	7,907 (241.3)	11,597 (299.7)
		12	53,724 (42.8)	87 (1.0)	171 (2.1)	436 (5.7)	893 (10.1)	2,129 (20.5)	3,013 (34.6)	4,420 (57.3)	7,407 (104.4)	10,210 (173.3)	9,785 (236.4)	15,142 (312.8)
		17	62,063 (49.2)	71 (0.7)	148 (1.7)	316 (4.0)	710 (9.3)	1,633 (18.7)	3,586 (35.1)	5,206 (61.1)	6,714 (90.4)	10,483 (158.0)	12,837 (244.0)	20,326 (320.8)
		22	69,813 (55.2)	42 (0.5)	150 (1.5)	272 (3.1)	611 (7.7)	1,252 (16.5)	2,868 (33.1)	5,983 (59.5)	8,258 (100.3)	9,983 (142.9)	13,035 (218.3)	27,329 (334.2)
		27	74,378 (59.3)	21 (0.3)	98 (1.2)	310 (3.2)	545 (6.3)	1,078 (13.7)	2,120 (28.3)	4,769 (56.5)	9,477 (97.9)	11,766 (151.8)	12,462 (196.6)	31,712 (316.7)
		令和2年	75,585 (61.3)	18 (0.3)	70 (1.0)	174 (2.1)	489 (5.1)	850 (10.0)	1,700 (21.8)	3,292 (44.8)	7,049 (86.1)	12,970 (141.3)	14,416 (203.8)	34,542 (298.1)
		3	76,212 (62.1)	19 (0.3)	60 (0.8)	176 (2.2)	421 (4.4)	873 (9.6)	1,608 (20.9)	3,031 (41.5)	6,577 (84.3)	13,746 (142.9)	13,978 (209.3)	35,711 (299.6)
		4	76,663 (62.8)	20 (0.3)	56 (0.8)	168 (2.2)	391 (4.2)	872 (9.4)	1,590 (20.0)	3,115 (42.4)	6,259 (83.9)	13,515 (145.6)	14,271 (204.0)	36,396 (296.1)
	男	昭和45年	7,502 (14.8)	32 (0.8)	66 (1.6)	166 (4.6)	225 (8.5)	431 (20.1)	825 (40.7)	1,249 (71.5)	1,741 (125.0)	1,501 (156.6)	854 (160.9)	375 (113.7)
		50	10,711 (19.6)	40 (0.9)	78 (1.9)	201 (4.9)	416 (11.4)	541 (20.8)	903 (43.9)	1,533 (79.7)	2,179 (139.4)	2,407 (210.5)	1,635 (238.3)	745 (173.4)
		55	15,438 (27.0)	47 (0.9)	114 (2.5)	208 (5.0)	450 (11.2)	931 (26.4)	1,218 (48.8)	1,856 (96.0)	2,726 (157.2)	3,316 (252.7)	2,784 (329.1)	1,755 (298.3)
		60	20,837 (35.3)	43 (0.9)	156 (2.9)	275 (6.1)	451 (11.1)	984 (25.2)	1,818 (53.6)	2,321 (98.8)	3,171 (179.1)	4,228 (284.5)	4,018 (403.1)	3,354 (422.3)
		平成2年	26,872 (44.6)	39 (1.0)	148 (3.3)	360 (6.8)	578 (12.9)	917 (23.0)	2,018 (53.4)	3,654 (113.0)	4,165 (190.2)	4,675 (300.3)	5,022 (419.7)	5,273 (509.1)
		7	33,389 (54.8)	47 (1.2)	101 (2.6)	289 (6.4)	757 (14.3)	1,140 (25.9)	1,831 (47.1)	3,761 (104.5)	6,042 (202.3)	6,104 (316.1)	5,702 (454.6)	7,594 (584.4)
		12	39,053 (63.5)	56 (1.3)	97 (2.4)	289 (7.4)	634 (14.3)	1,465 (28.2)	2,210 (51.7)	3,352 (89.6)	5,805 (173.1)	8,193 (307.2)	7,326 (451.9)	9,605 (613.3)
		17	45,189 (73.3)	37 (0.8)	83 (1.9)	232 (5.8)	514 (13.4)	1,157 (26.5)	2,666 (52.6)	4,055 (97.7)	5,221 (147.4)	8,216 (270.2)	10,055 (445.5)	12,937 (636.7)
		22	50,395 (81.8)	20 (0.5)	94 (1.9)	172 (3.9)	434 (10.8)	926 (24.3)	2,175 (50.6)	4,551 (92.2)	6,420 (163.2)	7,672 (237.1)	9,968 (384.4)	17,944 (652.0)
		27	53,208 (87.2)	12 (0.3)	57 (1.4)	209 (4.3)	384 (8.8)	795 (20.0)	1,564 (41.9)	3,686 (88.8)	7,302 (156.2)	9,098 (252.4)	9,310 (331.0)	20,778 (591.8)
		令和2年	53,247 (88.8)	14 (0.4)	37 (1.0)	104 (2.5)	322 (6.6)	601 (13.9)	1,252 (32.1)	2,527 (69.6)	5,476 (137.9)	9,923 (229.0)	10,747 (339.9)	22,230 (529.2)
		3	53,278 (89.3)	12 (0.4)	34 (0.9)	114 (2.8)	285 (5.9)	594 (12.9)	1,171 (30.4)	2,292 (63.4)	5,052 (133.2)	10,524 (231.8)	10,407 (349.7)	22,786 (526.5)
		4	53,750 (90.6)	8 (0.3)	32 (0.9)	96 (2.4)	258 (5.5)	594 (12.7)	1,178 (29.6)	2,351 (64.5)	4,793 (131.9)	10,415 (237.7)	10,734 (342.3)	23,286 (518.8)
	女	昭和45年	2,987 (5.7)	35 (0.8)	49 (1.2)	106 (2.9)	165 (5.2)	211 (8.0)	337 (14.2)	482 (24.5)	506 (32.0)	483 (41.3)	343 (46.7)	247 (40.2)
		50	4,048 (7.2)	34 (0.7)	73 (1.7)	100 (2.4)	200 (5.4)	296 (9.4)	413 (15.9)	544 (23.3)	671 (35.8)	727 (51.1)	556 (58.5)	413 (53.8)
		55	5,856 (9.9)	41 (0.8)	78 (1.7)	121 (2.9)	207 (5.1)	349 (9.6)	491 (15.9)	687 (27.4)	932 (42.1)	1,083 (63.7)	1,000 (84.4)	852 (82.6)
		60	7,753 (12.7)	18 (0.4)	95 (1.8)	149 (3.3)	220 (5.3)	373 (9.4)	587 (16.4)	844 (28.0)	1,044 (43.6)	1,352 (66.1)	1,392 (96.8)	1,663 (116.7)
		平成2年	9,614 (15.4)	27 (0.7)	88 (2.0)	164 (3.1)	257 (5.7)	424 (10.4)	616 (15.7)	885 (25.3)	1,240 (42.7)	1,561 (69.3)	1,811 (99.6)	2,531 (132.0)
		7	12,356 (19.5)	36 (0.9)	66 (1.7)	169 (3.8)	380 (7.2)	551 (12.3)	732 (18.2)	1,021 (26.5)	1,414 (41.8)	1,768 (64.4)	2,205 (109.0)	4,003 (155.7)
		12	14,671 (22.9)	31 (0.7)	74 (1.9)	147 (3.8)	259 (5.9)	664 (12.8)	803 (18.2)	1,068 (26.9)	1,602 (42.8)	2,017 (62.6)	2,459 (97.6)	5,537 (169.1)
		17	16,874 (26.1)	34 (0.7)	65 (1.5)	84 (2.1)	196 (5.1)	476 (10.9)	920 (17.8)	1,151 (26.3)	1,493 (38.5)	2,267 (63.1)	2,782 (92.6)	7,389 (171.7)
		22	19,418 (30.0)	22 (0.5)	56 (1.2)	100 (2.3)	177 (4.5)	326 (8.6)	693 (15.9)	1,432 (28.0)	1,838 (42.8)	2,311 (61.6)	3,067 (90.8)	9,385 (173.0)
		27	21,170 (32.9)	9 (0.3)	41 (1.0)	101 (2.1)	161 (3.7)	283 (7.2)	556 (14.8)	1,083 (25.2)	2,175 (43.4)	2,668 (64.3)	3,152 (89.4)	10,934 (168.2)
		令和2年	22,338 (35.3)	4 (0.1)	33 (0.9)	70 (1.7)	167 (3.5)	249 (5.9)	448 (11.5)	765 (20.6)	1,573 (37.3)	3,047 (62.9)	3,669 (93.8)	12,312 (166.7)
		3	22,934 (36.3)	7 (0.2)	26 (0.7)	62 (1.6)	136 (2.9)	279 (6.2)	437 (11.4)	739 (20.1)	1,525 (38.1)	3,222 (63.4)	3,571 (96.4)	12,925 (170.2)
		4	22,913 (36.5)	12 (0.4)	24 (0.7)	72 (1.9)	133 (2.9)	278 (6.1)	412 (10.4)	764 (20.6)	1,466 (38.3)	3,100 (63.2)	3,537 (91.7)	13,110 (168.0)

［注］肺がんは、気管、気管支及び肺の悪性新生物をいう。

部位	性別		総数	30~34(歳)	35~39	40~44	45~49	50~54	55~59	60~64	65~69	70~74	75~79	80歳以上
乳がん	女	昭和40年	1,966 (3.9)	71 (1.7)	149 (4.0)	221 (6.8)	254 (9.4)	313 (12.6)	260 (12.6)	204 (11.9)	173 (12.9)	120 (12.6)	82 (12.7)	94 (18.2)
		45	2,486 (4.7)	85 (2.0)	172 (4.2)	264 (7.2)	338 (10.6)	347 (13.2)	338 (14.2)	274 (14.0)	197 (12.5)	179 (15.3)	106 (14.4)	157 (25.6)
		50	3,262 (5.8)	105 (2.3)	194 (4.6)	352 (8.6)	453 (12.3)	538 (17.1)	425 (16.4)	370 (15.8)	274 (14.6)	211 (14.8)	146 (15.4)	156 (20.3)
		55	4,141 (7.0)	134 (2.5)	252 (5.5)	356 (8.6)	536 (13.3)	625 (17.2)	615 (19.9)	432 (17.2)	402 (18.2)	306 (18.0)	216 (18.2)	219 (21.2)
		60	4,922 (8.0)	134 (3.0)	293 (5.5)	431 (9.5)	541 (13.1)	713 (18.0)	741 (20.7)	599 (19.9)	458 (19.1)	404 (19.7)	259 (18.0)	312 (21.9)
		平成2年	5,848 (9.4)	99 (2.6)	285 (6.4)	569 (10.8)	713 (15.8)	784 (19.2)	884 (22.5)	706 (20.2)	568 (19.6)	452 (20.1)	337 (18.5)	419 (21.8)
		7	7,763 (12.2)	93 (2.4)	278 (7.3)	552 (12.4)	977 (18.6)	1,192 (26.6)	1,019 (25.3)	924 (24.0)	845 (25.0)	604 (22.0)	499 (24.7)	748 (29.1)
		12	9,171 (14.3)	98 (2.3)	287 (7.3)	478 (12.5)	889 (20.2)	1,480 (28.4)	1,322 (29.9)	1,051 (26.5)	985 (26.3)	795 (24.7)	699 (27.8)	1,059 (32.3)
		17	10,721 (16.6)	124 (2.6)	254 (6.0)	480 (12.2)	749 (19.6)	1,263 (28.8)	1,782 (34.5)	1,363 (31.1)	1,089 (28.1)	993 (27.6)	922 (30.7)	1,678 (39.0)
		22	12,455 (19.2)	79 (2.0)	239 (5.0)	458 (10.7)	694 (17.6)	1,094 (28.8)	1,654 (37.9)	1,831 (35.8)	1,469 (34.2)	1,166 (31.1)	1,144 (33.9)	2,606 (48.0)
		24	12,529 (19.4)	67 (1.8)	206 (4.5)	487 (10.6)	634 (15.8)	979 (25.9)	1,357 (34.2)	1,823 (35.1)	1,521 (35.8)	1,325 (33.6)	1,199 (34.2)	2,906 (49.6)
		25	13,148 (20.4)	73 (2.0)	232 (5.3)	461 (9.8)	744 (18.1)	1,050 (27.6)	1,331 (34.6)	1,837 (37.5)	1,622 (36.1)	1,449 (35.9)	1,261 (35.9)	3,071 (50.6)
		26	13,240 (20.6)	69 (1.9)	229 (5.5)	415 (8.7)	684 (16.3)	997 (26.0)	1,328 (34.9)	1,749 (38.5)	1,753 (37.2)	1,545 (36.6)	1,277 (36.6)	3,179 (50.7)
		27	13,584 (21.1)	86 (2.5)	176 (4.4)	459 (9.7)	708 (16.6)	1,050 (26.7)	1,238 (32.9)	1,675 (39.0)	1,867 (37.3)	1,561 (37.6)	1,323 (37.5)	3,413 (52.5)
		30	14,653 (23.0)	53 (1.6)	169 (4.6)	418 (9.5)	790 (16.9)	1,079 (26.5)	1,261 (33.4)	1,412 (37.1)	1,996 (41.5)	1,759 (40.5)	1,598 (41.9)	4,104 (58.1)
		令和元年	14,839 (23.4)	60 (1.9)	165 (4.6)	375 (8.9)	777 (16.4)	1,071 (25.7)	1,275 (33.6)	1,409 (37.4)	1,902 (42.6)	1,874 (41.0)	1,663 (41.7)	4,252 (59.2)
		2	14,650 (23.1)	56 (1.8)	129 (3.7)	357 (8.8)	710 (15.0)	1,039 (24.6)	1,258 (32.4)	1,303 (35.1)	1,669 (39.6)	2,024 (41.8)	1,705 (43.6)	4,389 (59.4)
		3	14,803 (23.5)	55 (1.8)	139 (4.0)	321 (8.2)	677 (14.4)	1,046 (23.3)	1,192 (31.1)	1,345 (36.5)	1,570 (39.2)	2,101 (41.4)	1,586 (42.8)	4,759 (62.7)
		4	15,912 (25.4)	62 (2.1)	147 (4.3)	318 (8.4)	746 (16.3)	1,088 (23.8)	1,211 (30.6)	1,346 (36.3)	1,641 (42.9)	2,302 (46.9)	1,814 (47.0)	5,218 (66.9)
子宮がん	女	昭和40年	6,689 (13.4)	156 (3.8)	274 (7.3)	443 (13.7)	634 (23.5)	906 (36.5)	966 (46.6)	980 (57.0)	851 (63.3)	626 (65.5)	452 (70.2)	295 (57.0)
		45	6,373 (12.1)	107 (2.6)	228 (5.6)	437 (11.9)	620 (19.5)	707 (26.8)	880 (37.1)	969 (49.3)	830 (52.5)	724 (61.9)	458 (62.3)	341 (55.6)
		50	6,075 (10.7)	79 (1.7)	122 (2.9)	291 (7.1)	547 (14.8)	697 (22.1)	743 (28.7)	864 (36.9)	889 (47.5)	811 (57.0)	566 (59.5)	423 (55.1)
		55	5,465 (9.2)	57 (1.1)	100 (2.2)	195 (4.7)	384 (9.5)	544 (14.9)	650 (21.0)	698 (27.8)	789 (35.7)	745 (43.8)	642 (54.2)	626 (60.7)
		60	4,912 (8.0)	57 (1.3)	102 (1.9)	177 (3.9)	292 (7.1)	433 (10.9)	508 (14.2)	619 (20.6)	642 (26.8)	669 (32.7)	607 (42.2)	779 (54.7)
		平成2年	4,600 (7.4)	37 (1.0)	106 (2.4)	169 (3.2)	245 (5.4)	321 (7.9)	484 (12.3)	500 (14.3)	581 (20.0)	567 (25.2)	620 (34.1)	940 (49.0)
		7	4,865 (7.7)	64 (1.6)	88 (2.3)	167 (3.8)	311 (5.9)	371 (8.3)	444 (11.0)	516 (13.4)	546 (16.1)	594 (21.7)	551 (27.2)	1,192 (46.4)
		12	5,202 (8.1)	75 (1.8)	140 (3.6)	154 (4.0)	312 (7.1)	470 (9.0)	550 (12.4)	480 (12.1)	513 (13.7)	596 (18.5)	593 (23.5)	1,283 (39.2)
		17	5,381 (8.3)	74 (1.6)	124 (2.9)	218 (5.5)	261 (6.8)	447 (10.2)	611 (11.8)	528 (12.1)	535 (13.8)	593 (16.5)	594 (19.8)	1,366 (31.7)
		22	5,930 (9.1)	86 (2.1)	150 (3.2)	225 (5.3)	285 (7.2)	394 (10.4)	549 (12.6)	705 (13.8)	616 (14.3)	606 (16.2)	639 (18.9)	1,654 (30.5)
		24	6,113 (9.5)	54 (1.4)	160 (3.5)	254 (5.5)	312 (7.8)	415 (11.0)	496 (12.5)	791 (15.2)	586 (13.8)	618 (15.7)	647 (18.5)	1,761 (30.0)
		25	6,033 (9.4)	65 (1.8)	155 (3.5)	222 (4.7)	302 (7.4)	445 (11.7)	472 (12.3)	705 (14.4)	683 (15.2)	586 (14.5)	686 (19.5)	1,688 (27.8)
		26	6,429 (10.0)	67 (1.9)	135 (3.2)	257 (5.4)	384 (9.1)	462 (12.1)	532 (14.0)	665 (14.6)	729 (15.5)	693 (16.4)	646 (18.5)	1,829 (29.2)
		27	6,429 (10.0)	74 (2.1)	138 (3.4)	228 (4.8)	358 (8.4)	474 (12.1)	539 (14.3)	630 (14.7)	771 (15.4)	726 (17.5)	650 (18.4)	1,818 (28.0)
		30	6,800 (10.7)	52 (1.6)	109 (3.0)	222 (5.1)	381 (8.1)	519 (12.7)	526 (13.9)	573 (15.1)	826 (17.2)	727 (16.7)	753 (19.7)	2,100 (29.7)
		令和元年	6,804 (10.7)	66 (2.1)	118 (3.3)	215 (5.1)	386 (8.1)	491 (11.8)	623 (16.4)	612 (16.2)	749 (16.8)	784 (17.2)	769 (19.3)	1,973 (27.5)
		2	6,808 (10.8)	42 (1.4)	111 (3.1)	202 (5.0)	388 (8.2)	531 (12.6)	568 (14.6)	584 (15.7)	711 (16.9)	840 (17.3)	738 (18.9)	2,084 (28.2)
		3	6,818 (10.8)	39 (1.3)	88 (2.5)	208 (5.3)	366 (7.8)	520 (11.6)	622 (16.2)	587 (15.9)	702 (17.5)	881 (17.3)	726 (19.6)	2,065 (27.2)
		4	7,157 (11.4)	41 (1.4)	108 (3.2)	210 (5.5)	366 (8.0)	535 (11.7)	641 (16.2)	634 (17.1)	679 (17.7)	964 (19.7)	784 (20.3)	2,183 (28.0)

〔資料〕厚生労働省「人口動態統計」

15 部位別がん死亡率（人口10万対）及び死亡割合（%）の年次推移

	昭和40年	45	50	55	60	平成2年	7	12	17	22	27	令和2年	4
総数													
全がん	108.4 (100.0)	116.3 (100.0)	122.6 (100.0)	139.1 (100.0)	156.1 (100.0)	177.2 (100.0)	211.6 (100.0)	235.2 (100.0)	258.3 (100.0)	279.7 (100.0)	295.4 (100.0)	306.6 (100.0)	316.1 (100.0)
食道がん	4.0 (3.7)	4.7 (4.0)	4.5 (3.7)	4.9 (3.5)	5.2 (3.3)	5.9 (3.3)	6.9 (3.3)	8.2 (3.5)	8.9 (3.4)	9.4 (3.4)	9.4 (3.2)	8.9 (2.9)	8.9 (2.8)
胃がん	47.2 (43.5)	47.3 (40.7)	44.8 (36.6)	43.4 (31.2)	40.7 (26.1)	38.7 (21.8)	40.3 (19.0)	40.3 (17.1)	39.9 (15.4)	39.7 (14.2)	37.2 (12.6)	34.3 (11.2)	33.4 (10.6)
結腸がん	2.9 (2.6)	3.7 (3.2)	5.0 (4.1)	6.8 (4.8)	9.3 (6.0)	12.6 (7.1)	16.3 (7.7)	18.8 (8.0)	21.5 (8.3)	23.8 (8.5)	27.4 (9.3)	29.3 (9.6)	30.5 (9.7)
直腸がん1)	3.9 (3.6)	4.6 (3.9)	5.3 (4.3)	5.9 (4.3)	6.6 (4.2)	7.6 (4.3)	8.8 (4.2)	9.8 (4.2)	10.9 (4.2)	11.2 (4.0)	12.3 (4.2)	12.6 (4.1)	13.0 (4.1)
大腸がん2)	6.7 (6.2)	8.2 (7.1)	10.3 (8.4)	12.7 (9.1)	15.8 (10.1)	20.1 (11.3)	25.2 (11.9)	28.6 (12.2)	32.4 (12.5)	35.0 (12.5)	39.6 (13.4)	42.0 (13.7)	43.5 (13.8)
肝がん	8.7 (8.0)	9.2 (7.9)	9.5 (7.8)	12.5 (9.0)	16.5 (10.6)	20.7 (11.7)	25.5 (12.1)	27.1 (11.5)	27.2 (10.5)	25.9 (9.3)	23.0 (7.8)	20.1 (6.6)	19.4 (6.1)
胆道がん3)	2.1 (1.9)	3.0 (2.6)	4.0 (3.3)	5.7 (4.1)	7.9 (5.0)	9.7 (5.5)	11.1 (5.2)	12.1 (5.1)	13.1 (5.1)	13.9 (5.0)	14.5 (4.9)	14.4 (4.7)	14.6 (4.6)
膵がん	3.1 (2.9)	4.3 (3.7)	5.1 (4.1)	6.7 (4.8)	8.7 (5.6)	10.9 (6.1)	12.9 (6.1)	15.2 (6.5)	18.2 (7.0)	22.2 (7.9)	25.4 (8.6)	30.5 (9.9)	32.3 (10.2)
肺がん	7.9 (7.3)	10.2 (8.7)	13.3 (10.8)	18.3 (13.2)	23.8 (15.2)	29.7 (16.8)	36.8 (17.4)	42.8 (18.2)	49.2 (19.0)	55.2 (19.7)	59.3 (20.1)	61.3 (20.0)	62.8 (19.9)
乳がん	−	2.4 (2.1)	3.0 (2.4)	3.6 (2.6)	4.1 (2.6)	4.8 (2.7)	6.3 (3.0)	7.4 (3.1)	8.6 (3.3)	9.9 (3.5)	10.9 (3.7)	12.0 (3.9)	13.1 (4.2)
子宮がん4)	−	12.1 (5.3)	10.7 (4.5)	9.2 (3.4)	8.0 (2.6)	7.4 (2.1)	7.7 (1.9)	8.1 (1.8)	8.3 (1.7)	9.1 (4.2)	10.0 (3.4)	10.7 (3.5)	11.4 (1.9)
白血病	3.2 (3.0)	3.5 (3.0)	3.7 (3.1)	3.9 (2.8)	4.3 (2.8)	4.6 (2.6)	4.9 (2.3)	5.4 (2.3)	5.8 (2.2)	6.4 (2.3)	6.9 (2.3)	7.3 (2.4)	8.0 (2.5)
男													
全がん	122.1 (100.0)	132.6 (100.0)	140.6 (100.0)	163.5 (100.0)	187.4 (100.0)	216.4 (100.0)	262.0 (100.0)	291.3 (100.0)	319.1 (100.0)	343.4 (100.0)	359.8 (100.0)	368.3 (100.0)	376.5 (100.0)
食道がん	5.9 (4.9)	7.3 (5.5)	7.1 (5.0)	7.8 (4.8)	8.5 (4.6)	10.0 (4.6)	11.9 (4.5)	14.2 (4.9)	15.4 (4.8)	16.2 (4.7)	16.0 (4.4)	15.0 (4.1)	14.8 (3.9)
胃がん	59.4 (48.6)	58.6 (44.2)	55.6 (39.5)	53.9 (33.0)	51.1 (27.2)	49.6 (22.9)	52.6 (20.1)	53.3 (18.3)	53.0 (16.6)	53.5 (15.6)	50.5 (14.0)	46.3 (12.6)	44.6 (11.8)
結腸がん	2.6 (2.2)	3.5 (2.6)	4.9 (3.5)	6.7 (4.1)	9.4 (5.0)	12.9 (6.0)	17.1 (6.3)	19.7 (6.8)	21.8 (6.8)	24.3 (7.1)	28.0 (7.8)	29.9 (8.1)	30.7 (8.2)
直腸がん1)	4.1 (3.4)	5.0 (3.8)	5.8 (4.1)	6.9 (4.2)	7.9 (4.2)	9.2 (4.3)	11.3 (4.3)	12.6 (4.3)	14.1 (4.4)	14.6 (4.2)	16.0 (4.4)	16.3 (4.4)	16.7 (4.4)
大腸がん2)	6.8 (5.5)	8.5 (6.4)	10.6 (7.5)	13.5 (8.3)	17.1 (9.1)	22.1 (10.2)	28.4 (10.9)	32.3 (11.1)	35.9 (11.3)	38.9 (11.3)	44.0 (12.2)	46.2 (12.5)	47.4 (12.6)
肝がん	10.4 (8.5)	11.7 (8.8)	12.4 (8.8)	17.5 (10.7)	24.2 (12.9)	30.5 (14.1)	37.4 (14.3)	38.4 (13.2)	37.7 (11.8)	34.9 (10.2)	31.2 (8.7)	27.1 (7.4)	26.5 (7.0)
胆道がん3)	2.1 (1.7)	2.6 (2.0)	3.5 (2.5)	4.9 (3.0)	6.7 (3.6)	8.4 (3.9)	10.2 (3.9)	11.2 (3.9)	12.7 (4.0)	13.7 (4.0)	14.9 (4.1)	15.6 (4.2)	16.0 (4.2)
膵がん	3.6 (3.0)	5.0 (3.8)	5.8 (4.1)	7.8 (4.8)	10.1 (5.4)	12.1 (5.6)	14.7 (5.6)	16.9 (5.8)	19.9 (6.2)	23.7 (6.9)	26.5 (7.4)	31.5 (8.5)	33.1 (8.8)
肺がん	11.2 (9.2)	14.8 (11.2)	19.6 (13.9)	27.0 (16.5)	35.3 (18.8)	44.6 (20.6)	54.8 (20.9)	63.5 (21.8)	73.3 (23.0)	81.8 (23.8)	87.2 (24.2)	88.7 (24.1)	90.6 (24.1)
乳がん	−	−	−	−	−	−	0.1 (0.04)	0.1 (0.04)	0.1 (0.04)	0.1 (0.04)	0.2 (0.06)	0.2 (0.1)	0.2 (0.05)
白血病	3.7 (3.0)	4.0 (3.0)	4.2 (3.0)	4.6 (2.8)	5.1 (2.7)	5.4 (2.5)	6.0 (2.3)	6.5 (2.2)	7.0 (2.2)	7.9 (2.3)	8.4 (2.3)	9.1 (2.5)	10.1 (2.7)
女													
全がん	95.2 (100.0)	100.7 (100.0)	105.2 (100.0)	115.5 (100.0)	125.9 (100.0)	139.3 (100.0)	163.1 (100.0)	181.4 (100.0)	200.3 (100.0)	219.2 (100.0)	234.4 (100.0)	248.3 (100.0)	259.1 (100.0)
食道がん	2.2 (2.3)	2.2 (2.2)	2.0 (1.9)	2.1 (1.8)	1.9 (1.5)	2.0 (1.5)	2.2 (1.3)	2.4 (1.3)	2.7 (1.3)	2.9 (1.3)	3.1 (1.3)	3.2 (1.3)	3.4 (1.3)
胃がん	35.5 (37.3)	36.5 (36.2)	34.4 (32.7)	33.2 (28.7)	30.6 (24.3)	28.1 (20.2)	28.5 (17.5)	27.8 (15.3)	27.4 (13.7)	26.5 (12.1)	24.7 (10.5)	23.0 (9.2)	22.7 (8.8)
結腸がん	3.1 (3.2)	3.9 (3.9)	5.1 (4.9)	6.9 (6.0)	9.3 (7.4)	12.4 (8.9)	15.6 (9.5)	17.9 (9.9)	21.2 (10.5)	23.3 (10.6)	26.8 (11.4)	28.8 (11.6)	30.3 (11.7)
直腸がん1)	3.6 (3.8)	4.1 (4.1)	4.9 (4.6)	5.0 (4.4)	5.4 (4.3)	5.9 (4.3)	6.5 (4.0)	7.1 (3.9)	7.7 (3.9)	8.1 (3.7)	8.7 (3.7)	9.2 (3.7)	9.5 (3.7)
大腸がん2)	6.7 (7.0)	8.0 (7.9)	10.0 (9.5)	11.9 (10.3)	14.6 (11.6)	18.2 (13.0)	22.0 (13.5)	25.1 (13.8)	28.9 (14.4)	31.3 (14.3)	35.6 (15.2)	38.0 (15.3)	39.8 (15.4)
肝がん	7.0 (7.4)	6.9 (6.8)	6.7 (6.7)	7.6 (6.6)	9.1 (7.2)	11.1 (8.0)	14.1 (8.6)	16.2 (8.9)	17.1 (8.6)	17.4 (7.9)	15.4 (6.6)	13.5 (5.4)	12.6 (4.9)
胆道がん3)	2.1 (2.2)	3.4 (3.3)	4.6 (4.3)	6.4 (5.6)	9.0 (7.2)	10.9 (7.8)	11.9 (7.3)	12.8 (7.1)	13.5 (6.8)	14.1 (6.4)	14.1 (6.0)	13.3 (5.3)	13.2 (5.1)
膵がん	2.6 (2.8)	3.5 (3.5)	4.4 (4.2)	5.7 (4.9)	7.3 (5.8)	9.6 (6.9)	11.1 (6.8)	13.6 (7.5)	16.5 (8.2)	20.7 (9.5)	24.4 (10.4)	29.7 (11.9)	31.7 (12.2)
肺がん	4.6 (4.9)	5.7 (5.6)	7.2 (6.8)	9.9 (8.6)	12.7 (10.1)	15.4 (11.0)	19.5 (12.0)	22.9 (12.6)	26.1 (13.0)	30.0 (13.7)	32.9 (14.0)	35.2 (14.2)	36.5 (14.1)
乳がん	3.9 (4.1)	4.7 (4.7)	5.8 (5.5)	7.0 (6.1)	8.0 (6.4)	9.4 (6.7)	12.2 (7.1)	14.3 (7.9)	16.6 (8.3)	19.2 (8.8)	21.1 (9.0)	23.1 (9.3)	25.4 (9.8)
子宮がん	13.4 (14.0)	12.1 (12.0)	10.7 (10.2)	9.2 (8.0)	8.0 (6.4)	7.4 (5.3)	7.7 (4.7)	8.1 (4.5)	8.3 (4.2)	9.1 (4.2)	10.0 (4.3)	10.7 (4.3)	11.4 (4.4)
白血病	2.8 (2.9)	3.0 (2.9)	3.3 (3.1)	3.3 (2.8)	3.6 (2.8)	3.9 (2.8)	3.9 (2.4)	4.4 (2.4)	4.6 (2.3)	5.0 (2.3)	5.5 (2.3)	5.7 (2.3)	6.0 (2.3)

〔注〕1）直腸がんは、直腸S状結腸移行部及び直腸の悪性新生物をいう。
2）大腸がんは、結腸、直腸S状結腸移行部及び直腸の悪性新生物をいう。
3）胆道がんは、胆のう及び肝外胆管の悪性新生物をいう。
4）女子人口10万対の死亡率である。

〔資料〕厚生労働省「人口動態統計」

16) 部位別がん年齢調整死亡率(人口10万対)の年次推移

年　度	昭和35年	40	45	50	55	60	平成2年	7	12	17	22	27	令和元年	2	3	4
男																
全 が ん	188.2	195.6	199.2	198.9	210.9	214.8	215.6	226.1	214.0	197.7	182.4	165.3	149.5	394.7	390.8	385.4
食道がん	9.6	10.1	11.4	10.3	10.3	9.8	9.8	10.1	10.4	9.7	9.1	7.9	7.1	15.6	15.2	14.9
胃 が ん	98.5	96.0	88.9	79.4	69.9	58.7	49.5	45.4	39.1	32.7	28.2	22.9	18.7	49.6	47.9	45.6
結腸がん	3.6	4.3	5.2	7.0	8.7	10.8	12.9	14.8	14.4	13.4	12.8	12.9	12.1	32.4	32.2	31.6
直腸がん1)	5.9	7.0	7.8	8.3	9.0	9.0	9.2	9.7	9.3	9.0	8.2	8.1	7.6	17.0	17.1	16.9
大腸がん2)	9.5	11.3	12.9	15.2	17.6	19.6	21.9	24.4	23.7	22.4	21.0	21.0	19.7	49.4	49.3	48.6
肝 が ん	19.4	17.0	17.7	17.4	22.0	26.8	29.5	31.6	28.2	23.7	19.0	14.5	11.4	28.9	27.9	27.1
胆道がん3)	2.1	3.4	4.1	5.1	6.5	7.9	8.5	8.8	8.2	7.6	6.9	6.3	5.7	17.0	17.1	16.5
膵 が ん	4.1	5.6	7.4	8.0	10.0	11.5	12.1	12.7	12.4	12.6	13.0	12.8	13.3	33.0	33.4	33.4
肺 が ん4)	13.6	18.1	22.5	28.1	35.5	41.2	45.0	47.5	46.3	44.6	42.4	39.2	35.3	94.3	92.8	92.0
白 血 病	3.4	3.9	4.3	4.7	5.1	5.4	5.3	5.4	5.2	4.8	4.7	4.3	4.1	9.6	9.6	10.2
女																
全 が ん	132.0	130.3	126.9	121.1	118.8	113.1	107.7	108.3	103.5	97.3	92.2	87.7	83.7	196.4	195.5	197.4
食道がん	3.3	3.2	2.9	2.4	2.2	1.6	1.5	1.3	1.3	1.3	1.2	1.2	1.2	2.6	2.7	2.7
胃 が ん	51.8	49.4	46.5	39.8	34.1	27.4	21.6	18.5	15.3	12.5	10.2	8.3	7.0	21.7	21.8	16.5
結腸がん	3.6	4.3	5.0	6.0	7.1	8.3	9.3	9.9	9.5	9.3	8.6	8.8	8.4	7.5	7.2	21.9
直腸がん1)	4.8	5.1	5.3	5.7	5.2	4.8	4.6	4.3	4.1	3.8	3.5	3.4	3.3	10.1	9.5	7.4
大腸がん2)	8.4	9.4	10.3	11.7	12.2	13.0	13.8	14.1	13.6	13.2	12.1	12.1	11.7	29.2	29.0	29.3
肝 が ん	11.6	9.9	8.9	7.8	7.8	8.1	8.4	9.1	8.8	7.7	6.4	4.6	3.5	10.1	9.5	9.0
胆道がん3)	1.9	3.0	4.3	5.3	6.6	7.9	8.0	7.2	6.3	5.4	4.7	3.9	3.3	9.7	9.7	9.2
膵 が ん	2.5	3.6	4.5	5.1	5.8	6.5	7.1	7.0	7.2	7.5	8.2	8.4	9.1	23.5	23.7	24.1
肺 が ん4)	4.8	6.5	7.3	8.3	10.2	11.2	11.6	12.5	12.3	11.7	11.5	11.1	10.4	27.3	27.6	27.2
乳 が ん	5.1	5.2	5.8	6.5	7.2	7.6	8.2	9.9	10.7	11.4	11.9	12.0	12.2	20.6	20.6	21.9
子宮がん5)	21.3	18.0	15.1	12.4	9.5	7.3	5.8	5.4	5.3	5.1	5.3	5.6	5.8	9.6	9.6	10.1
白 血 病	2.5	2.9	3.1	3.4	3.3	3.4	3.4	3.0	3.0	2.6	2.5	2.4	2.1	4.5	4.5	4.7

〔注〕1 ）直腸がんは、直腸S状結腸移行部及び直腸の悪性新生物をいう。
　　　2 ）大腸がんは、結腸、直腸S状結腸移行部及び直腸の悪性新生物をいう。
　　　3 ）胆道がんは、胆のう及びその他の胆道の悪性新生物をいう。
　　　4 ）肺がんは、気管、気管支及び肺の悪性新生物をいう。
　　　5 ）平成7年以前は胎盤を含む。

〔資料〕厚生労働省「人口動態統計」

★年齢調整死亡率について

死亡の状況はその集団の年齢構成に影響される。そこで、人口構成の異なる集団間で死亡率を比較するために、一定の基準人口にあてはめて調整したものが、年齢調整死亡率(従来の訂正死亡率)という指標である。

厚生労働省では、人口動態統計における年齢調整死亡率の算出にあたっては、平成2年から昭和60年モデル人口(昭和60年の国勢調査人口)を基に補正した人口を使用しているが、その後25年以上が経過し、モデル人口が現実の人口構成とは異なってきた。

このことから、高齢化を反映した新しい基準人口が公衆衛生の実践面から求められるなか、「基準人口の改訂に向けた検討会」(有識者検討会)において議論が行われ、令和2年より平成27(2015)年モデル人口(平成27年の国勢調査を基に補正した人口)を使用することとした。

基準人口 —平成27年モデル人口—

年　齢	基準人口
0歳	978,000
1〜 4	4,048,000
5〜 9	5,369,000
10〜14	5,711,000
15〜19	6,053,000
20〜24	6,396,000
25〜29	6,738,000
30〜34	7,081,000
35〜39	7,423,000
40〜44	7,766,000
45〜49	8,108,000
50〜54	8,451,000
55〜59	8,793,000
60〜64	9,135,000
65〜69	9,246,000
70〜74	7,892,000
75〜79	6,306,000
80〜84	4,720,000
85〜89	3,134,000
90〜94	1,548,000
95歳以上	423,000
合　計	125,319,000

基準人口 —昭和60年モデル人口—

年　齢	基準人口
0〜 4歳	8,180,000
5〜 9	8,338,000
10〜14	8,497,000
15〜19	8,655,000
20〜24	8,814,000
25〜29	8,972,000
30〜34	9,130,000
35〜39	9,289,000
40〜44	9,400,000
45〜49	8,651,000
50〜54	7,616,000
55〜59	6,581,000
60〜64	5,546,000
65〜69	4,511,000
70〜74	3,476,000
75〜79	2,441,000
80〜84	1,406,000
85歳以上	784,000
合　計	120,287,000

17 人口の推移及び将来推計

年　次	人　口(1,000人)				割　合(%)		
	総　数	年齢別人口			0～14歳	15～64歳	65歳以上
		0～14歳	15～64歳	65歳以上			
昭和25年 (1950)	83,200	29,428	49,658	4,109	35.4	59.7	4.9
30 (1955)	89,276	29,798	54,729	4,747	33.4	61.3	5.3
35 (1960)	93,419	28,067	60,002	5,350	30.0	64.2	5.7
40 (1965)	98,275	25,166	66,928	6,181	25.6	68.1	6.3
45 (1970)	103,720	24,823	71,566	7,331	23.9	69.0	7.1
50 (1975)	111,940	27,221	75,807	8,865	24.3	67.7	7.9
55 (1980)	117,060	27,507	78,835	10,647	23.5	67.4	9.1
59 (1984)	120,235	26,504	81,776	11,956	22.0	68.0	9.9
60 (1985)	121,049	26,033	82,506	12,468	21.5	68.2	10.3
平成 2 年 (1990)	123,611	22,486	85,904	14,895	18.2	69.7	12.1
7 (1995)	125,570	20,014	87,165	18,261	16.0	69.5	14.6
12 (2000)	126,926	18,472	86,220	22,005	14.6	68.1	17.4
17 (2005)	127,768	17,521	84,092	25,672	13.8	66.1	20.2
22 (2010)	128,057	16,839	81,735	29,484	13.1	63.8	23.0
27 (2015)	127,095	15,945	77,282	33,868	12.5	60.8	26.6
令和 2 年 (2020)	126,146	15,032	75,088	36,027	11.9	59.5	28.6
7 (2025)	123,262	13,633	73,101	36,529	11.1	59.3	29.6
12 (2030)	120,116	12,397	70,757	36,962	10.3	58.9	30.8
17 (2035)	116,639	11,691	67,216	37,732	10.0	57.6	32.3
22 (2040)	112,837	11,419	62,133	39,285	10.1	55.1	34.8
27 (2045)	108,801	11,027	58,323	39,451	10.1	53.6	36.3
32 (2050)	104,686	10,406	55,402	38,878	9.9	52.9	37.1
37 (2055)	100,508	9,659	53,070	37,779	9.6	52.8	37.6
42 (2060)	96,148	8,930	50,781	36,437	9.3	52.8	37.9
47 (2065)	91,587	8,360	48,093	35,134	9.1	52.5	38.4
52 (2070)	86,996	7,975	45,350	33,671	9.2	52.1	38.7

〔資料〕各年10月1日現在の総人口(日本における外国人を含む)。令和2 (2020)年は、総務省統計局『令和2年国勢調査　参考表：不詳補完結果』による。
日本の将来推計人口(令和5年推計)

18 平均余命の推移

作 成 年 次	男			女		
	0歳	40歳	65歳	0歳	40歳	65歳
明治24年 – 31年*	42.8 年	25.7 年	10.2 年	44.3 年	27.8 年	11.4 年
明治32年 – 36年*	43.97	26.03	10.14	44.85	28.19	11.35
明治42年 – 大正2年*	44.25	26.82	10.58	44.73	29.03	11.94
大正10年 – 14年*	42.06	25.13	9.31	43.20	28.09	11.10
大正15年 – 昭和5年*	44.82	25.74	9.64	46.54	29.01	11.58
昭和10年 – 11年	46.92	26.22	9.89	49.63	29.65	11.88
昭和22年*	50.06	26.88	10.16	53.96	30.39	12.22
25 – 27*	59.57	29.65	11.35	62.97	32.77	13.36
30*	63.60	30.85	11.82	67.75	34.34	14.13
35*	65.32	31.02	11.62	70.19	34.90	14.10
40*	67.74	31.73	11.88	72.92	35.91	14.56
45*	69.31	32.68	12.50	74.66	37.01	15.34
50*	71.73	34.41	13.72	76.89	38.76	16.56
55*	73.35	35.52	14.56	78.76	40.23	17.68
60	74.78	36.63	15.52	80.48	41.72	18.94
平成2年*	75.92	37.58	16.22	81.90	43.00	20.03
6	76.57	38.13	16.67	82.98	44.00	20.97
7*	76.38	37.96	16.48	82.85	43.91	20.94
8	77.01	38.48	16.94	83.59	44.55	21.53
9	77.19	38.62	17.02	83.82	44.79	21.75
10	77.16	38.66	17.13	84.01	45.01	21.96
11	77.10	38.56	17.02	83.99	44.94	21.89
12*	77.72	39.13	17.54	84.60	45.52	22.42
13	78.07	39.43	17.78	84.93	45.82	22.68
14	78.32	39.64	17.96	85.23	46.12	22.96
15	78.36	39.67	18.02	85.33	46.22	23.04
16	78.64	39.93	18.21	85.59	46.44	23.28
17*	78.56	39.86	18.13	85.52	46.38	23.19
18	79.00	40.25	18.45	85.81	46.66	23.19
19	79.19	40.40	18.56	85.99	46.82	23.59
20	79.29	40.49	18.60	86.05	46.89	23.64
21	79.59	40.78	18.88	86.44	47.25	23.97
22*	79.55	40.73	18.74	86.30	47.08	23.80
23	79.44	40.69	18.69	85.90	46.84	23.66
24	79.94	41.05	18.89	86.41	47.17	23.82
25	80.21	41.29	19.08	86.61	47.32	23.97
26	80.50	41.57	19.29	86.83	47.55	24.18
27*	80.75	41.77	19.41	86.99	47.67	24.24
28	80.98	41.96	19.55	87.14	47.82	24.38
29	81.09	42.05	19.57	87.26	47.90	24.43
30	81.25	42.20	19.70	87.32	47.97	24.50
令和元年	81.41	42.35	19.83	87.45	48.11	24.63
2	81.64	42.57	20.05	87.74	48.40	24.91
3	81.47	42.40	19.85	87.57	48.24	24.73
4	81.05	41.97	19.44	87.09	47.77	24.30

〔注〕 ＊印は完全生命表、その他は簡易生命表による。　　　　　　　〔資料〕厚生労働省「簡易生命表」「完全生命表」
　　　昭和45年以前は、沖縄県を除く値である。

19 がん死亡率の国際比較（人口10万対）

性・部位	日本 (2006)	中国 郡部 (1999)	中国 都市部 (1999)	香港 (2006)	韓国 (2006)	カナダ (2004)	アメリカ (2005)	アルゼンチン (2005)	イギリス (2006)	フランス (2005)	イタリア (2003)	スイス (2005)	ドイツ (2006)	スウェーデン (2005)	ロシア (2006)	オーストラリア (2003)
（男）																
全　　が　　ん	321.7	137.6	169.6	225.9	171.7	221.9	198.9	159.3	269.2	299.5	328.4	242.6	279.1	256.9	－	212.4
咽 頭 が ん	7.0	－	－	12.2	2.8	4.4	3.6	3.2	4.1	11.3	7.3	8.2	9.0	4.2	10.2	4.6
食 道 が ん	15.7	20.2	12.7	8.7	5.5	7.0	7.3	7.1	16.2	11.0	5.2	8.4	9.0	6.4	7.6	7.8
胃　　が　　ん	53.2	27.5	24.9	12.0	28.9	7.3	4.6	10.6	10.7	10.3	22.9	8.7	14.8	10.5	32.1	6.9
結 腸 が ん	22.2	6.5	10.8	18.4	7.6	18.3	14.9	14.9	17.0	21.5	24.4	25.1	22.1	19.5	25.1	15.9
直 腸 が ん	14.4			9.8	6.5	6.2	3.5	2.5	11.3	8.0	8.7		12.0	9.9		8.5
肝　　が　　ん	36.7	35.7	30.7	32.9	33.9	6.1	7.2	5.1	6.1	18.4	22.8	10.1	10.7	8.4	6.8	6.1
喉 頭 が ん	1.5	－	－	2.0	1.9	2.3	2.0	4.3	2.0	4.5	6.1	1.9	3.3	1.1	6.9	2.0
肺　　が　　ん	74.6	26.9	52.2	73.3	42.8	64.0	61.8	33.7	64.3	73.9	92.5	56.6	71.5	43.3	66.0	45.6
前 立 腺 が ん	15.5	－	－	8.7	4.1	23.3	19.8	20.0	34.4	30.7	27.6	34.7	28.7	54.8	12.9	28.7
膀 胱 が ん	6.8	1.5	3.0	4.0	2.9	7.1	6.3	5.7	10.8	12.1	14.5	7.7	8.8	10.4	8.6	6.0
そ の 他 の が ん	55.6	－	－	31.7	26.8	53.8	47.1	40.8	70.1	74.5	70.8	－	67.5	65.3	－	59.3
白　　血　　病	7.1	3.5	4.3	4.4	3.5	8.3	8.4	5.2	8.5	9.9	10.8	8.3	9.2	8.7	5.8	8.1
その他のリンパおよび造血器の悪性新生物	11.2	－	－	7.7	4.4	13.5	12.2	6.1	13.4	12.7	14.4	－	11.8	14.2	－	12.8
（女）																
全　　が　　ん	203.2	84.3	110.1	131.2	97.7	196.9	178.8	131.4	236.1	191.7	226.8	185.6	233.8	227.7	－	164.7
咽 頭 が ん	2.6	－	－	3.5	0.8	2.3	1.7	1.0	2.2	2.4	2.4	2.5	2.6	2.4	2.0	2.1
食 道 が ん	2.6	11.6	5.0	2.1	0.5	2.3	1.9	2.9	8.1	2.1	1.5	2.8	2.5	2.2	1.9	3.6
胃　　が　　ん	27.4	15.6	13.1	6.8	15.1	4.7	3.2	5.2	6.3	5.7	15.6	6.0	11.7	6.2	21.1	4.8
結 腸 が ん	21.1	5.1	10.2	13.6	7.1	17.0	14.8	13.2	16.3	18.8	20.4	19.0	22.6	19.1	26.7	14.4
直 腸 が ん	8.0			6.1	4.5	4.3	2.8	1.8	7.6	6.2	6.5		9.2	7.6		5.8
肝　　が　　ん	17.2	14.9	12.3	10.8	10.9	3.3	3.7	3.7	3.8	6.0	11.7	4.3	5.6	5.1	4.6	2.9
喉 頭 が ん	0.1	－	－	0.2	0.2	0.5	0.5	0.5	0.5	0.4	0.6	0.1	0.5	0.2	0.3	0.3
肺　　が　　ん	26.8	12.8	27.6	31.6	14.8	46.6	45.9	10.6	45.1	19.0	21.7	22.3	28.1	34.4	10.9	24.8
乳　　が　　ん	17.3	4.7	8.2	12.9	6.6	30.7	27.3	27.1	40.0	36.1	38.6	34.1	40.9	33.8	29.3	27.1
子 宮 頚 が ん	3.8	4.2	2.2	3.7	4.1	2.4	2.6	4.7	3.0	2.3	1.2	2.3	3.5	3.0	7.9	2.4
子宮がん（その他）	4.7	－	－	2.3	1.0	4.5	4.7	7.0	5.4	7.1	7.8	5.0	5.7	7.6	8.1	3.0
膀 胱 が ん	3.0	0.5	1.1	1.4	0.9	3.1	2.7	1.5	5.3	3.6	3.6	4.0	4.5	4.5	1.9	2.8
そ の 他 の が ん	55.1	－	－	27.7	25.7	57.5	50.3	42.9	74.9	63.1	73.1	－	77.1	81.9	－	54.3
白　　血　　病	4.7	2.9	3.1	3.1	2.3	5.9	6.2	4.1	5.9	7.8	8.6	6.4	8.0	7.3	5.0	5.9
その他のリンパおよび造血器の悪性新生物	8.8	－	－	5.4	3.1	11.7	10.4	5.1	11.5	11.1	13.4	－	11.1	12.3	－	10.5

〔注〕 部位はICD-10の分類による。　　　　　　　　　　　　　　　　〔資料〕世界保健機関統計データベース

20 主な疾病の死亡数・死亡率(人口10万対)の国際比較(2008年)

			日 本	アメリカ	フランス	ドイツ	スイス	オランダ	ノルウェー	スウェーデン	イギリス
人口		総 数	127,293,100	311,666,000	62,036,000	82,264,260	7,541,296	16,527,630	4,766,582	9,204,601	61,230,910
		男	62,033,930	153,702,200	30,157,420	40,306,700	3,685,619	8,187,081	2,368,069	4,566,026	30,018,070
		女	65,259,150	157,963,800	31,878,580	41,957,560	3,855,677	8,340,547	2,398,513	4,638,575	31,212,850
死亡総数	男	死亡数	598,066	1,258,403	270,170	388,154	29,643	64,405	19,703	43,608	276,426
		死亡率	964.1	818.7	895.9	963.0	804.3	786.7	832.0	955.1	920.9
	女	死亡数	538,045	1,289	252,066	441,984	32,142	68,680	21,272	46,091	311,512
		死亡率	824.5	816.2	790.7	1,053.4	833.6	823.4	886.9	993.6	998.0
がん	男	死亡数	207,169	307,413	94,901	116,767	9,049	22,705	5,870	11,500	82,584
		死亡率	334.0	200.0	314.7	289.7	245.5	277.3	247.9	251.9	275.1
	女	死亡数	142,904	282,704	65,856	101,608	7,370	19,389	5,186	10,642	77,710
		死亡率	219.0	179.0	206.6	242.2	191.1	232.5	216.2	229.4	249.0
糖尿病	男	死亡数	7,660	37,296	5,697	9,144	660	1,477	346	1,034	3,133
		死亡率	12.3	24.3	18.9	22.7	17.9	18.0	14.6	22.6	10.4
	女	死亡数	7,297	37,984	6,106	14,016	830	1,810	396	994	3,549
		死亡率	11.2	24.0	19.2	33.4	21.5	21.7	16.5	21.4	11.4
高血圧	男	死亡数	2,393	26,454	3,230	8,663	867	383	184	527	2,016
		死亡率	3.9	17.2	10.7	21.5	23.5	4.7	7.8	11.5	6.7
	女	死亡数	4,339	35,703	6,008	21,101	1,773	668	272	922	3,175
		死亡率	6.6	22.6	18.8	50.3	46.0	8.0	11.3	19.9	10.2
虚血性心疾患	男	死亡数	56,922	234,004	24,123	75,392	4,964	7,239	3,152	9,101	50,570
		死亡率	91.8	152.2	80.0	187.0	134.7	88.4	133.1	199.3	168.5
	女	死亡数	48,629	211,860	18,480	80,369	4,840	5,503	2,856	7,933	41,729
		死亡率	74.5	134.1	58.0	191.5	125.5	66.0	119.1	171.0	133.7
脳卒中	男	死亡数	61,813	57,753	14,320	25,330	1,663	3,683	1,452	3,507	20,613
		死亡率	99.6	37.6	47.5	62.8	45.1	45.0	61.3	76.8	68.7
	女	死亡数	71,722	88,911	19,780	42,430	2,683	5,704	2,237	4,938	35,306
		死亡率	109.9	56.3	62.0	101.1	69.6	68.4	93.3	106.4	113.1
慢性肺性閉塞疾患	男	死亡数	12,292	63,284	5,584	14,177	1,081	3,565	1,093	1,292	14,872
		死亡率	19.8	41.2	18.5	35.2	29.3	43.5	46.2	28.3	49.5
	女	死亡数	4,282	67,525	2,740	9,953	698	2,794	940	1,357	14,197
		死亡率	6.6	42.7	8.6	23.7	18.1	33.5	39.2	29.3	45.5

〔資料〕 WHO "Statistical Information System Mortality Database"

21 主要国の主な疾病の死亡率(人口10万対)の年次推移

		1965	1970	1975	1980	1985	1990	1995	2000	2005
日本	総 数	385.7	404.0	394.5	405.8	403.9	426.6	460.4	472.2	517.7
	が ん	108.4	116.3	122.6	139.1	156.1	177.2	211.6	235.2	258.3
	脳卒中	175.8	175.8	156.7	139.5	112.2	99.4	117.9	105.5	105.3
	心臓病	77.0	86.7	89.2	106.2	117.3	134.8	112.0	116.8	138.7
	高血圧	19.3	17.7	17.8	13.7	10.6	7.5	6.6	4.8	4.6
	糖尿病	5.2	7.4	8.1	7.3	7.7	7.7	11.4	9.8	10.8
アメリカ	総 数	644.2	646.1	618.4	612.0	599.2	576.5	569.7[2]	539.7	490.9
	が ん	150.2	161.9	171.7	183.3	193.3	199.9[1]	205.6[2]	196.5	188.7
	脳卒中	103.7	101.4	91.1	74.9	64.1	58.6[1]	58.6[2]	59.6	48.4
	心臓病	338.8	352.7	331.0	324.0	313.1	286.2[1]	269.2[2]	243.1	209.0
	高血圧	34.4	11.0	8.1	14.4	13.2	12.9[1]	14.6[2]	15.9	19.3
	糖尿病	17.1	18.5	16.5	15.3	15.5	18.9[1]	21.7[2]	24.6	25.3
ドイツ	総 数	779.7	787.4	814.3	819.0	829.1	774.3	716.9	729.5	662.6
	が ん	219.3	236.2	248.9	262.4	280.1	280.8	269.7	256.4	255.8
	脳卒中	163.6	161.9	156.6	145.1	146.7	133.1	117.8	98.3	81.2
	心臓病	360.8	359.2	382.0	390.4	378.2	339.2	312.3	326.1	298.9
	高血圧	27.2	20.6	16.4	11.3	9.2	6.3	5.6	22.8	33.3
	糖尿病	8.8	9.6	10.4	9.7	14.9	14.8	11.5	25.8	29.5
オーストラリア	総 数	571.5	579.2	605.9	593.0	587.2	534.4	516.6[2]	447.9	436.0
	が ん	201.4	207.4	221.9	231.5	239.2	243.1	244.6[2]	187.0	188.4
	脳卒中	135.5	147.2	146.5	125.8	113.9	85.5	74.7[2]	64.5	61.4
	心臓病	206.9	196.8	206.3	212.0	210.8	183.3	176.2[2]	174.3	162.1
	高血圧	10.3	11.9	14.6	10.5	10.4	10.9	10.2[2]	6.3	6.8
	糖尿病	17.5	15.8	16.6	13.1	12.9	11.4	10.9[2]	15.7	17.2
スウェーデン	総 数	690.5	700.3	788.0	815.9	786.2	756.0	726.7	700.7	663.1
	が ん	184.4	203.2	237.8	241.9	235.6	235.1[1]	234.7	238.4	242.2
	脳卒中	120.9	105.5	119.2	110.4	115.9	114.1[1]	112.5	114.9	92.9
	心臓病	341.5	367.3	409.5	440.0	430.5	384.2[1]	353.9	319.3	294.8
	高血圧	26.5	10.4	4.6	4.2	4.3	5.2[1]	7.6	8.2	11.3
	糖尿病	17.2	13.9	16.9	19.4	15.1	16.8[1]	18.0	19.9	21.9

〔注〕 1)は1989年の数値。
　　　2)は1994年の数値。
　　　3)2005年の心臓病の死亡率は、全てICD10の死因基本分類コード
　　　　I00-I02、I05-I09、I21、I22、I20、I24、I25、I26-I51の合計による数値。
　　　総数は、5つの疾患を合計した数値とした。

〔資料〕厚生労働省「人口動態統計」
World Health Statistics Annual, 1960~2000
WHO "Stastistical Information System Mortality Database" (2005)

（単位：年）

国　名		作成基礎期間	男	女	（参考）人口（万人）
日　本	(Japan)	2022	81.05	87.09	12,203
アフリカ (AFRICA)	アルジェリア (Algeria)	2019＊	77.2	78.6	4,423
	コンゴ民主共和国 (Democratic Republic of the Congo)	2018＊	56.5	59.7	10,525
	エ ジ プ ト (Egypt)	2022	69.7	74.1	10,206
	南 ア フ リ カ (South Africa)	2020＊	62.5	68.5	6,014
	チ ュ ニ ジ ア (Tunisia)	2016	74.5	78.1	1,178
北アメリカ (NORTH AMERICA)	カ ナ ダ (Canada)	2018－2020	79.82	84.11	3,825
	コ ス タ リ カ (Costa Rica)	2021＊	78.18	83.32	516
	メ キ シ コ (Mexico)	2022	72.6	78.4	12,897
	アメリカ合衆国 (United States of America)	2021	73.5	79.3	33,189
南アメリカ (SOUTH AMERICA)	アルゼンチン (Argentina)	2020＊	74.90	81.44	4,581
	ブ ラ ジ ル (Brazil)	2021	73.56	80.52	21,332
	チ リ (Chile)	2021－2022＊	78.29	83.78	1,968
	コ ロ ン ビ ア (Colombia)	2020－2021＊	73.69	80.04	5,105
	ペ ル ー (Peru)	2015－2020＊	73.7	79.2	3,304
アジア (ASIA)	バングラデシュ (Bangladesh)	2020＊	71.2	74.5	16,822
	中 国 (China)	2020	75.37	80.88	141,260
	キ プ ロ ス (Cyprus)	2019	80.1	84.2	90
	イ ン ド (India)	2016－2020	68.6	71.4	136,717
	インドネシア (Indonesia)	2022	69.93	73.83	27,268
	イ ラ ン (Iran)	2016＊	72.5	75.5	8,406
	イ ス ラ エ ル (Israel)	2016－2020	80.80	84.68	922
	マ レ ー シ ア (Malaysia)	2022	71.3	75.8	3,266
	フ ィ リ ピ ン (Philippines)	2015－2020＊	69.93	75.91	11,020
	カ タ ー ル (Qatar)	2020＊	79.51	83.06	275
	韓 国 (Republic of Korea)	2021	80.6	86.6	5,174
	シンガポール (Singapore)	2022	80.7	85.2	545
	タ イ (Thailand)	2021	73.5	80.5	6,668
	ト ル コ (Turkey)	2017－2019＊	75.94	81.30	8,415
ヨーロッパ (EUROPE)	オ ー ス ト リ ア (Austria)	2021	78.80	83.76	893
	ベ ル ギ ー (Belgium)	2021	79.24	84.03	1,155
	チ ェ コ (Czech Republic)	2022	76.15	82.01	1,070
	デ ン マ ー ク (Denmark)	2021－2022	79.38	83.14	585
	フ ィ ン ラ ン ド (Finland)	2022	78.63	83.79	553
	フ ラ ン ス (France)	2022	79.35	85.23	6,545
	ド イ ツ (Germany)	2019－2021	78.54	83.38	8,316
	ギ リ シ ャ (Greece)	2020＊	78.34	83.61	1,068
	ア イ ス ラ ン ド (Iceland)	2022	80.9	83.8	37
	イ タ リ ア (Italy)	2022	80.482	84.781	5,924
	オ ラ ン ダ (Netherlands)	2021	79.68	82.99	1,748
	ノ ル ウ ェ ー (Norway)	2022	80.92	84.35	539
	ポ ー ラ ン ド (Poland)	2021	71.75	79.68	3,784
	ロ シ ア (Russian Federation)	2020	66.49	76.43	14,351
	ス ペ イ ン (Spain)	2021	80.27	85.83	4,733
	ス ウ ェ ー デ ン (Sweden)	2022	81.34	84.73	1,038
	ス イ ス (Switzerland)	2022	81.6	85.4	870
	ウ ク ラ イ ナ (Ukraine)	2018＊	66.69	76.72	4,142
	イ ギ リ ス (United Kingdom)	2018－2020	79.04	82.86	6,708
オセアニア (OCEANIA)	オ ー ス ト ラ リ ア (Australia)	2019－2021	81.30	85.41	2,574
	ニュージーランド (New Zealand)	2020－2022	80.50	84.01	512

〔参考〕香港（Hong Kong）の平均寿命は2022年＊で、男が81.27年、女が87.16年である。（人口 741万人）
〔注〕 平均寿命は、当該政府の資料（2023年5月までに入手したもの）による。ただし、＊印は国連「Demographic Yearbook 2021」による。
　　　人口は、国連「Demographic Yearbook 2021」における2021年の値（アルジェリア、バングラデシュ、イスラエル、イギリスは2020年。ロシアは2013年。）による。ただし、日本は令和4（2022）年10月1日現在日本人推計人口である。

23 後期高齢者医療費(老人医療費)と国民医療費の推移

年　度	後期高齢者医療費(老人医療費)		国民医療費		後期高齢者医療費(老人医療費)の国民医療費に対する割合(%)	国民所得に対する割合	
	実数(億円)	伸率(%)	実数(億円)	伸率(%)		後期高齢者医療費(老人医療費)(%)	国民医療費(%)
昭和48年度	4,289		39,496	16.2	10.9	0.45	4.12
49	6,652	55.1	53,786	36.2	12.4	0.59	4.78
50	8,666	30.3	64,779	20.4	13.4	0.70	5.22
51	10,780	24.4	76,684	18.4	14.1	0.77	5.46
52	12,872	19.4	85,686	11.7	15.0	0.83	5.50
53	15,948	23.9	100,042	16.8	15.9	0.93	5.82
54	18,503	16.0	109,510	9.5	16.9	1.02	6.01
55	21,269	14.9	119,805	9.4	17.8	1.04	5.88
56	24,281	14.2	128,709	7.4	18.9	1.15	6.08
57	27,487	(13.2)	138,659	7.7	19.8	1.25	6.30
58	33,185	(20.7)	145,438	4.9	22.8	1.43	6.29
59	36,098	8.8	150,932	3.8	23.9	1.48	6.21
60	40,673	12.7	160,159	6.1	25.4	1.56	6.15
61	44,377	9.1	170,690	6.6	26.0	1.66	6.37
62	48,309	8.9	180,759	5.9	26.7	1.72	6.43
63	51,593	6.8	187,554	3.8	27.5	1.70	6.20
平成元年度	55,578	7.7	197,290	5.2	28.2	1.73	6.15
2	59,269	6.6	206,074	4.5	28.8	1.71	5.94
3	64,095	8.1	218,260	5.9	29.4	1.74	5.92
4	69,372	8.2	234,784	7.6	29.5	1.90	6.41
5	74,511	7.4	243,631	3.8	30.6	2.04	6.67
6	81,596	9.5	257,908	5.9	31.6	2.22	6.91
7	89,152	9.3	269,577	4.5	33.1	2.36	7.09
8	97,232	9.1	284,542	5.6	34.2	2.48	7.22
9	102,786	5.7	289,149	1.6	35.5	2.65	7.40
10	108,932	6.0	295,823	2.3	36.8	2.88	7.80
11	118,040	8.4	307,019	3.8	38.4	3.13	8.12
12	111,997	− 5.1	301,418	− 1.8	37.2	2.90	7.73
13	116,560	4.1	310,998	3.2	37.5	3.11	8.27
14	117,300	0.6	309,507	− 0.5	37.9	3.15	8.27
15	116,524	− 0.7	315,375	1.9	36.9	3.08	8.27
16	115,764	− 0.7	321,111	1.8	36.1	3.03	8.26
17	116,444	0.6	331,289	3.2	35.1	3.01	8.54
18	112,594	− 3.3	331,276	− 0.0	34.0	2.87	8.39
19	112,753	0.1	341,360	3.0	33.0	2.87	8.65
20	114,146	(1.2)	348,084	2.0	32.8	3.14	9.55
21	120,108	5.2	360,067	3.4	33.4	3.40	10.21
22	127,213	5.9	374,202	3.9	34.0	3.51	10.26
23	132,991	4.5	385,850	3.1	34.5	3.71	10.79
24	137,044	3.0	392,117	1.6	34.9	3.81	10.95
25	141,912	3.6	400,610	2.2	35.4	3.79	10.75
26	144,927	2.1	408,071	1.9	35.5	3.82	10.83
27	151,323	4.4	423,644	3.8	35.7	3.88	10.79
28	153,806	1.6	421,381	− 0.5	36.5	3.92	10.74
29	160,229	4.2	430,710	2.2	37.2	4.00	10.75
30	164,246	2.5	433,949	0.8	37.8	4.08	10.77
令和元年度	170,562	3.8	443,895	2.3	38.4	4.26	11.04
2	165,681	− 2.9	429,665	− 3.2	38.6	4.41	11.45
3	170,763	3.1	450,359	4.8	…	4.31	…

〔資料〕 国民医療費は厚生労働省「国民医療費」、後期高齢者医療費（老人医療費）、国民所得に対する割合は厚生労働省「後期高齢者医療事業年報」による。

(令和5年12月現在)

医療機関名	窓口	電話	対応曜日・時間	相談方法 (○＝実施、×＝未実施、予＝要予約)	
				対面	電話
北海道がんセンター	がん相談支援センター	011-811-9118	月～金：9時～17時	○	○
恵佑会札幌病院	患者支援センター がん相談室	011-863-2106	月～金：8時30分～17時	予	○
市立札幌病院	がん相談支援センター	011-726-8101	月～金：9時～12時 13時～17時	○	○
札幌医科大学附属病院	がん診療相談室	011-611-2111	月～金：8時45分～17時15分	○	○
札幌厚生病院	がん相談支援センター	011-261-5331	月～金：8時30分～11時 13時～16時	○	○
KKR札幌医療センター	患者サポートセンター (がん相談支援センター)	011-822-1811	月～金：9時～17時	予	○
手稲渓仁会病院	がん相談支援センター	011-685-2976	月～金：9時～16時	○	○
北海道大学病院	がん相談支援センター	011-706-7040	月～金：9時～17時	予	○
北海道大学病院(小児)	がん相談支援センター	011-706-7040		予	予
小樽市立病院	がん相談支援センター	0134-25-1211(内線3411)	月～金：8時30分～17時	○	○
市立函館病院	がん相談支援センター	0138-43-2000(内線3289)	月～金：8時30分～12時 13時～17時	○	○
函館五稜郭病院	がん相談支援室 (がん相談支援センター内)	0138-51-2295(内線5409)	月～金：9時～17時 土：9時～12時30分	予	○
砂川市立病院	がん相談支援センター	0125-54-2131	月～金：8時30分～17時	○	○
日鋼記念病院	がん相談支援センター	0143-22-2225	月～金：8時30分～17時	○	○
王子総合病院	がん相談支援室	0144-32-8111 (内線661・662)	月～金：8時30分～16時50分	○	○
旭川厚生病院	がん相談支援センター	0166-33-7171(内線3293)	月～金：8時30分～17時	○	○
旭川医科大学病院	がん相談支援センター	0166-69-3231	月～金：8時30分～17時15分	予	予
市立旭川病院	がん相談支援センター	0166-24-3181(内線5374)	月～金：8時30分～17時	○	○
北見赤十字病院	がん相談支援センター	0120-018-599	月～金：8時30分～17時5分	○	○
北海道中央労災病院	がん相談支援センター	0126-22-1300(内線497)	月～金：8時15分～17時	予	予
帯広厚生病院	がん相談支援センター がん相談支援科	0155-65-0101(内線2124)	月～金：8時30分～17時	○	○
市立釧路総合病院	ガン相談支援センター	0154-41-6121(内線1314)	月～金：8時30分～17時	○	○
釧路労災病院	ガン相談支援センター	0154-22-7191(内線2182)	月～金：8時15分～17時	○	○
青森県立中央病院	がん相談支援センター	017-726-8435	月～金：9時30分～16時30分	○	○
弘前大学医学部 附属病院	がん相談支援センター	0172-39-5174	月～金：8時30分～17時	○	○
八戸市立市民病院	がん相談支援センター	0178-72-5148	月～金：8時15分～17時	○	○
むつ総合病院	がん相談支援センター	0175-22-2111 (内線3351・3352)	月～金：8時30分～17時	○	○
十和田市立中央病院	がん相談支援センター	0176-23-5121(内線2066)	月～金：9時～17時	○	○
岩手医科大学 附属病院	がん相談支援センター	019-611-8073	月～金：9時～16時 土(第1・4)：9時～12時	○	○
岩手県立中央病院	がん相談支援センター	019-653-1151(内線2118)	月～金：8時30分～17時15分	○	○

北海道

青森県

岩手県

	医療機関名	窓口	電話	対応曜日・時間	相談方法 (○＝実施、×＝未実施、予＝要予約)	
					対面	電話
岩手県	岩手県立中部病院	がん相談支援センター	0197-71-1511（内線1070）	月〜金：9時〜17時	○	○
	岩手県立胆沢病院	がん相談支援センター	0197-24-4121（内線1066）	月〜金：9時〜17時	予	○
	岩手県立磐井病院	がん相談支援センター	0191-23-3452（内線1258）	月〜金：8時30分〜17時15分	○	○
	岩手県立大船渡病院	気仙がん相談支援センター	0192-26-1111	月〜金：8時30分〜17時15分	○	○
	岩手県立宮古病院	がん相談支援センター	0193-62-4011	月〜金：8時30分〜17時15分	○	○
	岩手県立久慈病院	がん相談支援センター	0194-53-6131（内線6914）	月〜金：9時〜17時	○	○
	岩手県立二戸病院	がん相談支援センター（カシオペアなんでも相談室）	0195-23-2191（内線5014）	月〜金：9時〜17時	○	○
	岩手県立釜石病院	がん相談支援センター	0193-25-2011	月〜金：9時〜17時	○	○
宮城県	宮城県立がんセンター	がん相談支援センター	022-384-3151（内線517・518）	月〜金：8時30分〜17時	○	○
	東北大学病院	がん診療相談室（がん診療相談支援センター）	022-717-7115	月〜金：8時30分〜17時	○	○
	東北大学病院（小児）	小児がん相談室	022-717-8662		○	○
	東北労災病院	がん相談支援センター	022-275-1111（内線2124）	月〜金：8時30分〜16時	○	○
	仙台医療センター	地域医療連携室　がん相談支援センター	022-293-1118	月〜金：8時30分〜17時15分	○	○
	東北医科薬科大学病院	がん相談支援センター	022-259-1221（内線1236）		○	○
	大崎市民病院	がん相談支援センター	0229-23-3311	月〜金：8時30分〜16時30分	○	○
	石巻赤十字病院	がん相談支援センター	0225-21-7220（内線1140・1141）	月〜金：8時30分〜17時	○	○
	みやぎ県南中核病院	がん相談支援センター	0224-51-5500	月〜金：8時30分〜17時15分	○	○
秋田県	秋田大学医学部附属病院	地域医療患者支援センター・がん相談支援センター	018-884-6277	月〜金：9時〜17時	○	○
	秋田赤十字病院	がん相談支援センター	018-829-5000（内線2182）	月〜金：8時30分〜17時	○	○
	秋田厚生医療センター	がん相談支援センター	018-880-3000（内線2112）	月〜金：8時30分〜17時	○	○
	大館市立総合病院	患者サポートセンター	0186-42-5370（内線5222）	月〜金：9時〜17時	○	○
	由利組合総合病院	がん相談支援センター	0184-27-1200（内線2384）	月〜金：8時30分〜17時	○	○
	大曲厚生医療センター	がん相談支援センター	0187-63-2111（内線2135）	月〜金：8時30分〜17時	○	○
	平鹿総合病院	がん相談支援センター	0182-32-5121（内線2560）	月〜金：8時30分〜17時	予	予
	能代厚生医療センター	がん相談支援センター	0185-52-3111	月〜金：8時30分〜17時	○	○
	雄勝中央病院	がん相談支援センター	0183-73-5000（内線6360）	月〜金：8時30分〜17時	○	○
	北秋田市民病院	がん相談支援センター	0186-62-7001（内線2207）	月〜金：8時30分〜17時	○	○
山形県	山形県立中央病院	がん相談支援センター	023-685-2757	月〜金：8時30分〜17時15分	○	予
	山形市立病院済生館	がん相談支援センター	023-625-5555（内線2293・2294）	月〜金：8時30分〜17時	○	○
	山形大学医学部附属病院	がん患者相談室	023-628-5159	月〜金：8時30分〜17時	○	○

	医療機関名	窓口	電話	対応曜日・時間	相談方法 (○=実施、×=未実施、予=要予約)	
					対面	電話
山形県	山形県立新庄病院	がん相談支援センター	0233-22-5525（内線1285）	月〜金：8時30分〜17時15分	○	○
	公立置賜総合病院	がん相談支援センター （医療連携・相談室内）	0238-46-5000（内線1713）	月〜金：8時30分〜17時	○	○
	日本海総合病院	がん相談支援センター	0234-26-5282	月〜金：8時30分〜17時15分	○	○
福島県	福島県立医科大学 附属病院	臨床腫瘍センター がん相談支援センター	024-547-1088	月〜金：8時30分〜17時	○	予
	総合南東北病院	がん相談支援センター	024-934-5564	月〜土：8時30分〜17時	○	○
	太田西ノ内病院	がん相談支援センター	024-925-8833	月〜金：8時30分〜17時 土：8時30分〜12時30分	○	○
	白河厚生総合病院	がん相談支援センター	0248-22-2211	月〜金：8時30分〜17時 土(第2・4・5)：8時30分〜12時30分	○	○
	竹田綜合病院	がん相談支援センター	0242-29-9832	月〜金・土(第1・3・5)： 9時〜16時30分	予	○
	いわき市医療センター	がん相談支援センター	0246-26-3117	月〜金：8時30分〜17時15分	○	○
茨城県	茨城県立中央病院	がん相談支援センター	0296-78-5420	月〜金：9時〜16時	○	○
	日立総合病院 茨城県地域がんセンター	がん相談支援センター／ がん相談支援室	0294-23-1111（内線4416）	月〜金：8時15分〜16時30分	予	○
	水戸医療センター	医療相談室 がん相談支援センター	029-240-7711	月〜金：8時30分〜17時15分	○	○
	総合病院土浦協同病院	がん相談支援センター	029-830-3711 （内線2070・2101・3307）	月〜金：8時30分〜17時	○	○
	筑波メディカルセンター病院	患者家族相談支援センター がん相談支援センター	029-858-5377	月〜金：9時〜17時	○	○
	筑波大学附属病院	がん相談支援センター	029-853-7970	月〜金：9時〜16時	○	○
	東京医科大学茨城 医療センター	総合相談・支援センター がん相談支援センター	029-887-1161（内線1474）	月〜金：9時〜16時 土：9時〜11時	○	○
	友愛記念病院	がん相談支援室	0280-97-3000 （内線5065・2255）	月〜金：9時〜12時30分13時30分〜17時 土：9時〜12時30分	○	○
	株式会社日立製作所 ひたちなか総合病院	がん相談支援センター	029-354-6843	月〜金：8時15分〜16時30分	○	○
	小山記念病院	がん相談支援センター	0299-85-1133	月〜土：9時〜11時30分 13時30分〜16時	○	○
栃木県	栃木県立がんセンター	がん相談支援センター	028-658-6484	月〜金：8時30分〜17時15分	○	○
	栃木県済生会 宇都宮病院	がん相談支援センター ／医療相談・看護相談室	028-626-5500（内線3245）	月〜金：8時30分〜17時30分 土：8時30分〜12時30分	○	○
	自治医科大学附属病院	がん相談支援センター	0285-58-7107	月〜金：8時30分〜17時15分	○	○
	獨協医科大学病院	がん相談支援センター	0282-86-1111（内線3191）	月〜金：9時〜12時・13時〜16時	○	○
	上都賀総合病院	がん相談支援センター	0289-64-2161（内線3120）	月〜金：8時30分〜17時 土(第1・3・5)：8時30分〜12時30分	○	○
	芳賀赤十字病院	がん相談支援センター	0285-82-2195 （内線9231・2126）	月〜金：9時〜16時	予	○
	那須赤十字病院	がん相談支援センター	080-7576-2655 （内線6374）	月〜金：9時30分〜12時30分・13時30分〜16時30分 土(第1・3)：9時30分〜11時30分	予	予
	足利赤十字病院	相談支援室 （がん相談支援センター）	0284-21-0120（内線4136）	月〜金：8時45分〜17時5分 土(第1・3・5)：8時45分〜12時35分	○	○
群馬県	前橋赤十字病院	がん相談支援センター	027-265-3333（内線2260）	月〜金：8時30分〜17時15分 土：8時30分〜12時	○	○
	群馬大学医学部 附属病院	がん相談支援センター	027-220-7111（内線8782）	月〜金：8時30分〜16時30分	○	○
	高崎総合医療センター	患者サポートセンター	027-322-5017	月〜金：8時30分〜17時15分	○	○

医療機関名	窓口	電話	対応曜日・時間	相談方法 (○=実施、×=未実施、予=要予約)	
				対面	電話
渋川医療センター	がん相談支援センター	0279-24-9229	月〜金：8時30分〜17時15分	○	○
公立藤岡総合病院	がん相談支援センター	0274-22-3311	月〜金：8時30分〜17時	○	○
公立富岡総合病院	がん相談支援センター	0274-63-2111 (内線2180・2183)	月〜金：8時30分〜17時15分	○	○
伊勢崎市民病院	相談支援センター	0270-25-5022（内線2357）	月〜金：9時〜16時	○	○
桐生厚生総合病院	相談支援センター	0277-44-7165（内線210）	月〜金：8時45分〜17時30分	○	○
群馬県立がんセンター	がん相談支援センター	0276-38-0771	月〜金：9時〜17時	○	○
埼玉県立がんセンター	患者サポートセンター	048-722-1111（内線2753）	月〜金：9時〜16時	○	○
埼玉県立 小児医療センター	小児がん相談支援センター	048-601-2200（内線1492）		予	予
自治医科大学附属 さいたま医療センター	がん相談支援センター	048-648-5184	月〜金：8時30分〜17時15分	予	○
さいたま赤十字病院	がん相談支援センター	048-852-2861	月〜金：9時〜16時30分	予	予
さいたま市立病院	がん相談支援センター	048-873-4111	月〜金：8時30分〜17時	予	○
埼玉県済生会 川口総合病院	がん相談支援センター	048-253-8941	月〜金：8時45分〜16時30分	予	○
川口市立医療センター	総合相談室・ がん相談支援センター	048-287-2525 (内線2126・2127)	月〜金：8時30分〜17時 土(第1・3・5)：8時30分〜12時	○	○
春日部市立医療センター	相談支援室・ がん相談支援センター	048-735-1261（内線7363）	月〜金：8時30分〜12時 13時〜17時15分	予	予
獨協医科大学 埼玉医療センター	がん相談支援センター	048-965-1111（内線3500）	月〜金：9時〜16時30分 土(第3を除く)：9時〜13時	予	○
埼玉医科大学 総合医療センター	がん相談支援センター	049-228-3871	月〜土：8時30分〜17時	○	○
埼玉病院	がん相談支援センター	048-462-1101	月〜金：9時〜13時 14時〜17時	予	○
埼玉医科大学 国際医療センター	がん相談支援センター	042-984-4329（内線7330）	月〜土：8時30分〜17時	予	○
深谷赤十字病院	相談支援センター (がん相談支援センター)	048-571-1511（内線6219）	月〜金：8時30分〜17時	予	予
愛友会 上尾中央総合病院	がん相談室 (がん相談支援センター)	048-773-1111		予	○
戸田中央総合病院	がん相談支援センター	0570-01-1114	月〜金：9時〜17時 土：9時〜13時	○	○
千葉県がんセンター	患者総合支援センター がん相談支援センター	043-264-6801	月〜金：9時〜17時	○	○
千葉大学医学部 附属病院	がん相談支援センター	043-226-2698	月〜金：9時〜16時30分	予	○
千葉医療センター	がん相談支援センター	043-251-5320	月〜金：9時〜16時 (12時〜13時除く)	予	予
船橋市立 医療センター	がん相談支援センター	047-438-3321（内線2114）	月〜金：9時〜17時	○	○
東京歯科大学 市川総合病院	がん相談支援センター	047-322-0151 (内線2215・4920)	月〜金：9時〜17時 土(第2を除く)：9時〜13時	○	○
順天堂大学医学部附属 浦安病院	がん相談支援センター	047-382-1341	月〜金：10時〜16時 土(第2を除く)：10時〜12時	予	○
東京慈恵会医科大学 附属柏病院	がん相談支援・緩和ケア室 (がん相談支援センター)	04-7167-9739	月〜土：9時〜16時	○	○
松戸市立 総合医療センター	がん診療対策室	047-712-2511 (内線1025・4240・4247)	月〜金：8時30分〜17時	○	○
さんむ医療センター	がん相談支援センター	0475-82-2521（内線1273）	月〜金：8時30分〜12時 13時〜17時15分	○	○

群馬県

埼玉県

千葉県

医療機関名	窓口	電話	対応曜日・時間	相談方法 (○=実施、×=未実施、予=要予約)	
				対面	電話
千葉県 旭中央病院	がん相談支援センター	0479-63-8111（内線2150）	月〜金：8時30分〜17時15分	予	予
亀田総合病院	がん相談支援センター	04-7092-2211	月〜金：9時〜16時 土：9時〜11時	予	○
君津中央病院	がん相談支援センター	0438-36-1071 （内線2809）	月〜金：9時〜12時 13時〜17時	予	予
千葉労災病院	がん相談支援センター	0436-74-1111（内線31139）	月〜金：9時〜16時	○	○
国立がん研究センター 東病院	サポーティブケアセンター／ がん相談支援センター	04-7134-6932	月〜金：8時30分〜17時15分	○	○
日本医科大学 千葉北総病院	がん相談支援センター	0476-99-2057（内線5378）	月〜金：9時〜16時 土：9時〜15時	予	予
成田赤十字病院	がん相談支援センター	0476-22-2311 （内線7112・7503）		○	○
東京都 がん研有明病院	がん相談支援センター	03-3570-0419	月〜金：9時30分〜12時30分・ 14時〜16時30分	予	○
東京都立駒込病院	患者サポートセンター （がん相談支援センター）	03-6311-6891	月〜金：9時〜17時 土：9時〜12時	○	○
東京大学医学部 附属病院	がん相談支援センター	03-5800-9061	月〜金：9時〜16時	予	○
日本医科大学付属病院	がん相談支援センター	03-5814-6749（内線3022）	月〜金：9時〜17時　土：9時〜16時 日(第2・4)：8時30分〜17時	○	○
順天堂大学医学部附属 順天堂医院	がん治療センター	03-5802-8196	月〜金：9時〜16時 土(第2除く)：9時〜12時	予	予
聖路加国際病院	相談・支援センター	03-5550-7098	月〜金：9時〜17時	○	○
東京慈恵会医科 大学附属病院	がん相談支援センター	03-5400-1232	月〜土：9時〜16時	予	○
虎の門病院	がん相談支援センター	03-3588-1171（内線2400）	月〜金：9時〜16時	予	○
ＮＴＴ東日本関東病院	がん相談支援センター	03-3448-6280	月〜金：8時45分〜17時	○	○
昭和大学病院	がん相談支援センター	03-3784-8000（内線8775）	月〜土：8時30分〜17時	予	○
東邦大学医療センター 大森病院	がん相談支援センター	03-3762-4251	月〜金：10時〜16時	予	予
日本赤十字社 医療センター	がん相談支援センター	03-3400-1311（内線2237）	月〜金：9時〜16時30分	○	○
東京医療センター	がん相談支援センター	03-3411-0111	月〜金：9時〜16時	予	○
慶應義塾大学病院	がん相談支援センター	03-5363-3285	月〜金：9時〜17時	予	○
東京医科大学病院	総合相談・支援センター	03-3342-6111	月〜金：10時〜15時	予	○
国立国際医療 研究センター病院	がん相談支援センター	03-3202-7181（内線2081）	月〜金：8時30分〜17時15分	○	○
国立成育医療 研究センター	小児がん相談支援センター	03-3416-0181（内線2148）		予	○
日本大学医学部附属 板橋病院	がん相談支援センター	03-3972-8111	月〜金：8時30分〜16時	予	×
帝京大学医学部 附属病院	がん相談支援室 （がん相談支援センター）	03-3964-3956	月・金：9時〜16時・17時〜21時 火・水・木：9時〜16時	○	○
武蔵野赤十字病院	がん相談支援センター	0422-32-3111（内線7558）	月〜金：9時〜17時	予	予
杏林大学医学部 付属病院	がん相談支援センター	0422-47-5511（内線2030）	月〜金：9時〜16時	予	予
東京都立多摩 総合医療センター	がん相談支援センター	042-323-5263	月〜金：9時〜16時	予	○
公立昭和病院	がん相談支援センター	042-461-0052（内線2188）	月〜金：9時〜16時	予	○

	医療機関名	窓口	電話	対応曜日・時間	相談方法 (○=実施、×=未実施、予=要予約)	
					対面	電話
東京都	東京医科大学 八王子医療センター	総合相談・支援センター がん相談支援室	042-665-5611（内線4158）	月～金：9時～17時	予	○
	東海大学医学部付属 八王子病院	患者支援センター （がん相談支援センター）	042-639-1111 （内線3084・3074・3078）		予	予
	青梅市立総合病院	がん相談支援センター	0428-22-3191	月～金：9時～17時	予	○
	国立がん研究センター 中央病院	相談支援センター	03-3547-5293	月～金：8時30分～17時15分	予	○
	災害医療センター	がん相談支援センター	042-526-5613	月～金：9時～17時	○	○
	東京医科歯科大学 医学部附属病院	がん相談支援センター	03-5803-4008	月～金：9時～16時30分	○	○
	東京都立墨東病院	TMDUがん相談支援センター	03-4461-6272	月～金：9時～17時	○	○
	東京女子医科大学 附属足立医療センター	がん患者相談室 （がん相談支援センター）	03-3857-0111 （内線21451）	月～金：8時～16時 土（第3を除く）：8時～12時	予	○
	東京都立 小児総合医療センター	小どもがん相談支援センター	042-312-8117		○	○
神奈川県	神奈川県立 がんセンター	患者支援センター （がん相談支援センター）	045-520-2211	月～金：9時～16時	○	○
	横浜市立市民病院	がん相談支援センター	045-316-4580（内線6349）	月～金：9時～16時30分	○	○
	横浜労災病院	がん相談支援センター	045-474-8111	月～金：8時15分～17時	○	○
	横浜市立大学附属病院	がん相談支援センター	045-787-2800（内線2852）	月～金：9時～17時	○	○
	昭和大学藤が丘病院	がん相談支援センター	045-974-1151（内線6307）		○	○
	昭和大学横浜市 北部病院	がん相談支援センター	045-949-7000（内線7205）	月～金：8時30分～17時	○	○
	横浜市立 みなと赤十字病院	がん相談支援センター	045-628-6317	月～金：9時30分～16時30分	○	○
	聖マリアンナ 医科大学病院	がん相談支援センター	044-977-8111 （内線81777）	月～金：8時30分～17時	○	○
	川崎市立川崎病院	がん相談支援センター	044-233-5521（内線3107）		○	○
	新百合ヶ丘総合病院	がん相談支援センター	044-322-0185		○	○
	川崎市立井田病院	がん相談支援センター	044-751-8280（内線5659）	月～金：8時30分～17時	予	○
	関東労災病院	がん相談支援センター	044-435-5031	月～金：9時～16時	予	予
	横須賀共済病院	総合相談・がん相談支援室	046-822-2710 （内線7439・7567）	月～金：9時～16時	○	○
	湘南鎌倉総合病院	がん患者総合支援センター	0467-46-1717（内線9341）		予	予
	藤沢市民病院	がん相談支援センター	0466-25-3111（内線8158）	月～金：8時30分～17時	○	○
	済生会 横浜市東部病院	がん相談支援センター	045-576-3000	月～金：8時30分～17時 火・金（予約制）17時～20時	○	○
	横浜市立大学附属 市民総合医療センター	がん相談支援センター	045-261-5656（内線7800）	月～金：9時30分～16時30分	○	○
	神奈川県立 こども医療センター	小児がん相談支援室	045-711-2351 （内線3136・5986）		○	○
	大和市立病院	がん相談支援センター	046-260-0111	月～金：9時～16時	○	○
	東海大学医学部 付属病院	がん相談支援センター	0463-93-3805	月～金：9時～16時 土（第1・3・5）：9時～13時	予	○
	相模原協同病院	患者総合支援センター・ がん相談支援センター	042-761-6020	月～金：9時30分～16時 土（第3土除く）：9時30分～12時	予	予

	医療機関名	窓口	電話	対応曜日・時間	相談方法 (○=実施、×=未実施、予=要予約)	
					対面	電話
神奈川県	北里大学病院	がん相談支援センター	042-778-8111（内線9578）	月〜金：8時30分〜17時 土（第1・3・5）：8時30分〜12時	○	○
	小田原市立病院	がん相談支援センター	0465-34-3175（内線3536）	月〜金：8時30分〜17時	○	○
山梨県	山梨県立中央病院	がん相談支援センター	055-254-7851	月〜金：9時30分〜17時	○	○
	山梨大学医学部附属病院	がん相談支援センター	055-273-8093	月〜金：8時30分〜17時15分	○	○
	富士吉田市立病院	がん相談支援センター	0555-22-4111（内線3104）	月〜金：8時30分〜17時15分	○	○
	山梨厚生病院	医療福祉相談室 「がん相談支援室」	0553-23-1311（内線2103）	月〜金：9時〜17時	予	○
新潟県	新潟県立がんセンター新潟病院	患者サポートセンター	025-266-5161	月〜金：8時30分〜17時	予	○
	新潟市民病院	がん相談支援センター	025-281-5151（内線1718）	月〜金：8時30分〜17時15分	○	○
	新潟大学医歯学総合病院	がん相談支援センター	025-227-0891	月〜金：10時〜12時 13時〜16時	○	○
	新潟県立新発田病院	がん相談支援センター	0254-22-3121 （内線1037）	月〜金：9時〜17時	予	○
	長岡中央綜合病院	がん相談支援センター	0258-35-3700（内線3193）	月〜金：8時30分〜17時	○	○
	長岡赤十字病院	がん相談支援センター	0258-28-3600	月〜金：9時〜13時 14時〜16時	○	○
	新潟県立中央病院	患者サポートセンター・ がん相談支援センター	025-522-7711（内線2396）	月〜金：8時30分〜17時15分	予	○
	佐渡総合病院	がん相談支援センター	0259-63-6344	月〜金：10時〜12時 13時〜16時	予	予
	魚沼基幹病院	がん相談支援センター	025-788-0196		○	○
長野県	信州大学医学部附属病院	がん相談支援センター	0263-34-3045	月〜金：9時〜16時	○	○
	相澤病院	がん相談支援センター	0263-33-8600 （内線7842・7711）	月〜金：10時〜16時	○	○
	長野赤十字病院	がん相談支援センター	026-217-0558	月〜金：9時〜17時	○	○
	長野市民病院	がん相談支援センター	026-295-1292	月〜金：8時30分〜17時15分	○	○
	信州上田医療センター	がん相談支援センター	0268-22-1895	月〜金：8時30分〜17時	○	○
	佐久総合病院　佐久医療センター	がん相談支援センター	0267-88-7184	月〜金：9時〜16時 土（第2・4）：9時〜11時30分	○	○
	諏訪赤十字病院	がん相談支援センター	0266-57-7502	月〜金：9時〜17時	○	○
	伊那中央病院	がん相談支援センター	0265-96-0562	月〜金：8時30分〜17時15分	予	予
	飯田市立病院	がん相談支援センター	0265-21-2010	月〜金：8時30分〜17時15分	○	○
	北信総合病院	がん相談支援センター	0269-23-2005	月〜金：8時30分〜17時	○	○
	長野県立木曽病院	がん相談支援センター	0264-22-2703（内線2191）	月〜金：9時〜16時30分	予	○
	北アルプス医療センターあづみ病院	がん相談支援センター	0261-62-3166（内線2664）	月〜金：9時〜16時	○	○
富山県	富山県立中央病院	がん相談支援センター	076-424-1531 （内線9307・9329）	月〜金：9時〜16時	○	○
	富山大学附属病院	がん相談支援センター	076-434-7725	月〜金：9時〜16時	○	○
	黒部市民病院	がん相談支援センター	0765-54-2211	月〜金：8時30分〜16時30分	予	○

	医療機関名	窓口	電話	対応曜日・時間	相談方法 (○＝実施、×＝未実施、予＝要予約) 対面	電話
富山県	厚生連高岡病院	がん相談支援室	0766-21-3930（内線2822）	月～金：9時～16時	○	○
	市立砺波総合病院	がん相談支援センター	0763-32-3320 （内線2285・2891）	月～金：9時～16時	○	○
石川県	金沢大学附属病院	がん相談支援センター	076-265-2040	月～金：9時～17時	予	予
	金沢医療センター	がん相談支援センター	076-203-4581	月～金：8時30分～17時	○	○
	石川県立中央病院	がん相談支援センター	076-237-8211（内線1041）	月～金：8時30分～17時15分	○	○
	金沢医科大学病院	患者相談支援窓口 がん相談支援センター	076-286-3511 （内線6153・6136）	月～金：8時45分～17時 土：8時45分～12時45分	○	○
	小松市民病院	がん相談支援センター	0761-22-7111（内線1103）	月～金：8時30分～17時	○	○
福井県	福井県立病院	がん相談支援センター	0776-54-5151（内線3100）	月～金：8時30分～17時	○	○
	福井赤十字病院	がん相談窓口 （がん相談支援センター）	0776-36-3673	月～金：8時30分～17時	○	○
	福井県済生会病院	がん相談支援センター	0776-28-1212	月～金：8時30分～17時	○	○
	福井大学医学部 附属病院	がん相談支援センター	0776-61-3111 （内線4869）	月～金：8時30分～17時	○	○
	市立敦賀病院	がん相談支援センター	0770-22-3611（内線2115）	月～金：8時30分～17時	○	○
岐阜県	岐阜大学医学部 附属病院	がん相談支援センター	058-230-7049	月～金：9時～17時	予	予
	岐阜県総合 医療センター	がん相談支援センター	058-246-1111	月～金：8時30分～17時15分	○	○
	岐阜市民病院	がん相談支援センター	058-251-1101（内線2236）	月～金：8時30分～17時15分	○	○
	大垣市民病院	がん相談支援センター	0584-81-3341（内線6174）	月～金：8時30分～17時15分	○	○
	中部国際 医療センター	がん相談支援センター	0574-66-1100（内線3020）		予	○
	岐阜県立多治見病院	がん相談支援センター	0572-22-5311（内線3820）	月～金：9時～17時15分	予	○
	高山赤十字病院	がん相談支援センター	0577-32-1111（内線1203）	月～金：10時～15時	予	予
	中濃厚生病院	がん相談支援センター	0575-22-2211（内線790）		予	○
静岡県	静岡県立 静岡がんセンター	よろず相談	055-989-5710	月～金：8時30分～17時	○	○
	静岡県立総合病院	がん相談支援センター	054-247-6111（内線7790）	月～金：8時30分～17時15分	○	○
	静岡市立静岡病院	がん相談支援センター	054-253-3125	月～金：8時30分～17時	○	○
	静岡県立こども病院	がん相談支援センター （小児がん相談室）	054-247-6251 （内線2216・659）		○	○
	順天堂大学医学部附属 静岡病院	がん患者相談室 （がん相談支援センター）	0120-78-9914	月～金：8時30分～17時 土（第2を除く）：8時30分～12時	○	○
	藤枝市立総合病院	がん相談支援センター	054-646-1111（内線2193）	月～金：8時30分～17時	○	○
	磐田市立総合病院	がん相談支援センター	0538-38-5286	月～金：8時15分～16時45分	○	○
	聖隷三方原病院	がん相談支援センター	053-439-9047	月～金：8時30分～17時 土：8時30分～12時15分	○	○
	聖隷浜松病院	がん相談支援センター	053-474-2666	月～金：8時30分～17時 土：8時30分～12時15分	○	○
	浜松医療センター	患者支援センター・ がん相談支援センター	053-453-7111（内線2171）	月～金：8時30分～17時	○	○

	医療機関名	窓口	電話	対応曜日・時間	相談方法 (○=実施、×=未実施、予=要予約)	
					対面	電話
静岡県	浜松医科大学医学部附属病院	がん相談支援センター	053-435-2146	月～金：9時～17時	○	○
	国際医療福祉大学熱海病院	がん相談支援センター	0557-81-7551	月～土：9時～12時 13時～17時	予	予
	富士市立中央病院	がん相談支援センター	0545-52-1131（内線2046）	月～金：8時30分～16時30分	○	○
	中東遠総合医療センター	がん相談支援センター	0537-28-8159		○	○
愛知県	愛知県がんセンター	地域医療連携・相談支援センター	052-764-9893	月～金：9時～16時	○	○
	名古屋市立大学医学部附属西部医療センター	がん相談支援センター	052-991-8121	月～金：10時～12時 13時～16時	予	○
	名古屋医療センター	がん相談支援センター	052-951-9011	月～金：8時30分～17時	予	○
	名古屋大学医学部附属病院	地域連携・患者相談センター／がん相談支援センター	052-741-2111（内線1976）	月～金：9時～16時	○	○
	中京病院	がん相談支援センターひまわり	052-691-7151（内線5612）	月～金：8時30分～17時	○	○
	名古屋市立大学病院	がん相談支援室／がん包括ケア支援室	052-851-5511（内線2012）	月～金：9時～12時 13時～16時	○	○
	日本赤十字社愛知医療センター名古屋第一病院	がん相談支援センター	052-485-3503	月～金：8時50分～17時20分	○	○
	日本赤十字社愛知医療センター名古屋第二病院	がん相談支援センター	052-832-1121（内線11801）	月～金：8時30分～16時30分	○	○
	海南病院	がん相談支援センター	0567-65-2511（内線6290）	月～金：8時30分～16時30分 土（第1・3）：8時30分～12時	○	○
	公立陶生病院	がん相談支援センター	070-5038-6270	月～金：9時～17時	○	○
	藤田医科大学病院	がん相談支援センター	0562-93-2111（内線2284）	月～金：9時～16時 土：9時～11時	○	○
	一宮市立市民病院	がん相談支援センター	0586-71-1911（内線6230・6231）	月～金：9時～12時・13時～16時	○	○
	小牧市民病院	がん相談支援センター	0568-76-4131（内線2535）	月～金：9時～17時	○	○
	豊田厚生病院	がん相談支援センター	0565-43-5000（内線1070）	月～金：8時30分～17時 土（第1・3）：8時30分～12時	○	○
	安城更生病院	医療福祉相談室・がん相談支援センター	0566-75-2111（内線3150）	月～金：8時30分～17時	○	○
	豊橋市民病院	がん相談支援センター	0532-33-6290	月～金：8時30分～17時	○	○
	岡崎市民病院	がん相談支援センター	0564-21-8111（内線7240）	月～金：9時～16時	○	○
	愛知医科大病院	がん相談支援センター	0561-62-3311（内線34650・78001）		○	○
	半田市立半田病院	がん相談支援センター	0569-22-9881（内線8210・8390・8435）	月～金：9時～16時	○	○
三重県	三重大学医学部附属病院	総合サポートセンター	059-231-5434	月～金：8時30分～17時	予	予
	三重大学医学部附属病院（小児）	総合サポートセンター／小児・AYAがんセンター	059-231-5434		予	予
	市立四日市病院	地域連携・医療相談センター・がん相談支援センター『サルビア』	059-354-1111（内線5185・5186）	月～金：8時30分～17時15分	予	○
	鈴鹿中央総合病院	がん相談支援センター	059-384-2226	月～金：8時30分～17時	○	○
	伊勢赤十字病院	がん相談支援センター「がんの相談窓口」	0596-65-5151	月～金：8時30分～17時	予	○
	松阪中央総合病院	患者総合支援センター（がん相談支援センター）	0598-21-5252（内線2249・2250）	月～金：8時30分～16時30分	○	予
滋賀県	滋賀県立総合病院	がん相談支援センター	077-582-8141	月～金：9時～17時15分	予	○

	医療機関名	窓口	電話	対応曜日・時間	相談方法 (○=実施、×=未実施、予=要予約)	
					対面	電話
滋賀県	大津赤十字病院	がん相談支援センター	077-522-4131(内線2188)	月～金：9時～17時	○	○
	滋賀医科大学医学部附属病院	がん相談支援センター	077-548-2859	月～金：9時～17時	予	○
	公立甲賀病院	がん相談支援室	0748-65-1641	月～金：8時30分～17時15分	○	○
	彦根市立病院	がん相談支援センター	0749-22-6050(内線1255)	月～金：9時～16時30分	予	○
	市立長浜病院	がん相談支援センター	0749-68-2354	月～金：8時30分～17時15分	予	○
	高島市民病院	がん相談支援センター	0740-36-0220 (内線192・193)	月～金：9時～16時	○	○
京都府	京都大学医学部附属病院	がん相談支援センター	075-366-7505	月～金：9時～12時30分 13時30分～16時	○	○
	京都大学医学部附属病院(小児)	がん相談支援センター	075-366-7505		○	○
	京都府立医科大学附属病院	がん相談支援センター	075-251-5283	月～金：9時～12時 13時～16時	○	○
	京都府立医科大学附属病院(小児)	がん相談支援センター	075-251-5605		○	○
	京都桂病院	がん相談支援センター	075-391-5811	月～金：9時～17時	○	○
	京都市立病院	総合相談窓口 がん相談支援センター	075-311-5311(内線2115)	月～金：8時30分～17時	○	○
	京都第一赤十字病院	がん相談支援センター	075-533-1297	月～金：9時～16時	○	○
	京都第二赤十字病院	がん相談支援センター	075-212-6122	月～金：8時30分～17時	○	○
	京都医療センター	患者支援センター	075-641-9161	月～金：8時30分～17時15分	○	○
	市立福知山市民病院	がん相談支援センター	0773-22-2101 (内線2126・2131)	月～金：8時30分～17時15分	○	○
	宇治徳洲会病院	がん相談支援センター	0774-25-2014	月～金：8時30分～17時 土：8時30分～12時30分	○	○
	京都岡本記念病院	がん相談支援センター	0774-48-5500(内線1129)	月～土：9時～17時	○	○
	京都中部総合医療センター	がん相談支援センター	0771-42-2510	月～金：9時～16時	○	○
	京都山城総合医療センター	がん相談支援センター	0774-72-0235	月～金：8時30分～17時15分	○	○
	京都府立医科大学附属北部医療センター	がん相談支援センター	0772-46-2009	月～金：9時～17時	○	○
大阪府	大阪国際がんセンター	がん相談支援センター	06-6945-1181 (内線2548・2568)	月～金：10時～16時	予	予
	大阪公立大学医学部附属病院	がん相談支援センター	06-6645-2725	月～金：9時～16時45分	○	○
	大阪市立総合医療センター	がん相談支援センター	06-6929-3632	月～金：9時～17時	○	○
	大阪市立総合医療センター(小児)	がん相談支援センター	06-6929-3632		○	○
	大阪赤十字病院	がん相談支援センター	06-6774-5152	月～金：8時30分～17時	予	予
	大阪医療センター	がん相談支援センター	06-6942-1331	月～金：10時～16時	予	予
	大阪大学医学部附属病院	がん相談支援室	06-6879-5320	月～金：9時～16時	予	○
	市立豊中病院	がん相談支援センター	06-6843-0101(内線3125)	月～金：9時～16時30分	予	予
	大阪医科薬科大学病院	がん相談支援センター	072-683-1221	月～金：9時～16時 土(第1・3・5)：9時～12時	○	○

	医療機関名	窓口	電話	対応曜日・時間	相談方法 (○＝実施、×＝未実施、予＝要予約)	
					対面	電話
大阪府	関西医科大学附属病院	がん相談支援センター	072-804-0101（内線3038）	月～金：9時～17時 土（第1・3・5）：9時～13時	予	予
	市立東大阪 医療センター	がん相談支援センター	06-6783-3466	月～金：9時～17時30分	予	○
	近畿大学病院	がん相談支援センター	072-366-0221	月～金：10時～16時	○	○
	大阪南医療センター	がん相談支援センター	0721-53-5761	月～金：9時～16時	○	○
	大阪労災病院	がん相談支援センター	072-255-7530	月～金：8時15分～17時	○	○
	市立岸和田市民病院	がん相談支援センター	072-445-1000 （内線1129・1198）	月～金：9時～17時	○	○
	大阪急性期・ 総合医療センター	がん相談支援センター	06-6692-2800（内線2188）	月～金：9時～17時	予	○
	堺市立総合医療センター	がん相談支援センター	072-272-1199 （内線2183・8176・6857）	月～金：9時～17時	○	○
	和泉市立 総合医療センター	がん相談支援センター	0725-51-7631		○	○
	八尾市立病院	がん相談支援センター	072-922-0881（内線2218）	月～金：9時～16時30分	○	○
兵庫県	兵庫県立がんセンター	がん相談支援センター	078-929-1151	月～金：9時～12時 13時～17時	予	予
	兵庫県立 こども病院(小児)	がん相談支援室	078-945-7300		○	○
	神戸大学医学部 附属病院	がん相談室 （がん相談支援センター）	078-382-5830	月～金：9時30分～12時 13時～16時30分	予	予
	神戸市立医療センター 中央市民病院	がん相談支援センター	078-302-4321	月～金：9時～17時	○	○
	神鋼記念病院	がん相談支援センター	078-261-6711 代表		予	予
	関西労災病院	がん相談支援センター	06-4869-3390	月～金：8時15分～12時・ 13時～17時	○	○
	兵庫県立尼崎 総合医療センター	がん相談支援センター	06-6480-7000（内線2496）		○	○
	兵庫医科大学病院	がん相談支援センター・ がん診療支援室	0798-45-6762	月～金：10時～15時	予	予
	近畿中央病院	総合医療相談室 （がん相談支援センター）	072-781-3712（内線663）	月～金：8時30分～17時15分	○	○
	市立伊丹病院	がん相談支援センター	072-777-3773	月～金：8時30分～17時	○	○
	北播磨 総合医療センター	がん相談支援センター	0794-88-8800 （内線8783・8789）		○	○
	姫路赤十字病院	がん相談支援センター	079-299-0037	月～金：8時30分～17時	○	○
	姫路医療センター	がん相談支援室	079-225-3211（内線480）	月～金：9時～16時	○	○
	赤穂市民病院	がん相談支援センター	0791-43-8734	月～金：9時～17時	予	○
	公立豊岡病院組合立 豊岡病院	がん相談支援センター	0796-22-6111（内線2657）	月～金：9時～17時	予	予
	加古川中央市民病院	がん相談支援室	079-451-5500		○	○
	兵庫県立丹波 医療センター	がん相談支援センター	0795-88-5200 （内線6124・6126）	月～金：9時～17時	○	○
	兵庫県立淡路 医療センター	がん相談支援センター	0799-24-5044	月～金：9時～16時	○	○
	神戸市立 西神戸医療センター	がん相談支援センター	078-997-2200 代表	月～金：9時～17時	予	○
奈良県	奈良県立医科大学 附属病院	がん相談支援センター	0744-22-3051（内線1173）	月～金：9時～17時	○	○

医療機関名	窓口	電話	対応曜日・時間	相談方法 (○=実施、×=未実施、予=要予約)	
				対面	電話
奈良県 市立奈良病院	がん相談支援センター	0742-24-1251	月～金：8時30分～17時	○	○
奈良県総合医療センター	がん相談支援センター	0742-46-6001（内線2090）	月～金：9時～16時	○	○
天理よろづ相談所病院	がん相談支援センター	0743-63-5611（内線8276）	月～金：9時～16時 土：9時～12時	予	予
近畿大学奈良病院	がん相談支援センター	0743-77-0880	月～金：10時～16時	○	○
南奈良総合医療センター	がん相談支援センター	0747-54-5000	月～金：9時～16時	○	○
和歌山県 和歌山県立医科大学附属病院	がん相談支援センター	073-441-2300（内線3225）	月～金：9時～12時 13時～17時	○	○
日本赤十字社 和歌山医療センター	がん相談支援センター	073-423-6207	月～金：9時～17時30分	○	○
公立那賀病院	がん相談支援センター	0736-78-3892	月～金：8時45分～17時15分	予	予
橋本市民病院	がん相談支援センター	0736-34-6116	月～金：8時30分～17時15分	○	○
紀南病院	がん相談支援センター	0739-22-5118	月～金：8時30分～17時15分	○	○
南和歌山医療センター	がん相談支援センター	0739-26-7050	月～金：8時30分～17時15分	○	○
鳥取県 鳥取大学医学部附属病院	がん相談支援室 （がん相談支援センター）	0859-38-6294	月～金：9時～16時	○	○
鳥取県立中央病院	がん相談支援センター	0857-32-8181	月～金：8時30分～16時	○	○
鳥取県立厚生病院	がん相談支援センター	0858-22-8181	月～金：9時～16時	○	○
島根県 島根大学医学部附属病院	がん相談支援センター （がん患者・家族サポートセンター）	0853-20-2518／2545	月～金：8時30分～17時	○	○
島根県立中央病院	がん相談支援センター	0853-30-6500	月～金：9時～16時	○	○
松江市立病院	がん相談支援センター	0852-60-8083	月～金：9時～17時	○	○
松江赤十字病院	がん相談支援センター	0852-24-2111（内線3151）	月～金：8時20分～16時50分	○	○
浜田医療センター	がん相談支援センター	0855-28-7096	月～金：9時～17時	○	○
岡山県 岡山大学病院	総合患者支援センター	086-235-7744	月～金：8時30分～17時	○	○
岡山済生会総合病院	がん相談支援センター	086-252-2211（内線11240）	月～金：9時～16時	○	○
岡山赤十字病院	がん相談支援センター	086-222-8811（内線21192）	月～金：9時～12時 13時～16時	予	○
岡山医療センター	がん相談支援センター	086-294-9911（内線8185）	月～金：9時～17時	○	○
倉敷中央病院	がん相談支援センター	086-422-0210（内線2960）	月～金：9時～17時	○	○
川崎医科大学附属病院	がん相談支援センター	086-462-1111	月～金：9時～17時 土：9時～12時30分	○	○
津山中央病院	がん相談支援センター	0868-21-8111 （内線3831・3836）	月～金：9時～16時	予	予
高梁中央病院	がん相談支援センター	0866-56-3939	月～金：9時～12時 13時～16時	予	予
金田病院	がん相談支援センター	0867-52-1191 （内線1752・1750・1785）	月～金：8時30分～17時30分 土：8時30分～12時30分	○	○
広島県 広島大学病院	がん治療センター　がん医療相談 （がん相談支援センター）	082-257-1525	月～金：9時～17時	○	○
広島大学病院（小児）	がん医療相談 （がん相談支援センター）	082-257-1648		○	○

	医療機関名	窓口	電話	対応曜日・時間	相談方法 （○＝実施、×＝未実施、予＝要予約）	
					対面	電話
広島県	県立広島病院	がん相談支援センター	082-256-3561	月〜金：9時〜17時	予	○
	広島市立 広島市民病院	がん相談支援センター	082-221-1351	月〜金：8時30分〜17時	○	○
	広島赤十字・原爆病院	総合相談支援センター・ がん相談支援センター	082-241-3477	月〜金：8時30分〜17時	○	○
	広島市立安佐市民病院	がん相談支援センター	082-815-5533	月〜金：8時30分〜17時15分	○	○
	廣島総合病院	がん相談支援センター	0829-36-3270	月〜金：8時30分〜17時	○	○
	呉医療センター	がん相談支援センター	0823-22-3111（内線6536）	月〜金：9時〜16時	予	○
	東広島医療センター	がん相談支援センター	082-423-2176 （内線6227・6129）	月〜金：9時〜15時	○	○
	尾道総合病院	医療福祉支援センター	0848-22-8111（内線3108）	月〜金：9時〜17時	○	○
	福山市民病院	がん相談支援センター	084-941-5151（内線3147）	月〜金：8時30分〜17時15分	○	○
	福山医療センター	がん相談支援センター	084-922-0230	月〜金：8時30分〜17時15分	○	○
	市立三次中央病院	がん相談支援センター	0824-65-0101（内線2186）	月〜金：8時30分〜17時15分	○	○
山口県	山口大学医学部 附属病院	がん相談支援センター	0836-22-2473	月〜金：9時〜17時	○	○
	山口県立総合 医療センター	がん相談支援センター	0835-22-5145	月〜金：8時30分〜17時15分	○	○
	岩国医療センター	地域医療連携室 がん相談支援センター	0827-35-5645	月〜金：8時30分〜17時	○	○
	周東総合病院	がん相談支援センター	0820-22-3456（内線3111）	月〜金：8時30分〜17時	○	○
	徳山中央病院	がん相談支援センター	0834-28-4411（内線2203）	月〜金：8時30分〜17時15分	予	○
	山口県済生会 下関総合病院	がん相談支援センター	083-262-2300（内線3909）	月〜金：8時30分〜17時	○	○
	都志見病院	がん相談窓口	0838-22-2811 （内線103・130）	月〜金：8時15分〜17時	○	○
	長門総合病院	がん相談支援センター	0837-22-2518	月〜金：8時30分〜17時	○	○
徳島県	徳島大学病院	がん相談支援センター	088-633-9438	月〜金：8時30分〜17時	○	○
	徳島県立中央病院	がん相談支援センター	088-631-7151	月〜金：8時30分〜17時15分	○	○
	徳島市民病院	患者支援センター がん相談支援センター	088-622-5121（内線2180）	月〜金：8時30分〜17時	○	○
	徳島赤十字病院	医療・がん相談支援センター	0885-32-2555（内線3167）	月〜金：9時〜16時	予	○
	徳島県立三好病院	がん相談支援センター	0883-72-1131（内線1153）	月〜金：9時〜16時30分	○	○
香川県	香川大学医学部 附属病院	がん相談支援センター	087-891-2473	月〜金：8時30分〜17時15分	○	○
	香川県立中央病院	患者サポートセンター がん相談支援センター	087-811-3333	月〜金：8時30分〜17時	○	○
	高松赤十字病院	がん相談支援センター	087-831-7101（内線1171）	月〜金：8時40分〜17時20分 土（第3）：10時40分〜12時30分	○	○
	香川労災病院	がん相談支援センター	0877-23-3111	月〜金：9時〜17時	○	○
	三豊総合病院	がん相談支援センター	0875-52-3366（内線1170）	月〜金：9時〜17時	○	予
愛媛県	四国がんセンター	がん相談支援センター	089-999-1114	月〜金：8時30分〜17時15分	○	○

114

	医療機関名	窓口	電話	対応曜日・時間	相談方法 （○＝実施、×＝未実施、予＝要予約）	
					対面	電話
愛媛県	愛媛県立中央病院	がん相談支援センター	089-947-1165	月～金：8時30分～17時00分	予	○
	松山赤十字病院	がん相談支援センター	089-926-9630	月～金：8時30分～17時10分	予	○
	愛媛大学医学部 附属病院	総合診療サポートセンター （がん相談支援センター）	089-960-5261	月～金：8時30分～17時	○	○
	住友別子病院	相談支援センター がん相談支援センター	0897-37-7133	月～金：8時30分～17時30分	○	○
	済生会今治病院	総合医療支援室 がん相談支援センター	0898-47-6048	月～金：8時30分～17時 土：8時30分～12時30分	○	○
	市立宇和島病院	がん相談支援センター	0895-25-1111 （内線22022）	月～金：8時30分～17時15分	○	○
高知県	高知大学医学部 附属病院	がん相談支援センター	088-880-2179	月～金：8時30分～17時	○	○
	高知医療センター	がん相談支援センター	088-837-3863	月～金：9時～16時	○	○
	高知県立 あき総合病院	がん相談支援センター	0887-34-3111	月～金：8時30分～17時15分	○	○
	高知県立幡多 けんみん病院	がん相談支援センター	0880-66-2222（内線2803）	月～金：8時30分～17時15分	○	○
福岡県	九州がんセンター	がん相談支援センター	092-541-8100	月～金：10時～16時	○	○
	九州大学病院	がん相談支援センター	092-642-5200	月～金：9時～15時	○	○
	九州大学病院（小児）	小児がん相談支援センター	092-642-5200		○	○
	九州医療センター	がん相談支援センター	092-836-5008	月～金：9時～16時	○	○
	福岡県済生会 福岡総合病院	がん相談支援センター	092-771-8151 （内線2795・2154）	月～金：8時30分～17時	○	○
	福岡赤十字病院	がん相談支援センター	0570-03-1211		○	○
	福岡和白病院	がん相談支援センター	092-608-0001		予	○
	福岡大学病院	がん相談支援センター	092-801-1011	月～金：8時40分～16時40分	○	○
	福岡大学筑紫病院	がん相談支援センター	092-921-1011（内線7220）	月～金：9時～16時	○	○
	福岡東医療センター	がん相談支援センター	092-943-2331 （内線8155・8156・8153）	月～金：9時～16時30分	○	○
	久留米大学病院	がん相談支援センター	0942-31-7903	月～金：9時～16時30分	○	○
	聖マリア病院	がん相談支援センター	0942-35-3322 （内線6635・2017）	月～土：8時30分～17時	○	○
	公立八女総合病院	がん相談支援センター	0943-23-4131（内線2040）	月～金：9時～16時	○	○
	大牟田市立病院	がん相談支援センター	0944-53-1061	月～金：8時30分～12時15分 13時～17時	○	○
	飯塚病院	がん相談支援センター	0948-29-8925	月～金：8時30分～16時30分	○	○
	社会保険田川病院	がん相談支援センター	0947-44-0460	月～金：9時～16時	○	○
	北九州市立 医療センター	がん相談支援センター	093-541-1831 （内線6843・2187）	月～金：9時～12時 14時～17時	○	○
	九州病院	がん相談支援センター	093-641-9715	月～金：9時～17時	○	○
	戸畑共立病院	がん相談支援センター	093-871-5421	月～金：9時～17時	○	○
	九州労災病院	がん相談支援センター	093-471-1121（内線2222）	月～金：8時30分～17時	○	○

	医療機関名	窓口	電話	対応曜日・時間	相談方法 (○=実施、×=未実施、予=要予約)	
					対面	電話
福岡県	浜の町病院	がん相談支援センター	092-721-9991		○	○
	九州中央病院	地域医療連携室・相談支援センター・がん相談支援センター	092-541-4936		予	予
	産業医科大学病院	がん相談支援センター	093-691-7162	月～金：8時30分～17時	○	○
	朝倉医師会病院	がん相談支援センター	0946-23-0077（内線7391）	月～金：9時～16時	○	○
	原三信病院	がん相談支援センター	092-291-3452		○	○
佐賀県	佐賀大学医学部附属病院	メディカルサポートセンター（がん相談支援センター）	0952-31-6511	月～金：9時～16時	予	○
	佐賀県医療センター好生館	がん相談支援センター	0952-28-1210	月～金：8時30分～17時15分	○	○
	唐津赤十字病院	がん相談支援センター	0955-74-9135	月～金：9時～17時	○	○
	嬉野医療センター	がん相談支援センター	0954-43-1120	月～金：8時30分～17時15分	予	○
長崎県	長崎大学病院	がん相談支援室（がん相談支援センター）	095-819-7779	月～金：9時～17時	○	○
	長崎みなとメディカルセンター	がん相談支援センター	095-822-3251（内線3104）	月～金：8時30分～17時	○	○
	日本赤十字社長崎原爆病院	医療社会事業課（がん相談支援センター）	095-847-1511（内線1110・1112）	月～金：8時30分～17時	○	○
	佐世保市総合医療センター	がん相談支援センター	0956-24-1515（内線6932）	月～金：8時30分～17時	○	○
	長崎医療センター	患者サポート室	0957-52-3121（内線5922・5566）	月～金：8時30分～17時	○	○
	長崎県島原病院	がん相談支援センター	0957-63-1145	月～金：9時～17時	○	○
熊本県	熊本大学病院	がん相談支援センター	096-373-5676	月～金：8時30分～17時15分	○	○
	熊本赤十字病院	がん相談支援センター	096-384-2111 代表	月～金：9時～17時	○	○
	熊本医療センター	がん相談支援センター	096-353-6501	月～金：8時30分～17時15分	○	○
	済生会熊本病院	がん相談支援センター	096-241-0275	月～金：8時30分～17時	○	○
	荒尾市立有明医療センター	がん相談支援センター	0968-63-1115（内線536・537）	月～金：8時30分～17時15分	○	○
	熊本労災病院	がん相談支援センター	0965-33-4151（内線292）	月～金：8時15分～17時	○	予
	人吉医療センター	がん相談支援センター	0966-22-2191（内線240）	月～金：8時30分～17時15分	○	予
大分県	大分大学医学部附属病院	がん相談支援センター	097-549-4411（内線6376）	月～金：8時30分～17時	○	○
	大分赤十字病院	がん相談支援センター	097-532-6181（内線319）	月～金：8時30分～17時10分	○	○
	大分県立病院	がん相談支援センター	097-546-7062	月～金：8時30分～17時	○	○
	別府医療センター	がん相談支援センター	0977-67-1111	月～金：8時30分～17時15分	○	○
	大分県済生会日田病院	がん相談支援センター	0973-22-8772	月～金：8時30分～17時	○	○
	中津市立中津市民病院	がん相談支援センター	0979-22-6521	月～金：8時30分～17時	○	○
宮崎県	宮崎大学医学部附属病院	患者支援センター	0985-85-1909	月～金：9時～16時	○	○
	県立宮崎病院	がん相談支援センター	0985-38-4107	月～金：9時30分～16時15分	○	○

	医療機関名	窓口	電話	対応曜日・時間	相談方法 (○＝実施、×＝未実施、予＝要予約)	
					対面	電話
宮崎県	都城医療センター	相談支援センター （がん相談支援センター）	0986-23-4111	月～金：8時30分～17時15分	○	○
鹿児島県	鹿児島大学病院	がん相談支援センター	099-275-5970	月～金：8時30分～17時	○	○
	鹿児島医療センター	がん相談支援センター	099-223-1151	月～金：9時～16時	○	○
	鹿児島市立病院	がん相談支援センター	099-230-7010	月～金：8時30分～17時15分	○	○
	いまきいれ総合病院	がん相談支援センター	099-203-9123	月～金：9時～17時 土：9時～12時	○	○
	相良病院	がん相談支援センター	099-216-3360	月～金：9時～18時	○	○
	鹿児島県立薩南病院	がん相談支援センター	0993-53-5300 （内線350・351）	月～金：8時30分～17時	○	○
	済生会川内病院	がん相談支援センター	0996-23-5221	月～金：9時～12時 13時～16時	○	○
	南九州病院	がん相談支援センター	0995-62-3677	月～金：8時30分～17時15分	予	予
	県民健康プラザ 鹿屋医療センター	がん相談支援センター	0994-42-5101（内線606）	月～金：8時30分～12時 13時～17時	予	○
	鹿児島県立大島病院	がん相談支援センター	0997-53-3611	月～金：8時30分～17時	○	○
	出水郡医師会 広域医療センター	地域医療連携室 （がん相談支援センター）	0996-73-1542	月～金：8時30分～17時 土：8時30分～12時30分	○	○
	種子島医療センター	がん相談支援センター	0997-22-0960 （内線575・597）	月～金：9時～12時 14時～17時	○	○
	霧島市立 医師会医療センター	がん相談支援センター	080-1605-7469		予	予
沖縄県	琉球大学病院	がん相談支援センター	098-895-1507	月～金：9時～17時	○	○
	那覇市立病院	がん相談支援センター	098-884-5111 （内線127・283）	月～金：9時～17時	○	○
	沖縄県立八重山病院	がん相談支援センター	0980-87-5557	月～金：9時～16時	○	○
	沖縄県立中部病院	がん相談支援センター	098-973-4111／098-973-4312 （内線3232）	月～金：9時～17時	○	○
	沖縄県立宮古病院	がん支援相談センター	0980-72-3151 （内線1511・5144）	月～金：9時～17時	○	○
	北部地区医師会病院	がん相談支援センター	0980-54-1111（内線2128）	月～金：9時～17時	予	○

資料：国立がんセンターがん対策情報センターホームページ

（用 語 解 説）

【死因別死亡率】
生命表の上で、ある年齢の者が将来どの死因で死亡するかを計算し確率の形で表したもの。

【死亡率】
（その病気での）死亡数÷人口で求められる比率。普通、人口千対（人口千人に対して何人いるか。比率に千を掛けて求める）や人口10万対（人口10万人に対して何人いるか。比率に10万を掛けて求める）の数値が用いられる。

【死亡割合】
（その病気での）死亡数÷死亡総数で求められる割合。普通、単位は％（人口100人に対して何人いるか）が用いられる。

【受療率】
推計患者数を人口で除して人口10万対で表した数。

受療率（人口10万対）＝推計患者数／推計人口×100,000

【推計患者数】
調査日に病院、一般診療所、歯科診療所で受療した患者の推計数である。

【総患者数】
総患者数とは、調査日現在において、継続的に医療を受けている者（調査日には医療施設を受療していない者も含む）の数を次の算式により推計したものである。

総患者数＝入院患者数＋初診外来患者数
＋再来外来患者数×平均診療間隔×調整係数（6／7）

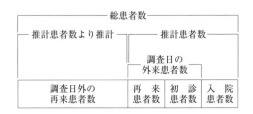

【年齢階級別死亡率】
ある年齢階級（その病気での）死亡数÷その年齢階級の人口で求められる比率。普通、人口千対や人口10万対の数字が用いられる。

【年齢調整死亡率】

$$\text{年齢調整死亡率（旧訂正死亡率）} = \frac{\left\{ \begin{array}{c} \text{観察集団の各年齢} \\ \text{（年齢階級）の死亡率} \end{array} \times \begin{array}{c} \text{基準人口集団のその年齢} \\ \text{（年齢階級）の人口} \end{array} \right\} \text{の各年齢（年齢階級）の総和}}{\text{基準人口集団の総人口}}$$

年齢構成が著しく異なる人口集団の間での死亡率や、特定の年齢層に偏在する死因別死亡率などについて、その年齢構成の差を取り除いて比較する場合に用いる。これを標準化死亡率という場合もある。

厚生労働省では、人口動態統計における年齢調整死亡率の算出にあたっては、平成 2 年から昭和60年モデル人口（昭和60年の国勢調査人口）を基に補正した人口を使用しているが、その後25年以上が経過し、モデル人口が現実の人口構成とは異なってきた。

このことから、高齢化を反映した新しい基準人口が公衆衛生の実践面から求められるなか、「基準人口の改訂に向けた検討会」（有識者検討会）において議論が行われ、令和 2 年より平成27（2015）年モデル人口（平成27年の国勢調査を基に補正した人口）を使用することとした。

基準人口（平成27年モデル人口）

	基準人口		基準人口
総　数	125,319,000	45～49歳	8,108,000
0歳	978,000	50～54	8,451,000
1～4	4,048,000	55～59	8,793,000
5～9	5,369,000	60～64	9,135,000
10～14	5,711,000	65～69	9,246,000
15～19	6,053,000	70～74	7,892,000
20～24	6,396,000	75～79	6,306,000
25～29	6,738,000	80～84	4,720,000
30～34	7,081,000	85～89	3,134,000
35～39	7,423,000	90～94	1,548,000
40～44	7,766,000	95歳以上	423,000

出版物のご案内

公衆衛生担当者必携のデータ集　「がんのしおり2024」とあわせてご活用ください。

生活習慣病のしおり 2024 ―データで見る生活習慣病―

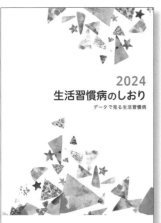

115023 [年度版]

■A4判／62頁カラー・112頁1色　■令和6年3月発行
■定価 1,540円（本体1,400円+税）　■ISBN 978-4-7846-0369-5

●カラーのイラストやグラフを用い、各種統計をわかりやすく表示しています。
●健康日本21（第三次）に対応。
●データヘルス計画やスマートライフステイなどもコラムにて触れます。
●各種データの更新を行っています。

主な掲載項目
生活習慣病の動向/生活習慣病の対策/肥満の知識/糖尿病の知識/慢性閉塞性肺疾患（COPD）の知識/循環器病の知識/がんの知識/歯・口腔の健康/生活習慣病予防関係行事/生活習慣病対策略年表/資料編

ピンクリボンアドバイザー認定試験公式テキスト

136012
身近な病気だから正しく知りたい
改訂版 ピンクリボンと乳がんまなびBOOK

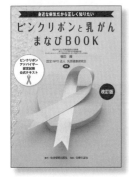

編著　福田 護
（認定NPO法人 乳房健康研究会理事長・
聖マリアンナ医科大学附属研究所 ブレスト&
イメージング 先端医療センター附属クリニック院長）
認定NPO法人 乳房健康研究会

「乳がん」の発生から発見・治療、治療中の生活まで、「乳がん」のことと早期発見・早期治療の大切さを学び、周囲にも乳がん検診の重要性を啓発できる人になるための本。ピンクリボンアドバイザー認定試験公式テキスト。

■A4判／166頁2色
■ISBN 978-4-07-430634-3

定価1,870円
（本体 1,700円+税）

●がん検診ガイドシリーズ●

がん検診の受診勧奨を目的としたリーフレット。早期発見・早期治療のメリットをはじめ、がん検診の検査項目と生活習慣改善によるがん予防法を紹介します。

■B6変型判／8頁カラー／リーフレット
■監修　武藤徹一郎（癌研有明病院 メディカルディレクター）

本体 各36円+税

330032 **子宮頸がん**　330051 **大腸がん**　330071 **前立腺がん**
330042 **胃がん**　　　　330062 **肺がん**

■監修　大野真司（がん研有明病院 副院長・乳腺センター長）
330024 **乳がん**

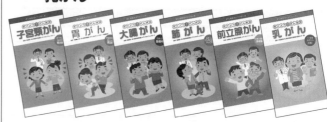

▲この製品は定価を見直し、値下げを実施いたしました。

●がん入門講座シリーズ●　　■A5判／16頁カラー　　本体 各120円+税

がんについて基礎から分かりやすく解説。がんのできる仕組み・現状、発症リスクを下げる生活習慣、がん検診の受診勧奨などを紹介します。

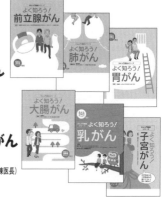

336061 **よく知ろう！ 前立腺がん**
監修　赤倉功一郎（独立行政法人 地域医療機能推進機構 東京新宿メディカルセンター 泌尿器科部長）

336051 **よく知ろう！ 肺がん**
編集協力　坪井正博（国立がん研究センター東病院呼吸器外科 科長）

336031 **よく知ろう！ 胃がん**
監修　高橋信一（杏林大学医学部第三内科 教授）

336041 **よく知ろう！ 大腸がん**
監修　高橋慶一（がん・感染症センター都立駒込病院外科部長）

336014 **よく知ろう！ 乳がん**
監修　福田 護（認定NPO法人 乳房健康研究会理事長 聖マリアンナ医科大学附属研究所ブレスト&イメージング先端医療センター附属クリニック院長）
監修　認定NPO法人 乳房健康研究会

336021 **よく知ろう！ 子宮がん**
監修　加藤友康（国立がん研究センター中央病院 婦人腫瘍科病棟医長）

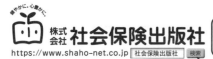

株式会社 社会保険出版社
https://www.shaho-net.co.jp　[社会保険出版社] 検索

ご注文・お問い合わせ 本社 **TEL.03（3291）9841**
大阪支局 TEL.06（6245）0806　九州支局 TEL.092（413）7407

※ご注文いただきました製品の発送にかかる送料は別途となります。
※監修者・著者等の所属・肩書きは、刊行・改訂時に掲載しております。

10190884(09)
健康経営優良法人 2023 Health and productivity

2024
がんのしおり

2024年 3月25日　発行

㈱式会社 **社会保険出版社**／発行

本　　社	東京都千代田区神田猿楽町 1 - 5 - 18	☎ (03) 3291 - 9841（代）
大阪支局	大阪市中央区博労町 4 - 7 - 5	☎ (06) 6245 - 0806
九州支局	福岡市博多区博多駅前 3 - 27 - 24	☎ (092) 413 - 7407